小児のCKD/AKI実践マニュアル
― 透析・移植まで ―

東京都立小児総合医療センター 腎臓内科 編

診断と治療社

序文

　日本の15歳以下の子ども達において，およそ550人が通常の腎機能の半分以下であり，毎年その1割強にあたる約60人が末期腎不全に陥り，腎代替療法を開始しています．また，年間350人以上の子ども達が急性血液浄化療法を受けています．

　小児のCKD（慢性腎臓病），AKI（急性腎傷害）はこのような重篤な病態であるにもかかわらず，その対処法について実際に即して書かれた教科書，特に透析方法を具体的に記載したものはありませんでした．そのため，小児腎臓を専門にしている若い先生方から，実践的な本が欲しいという要望が多く寄せられていました．また，AKI治療は，小児腎臓専門医のいない地域においては一般小児科医や透析専門の成人領域の医師が携わっているのが現状であり，そういった第一線の諸先生方からも，小児におけるカテーテル選択，透析液流量設定など，より具体的な治療方法についての質問を多く受けてきました．

　小児のCKDの原因の大半を占める先天性腎尿路異常では，成人に比してより軽度の腎機能障害の段階（CKDステージ2）から様々な合併症を呈します．これらの合併症治療やその予防についても，具体的な方法がどのようなものなのか，これまでの書籍では記載が乏しいと言わざるをえません．近年多く出版されているガイドラインも，その性質上具体性に欠け，実際の方法についての説明はあまり見られません．また臨床の現場で役立つような，経験でしか導き出せない部分の説明がなく，患者ごとに異なる問題点などについても把握しにくいのが現状です．移植に関しても，どの時期にどのように患者とその家族に話すかが非常に重要ですが，その点も不明瞭です．

　そこで，CKD，AKIの治療や家族への説明を具体的にどう行うかについて，可能な限り実践的でわかりやすい本を，都立小児総合医療センター腎臓内科が中心になって作ることにいたしました．当センターの前身である旧都立清瀬小児病院は，日本で最も多くの患者を治療してきた実績をもちます．その約600例の末期腎不全からの豊富な治療経験に基づき，本書は製作されました．具体的治療法や注意すべき点をわかりやすく記したマニュアルになったと自負しております．

　なお，製作過程では主幹の3人が中心になりましたが，多くの編集協力者の尽力がなくては本書は完成しませんでした．特に濱崎，坂井，濱田の三氏は両手では数え切れない回数に及ぶ長時間の編集会議に参加し，我々と共に最近の教科書やガイドライン，今までの治療法の吟味，書籍としての体裁の統一に至るまで，多大なる貢献をしてくれました．また，なんとか上梓できたのも，診断と治療社の皆さんのおかげです．本書が刊行されるにあたり深謝いたします．

2013年2月

東京都立小児総合医療センター腎臓内科
本田雅敬

小児のCKD/AKI実践マニュアル ―透析・移植まで―
CONTENTS

序文 iii
編集・編集協力者一覧 vi
略語一覧 vii

Chapter 1　CKD 総論

1. CKD 概説 2
2. CAKUT の診断法 5
3. 治療選択と透析導入基準 12

Chapter 2　PD（腹膜透析）

1. カテーテル選択と術式 20
2. 導入期カテーテル管理 24
3. 適正透析 28
4. 腹膜機能，透析効率の評価 35
5. PD の具体的な処方 40
6. 在宅移行に向けての指導 47
7. PD 関連感染症 52
8. その他の合併症 66

Chapter 3　HD（血液透析）

1. 方法と特徴 74
2. バスキュラーアクセス（カテーテル選択） ... 81
3. カテーテル関連合併症 84
4. バスキュラーアクセス（内シャント） ... 87

Chapter 4　AKI の血液浄化療法

1. AKI 概説，血液浄化療法の適応 94
2. 支持療法 97
3. 新生児・乳児の AKI 103
4. 透析方法と条件 108

Chapter 5　CKD 合併症の管理

 1. 成長・発達　　116
 2. 栄養　　120
 3. 高血圧・循環器管理　　128
 4. CKD-MBD　　133
 5. 電解質（ナトリウム，カリウム）　　138
 6. アシドーシス　　142
 7. 腎性貧血　　145
 8. 保存期 CKD 患者に対する腎保護　　148
 9. 医薬品の投与法　　152

Chapter 6　腎移植

 1. 移植前準備，ドナー選択・検査　　158
 2. 移植後管理　　164

Chapter 7　生活指導・支援

 1. 生活指導　　174
 2. 子どもと家族のメンタルケア　　178
 3. 社会支援　　184

関連する文献，URL　　188
付図・付表　　191
索引　　198

Column 1 重篤な疾患をもつ子どもの話し合いのプロセス　　18
    2 在宅夜間血液透析　　80
    3 PRES（posterior reversible encephalopathy syndrome）　　102
    4 副甲状腺インターベンション　　137
    5 家族のケアと社会的・心理的発達　　183

編集・編集協力者一覧

編　集
東京都立小児総合医療センター　腎臓内科

編集主幹

本田　雅敬	東京都立小児総合医療センター　腎臓内科
幡谷　浩史	東京都立小児総合医療センター　腎臓内科
石倉　健司	東京都立小児総合医療センター　腎臓内科

編集協力（50音順）

池宮城雅子	東京都立小児総合医療センター　腎臓内科
板橋　淑裕	東京都立小児総合医療センター　泌尿器科・臓器移植科
稲葉　　彩	横浜市立大学附属市民総合医療センター　小児科
岡本正二郎	東海大学医学部付属八王子病院　小児科
菊地　祐子	東京都立小児総合医療センター　児童・思春期精神科
後藤　美和	国立病院機構東京医療センター　小児科
坂井　智行	東京都立小児総合医療センター　腎臓内科
佐藤　裕之	東京都立小児総合医療センター　泌尿器科・臓器移植科
園部　正恒	東京都立小児総合医療センター　医療ソーシャルワーカー
長岡　由修	東京都立小児総合医療センター　腎臓内科
新井田麻美	多摩北部医療センター　小児科
濱崎　祐子	東邦大学医療センター　大森病院　小児腎臓学講座
濱田　　陸	東京都立小児総合医療センター　腎臓内科
原田　涼子	東邦大学医療センター　大森病院　小児科
松井　善一	東京都立小児総合医療センター　泌尿器科・臓器移植科
松本　真輔	松戸市立病院小児医療センター　小児科
松山　　健	公立福生病院　小児科
山田　剛史	新潟大学医学部　小児科学教室
吉村めぐみ	国立病院機構信州上田医療センター　小児科

略語一覧

※本書に使用する略語のフルスペルと日本語訳をアルファベット順に示す

略　語	英　語	日本語
ACEI	angiotensin converting enzyme inhibitor	アンジオテンシン変換酵素阻害薬
ACT	activated coagulation time	活性化凝固時間
ADH	antidiuretic hormone	抗利尿ホルモン
ADL	activities of daily living	日常生活動作
ADPKD	autosomal dominant polycystic kidney disease	常染色体優性多発性嚢胞腎
AG	anion gap	アニオンギャップ
AGE	advanced glycation end product	終末糖化産物
AKI	acute kidney injury	急性腎傷害
Alb	albumin	アルブミン
ALP	alkaline phosphatase	アルカリホスファターゼ
APD	automated peritoneal dialysis	自動腹膜透析
ARB	angiotensin II receptor blocker	アンジオテンシンII受容体拮抗薬
ARPKD	autosomal recessive polycystic kidney disease	常染色体劣性多発性嚢胞腎
AT-III	antithrombin-III	アンチトロンビンIII
AUC	area under the time-concentration curve	血中濃度時間曲線下面積
AVF	arteriovenous fistula	動静脈瘻
AVG	arteriovenous graft	人工血管
BMI	body mass index	体格指数
BNP	brain natriuretic peptide	脳性ナトリウム利尿ペプチド
CAKUT	congenital anomalies of the kidney and urinary tract	先天性腎尿路異常
CAPD	continuous ambulatory peritoneal dialysis	連続(持続)携行式腹膜透析
CAVH	continuous arteriovenous hemofiltration	持続的動静脈血液濾過
CAVHD	continuous arteriovenous hemodialysis	持続的動静脈血液透析
CCPD	continuous cyclic peritoneal dialysis	連続(持続)性周期的腹膜透析
C_{Cr}	creatinine clearance	クレアチニンクリアランス
CFPD	continuous flow peritoneal dialysis	持続腹膜灌流
CGN	chronic glomerulonephritis	慢性糸球体腎炎
CHD	continuous hemodialysis	持続的血液透析
CHDF	continuous hemodiafiltration	持続的血液濾過透析
CHF	continuous hemofiltration	持続的血液濾過
CKD	chronic kidney disease	慢性腎臓病
CKD-MBD	chronic kidney disease-mineral and bone disorder	慢性腎臓病に伴う骨ミネラル代謝異常
CMV	cytomegalovirus	サイトメガロウイルス
CNI	calcineurin inhibitor	カルシニューリン阻害薬
Cr	creatinine	クレアチニン
CRF	chronic renal failure	慢性腎不全
CRRT	continuous renal replacement therapy	持続的腎代替療法
CTA	cellulose triacetate	セルローストリアセテート
CTR	cardiothoracic ratio	心胸比
CVVH	continuous venovenous hemofiltration	持続的静静脈血液濾過
DDD	dense deposit disease	デンスデポジット病
DEXA	dual energy X-ray absorptiometry	二重エネルギーX線骨塩分析法
D/P比	dialysate-to-plasma ratio	透析液/血漿濃度比
DQ	developmental quotient	発達指数
DTI	Doppler tissue imaging	組織ドプラ・イメージング

略語	英語	日本語
DW	dry weight	ドライウエイト
ECUM	extracorporeal ultrafiltration method	体外限外濾過法
EF	ejection fraction	駆出率
eGFR	estimated glomerular filtration rate	推定糸球体濾過量
EPO	erythropoietin	エリスロポエチン
EPS	encapsulating peritoneal sclerosis	被嚢性腹膜硬化症
ESA	erythropoiesis stimulating agent	赤血球造血刺激因子製剤
ESKD	end-stage kidney disease	末期腎不全
EBV	Epstein-Barr virus	エプスタイン・バール・ウイルス
FGF23	fibroblast growth factor 23	線維芽細胞増殖因子 23
FE_K	fractional excretion of potassium	カリウム排泄分画（排泄率）
FE_{Na}	fractional excretion of sodium	ナトリウム排泄分画
FFP	fresh frozen plasma	新鮮凍結血漿
GFR	glomerular filtration rate	糸球体濾過量
GH	growth hormone	成長ホルモン
HA	hemoadsorption	血液吸着
hANP	human atrial natriuretic peptide	ヒト心房性ナトリウム利尿ペプチド
Hb	hemoglobin	ヘモグロビン
Hct	hematocrit	ヘマトクリット
HD	hemodialysis	血液透析
HDF	hemodiafiltration	血液濾過透析
HF	hemofiltration	血液濾過
HIT	heparin-induced thrombocytopenia	ヘパリン起因（惹起）性血小板減少症
HUS	hemolytic uremic syndrome	溶血性尿毒症症候群
IC	informed consent	インフォームドコンセント
IDPN	intradialytic parenteral nutrition	透析時静脈栄養法
IP	intraperitoneal administration	腹腔内投与法
IPP	intraperioneal pressure	腹腔内圧
iPTH	intact parathyroid hormone	副甲状腺ホルモンインタクト
IQ	intelligence quotient	知能指数
IV	intravenous administration	静脈内投与法
IVC	inferior vena cava	下大静脈
IVCd	inferior vena cava diameter	下大静脈径
IVP	intravenous pyelography	静脈性腎盂造影法
IVSd	interventricular septal thickness at diastole	拡張末期心室中隔壁厚
LBM	lean body mass	徐脂肪体重
LCAP	leukocytapheresis	白血球除去療法
LDH	lactate dehydrogenase	乳酸デヒドロゲナーゼ
LDL	low density lipoprotein	低比重リポ蛋白
LVDd	left ventricular diastolic diamension	左室拡張末期径
LVH	left ventricular hypertrophy	左室肥大
LVPWd	left ventricular posterior wall dimensions	拡張末期左室後壁厚
MBD	mineral and bone disorder	骨ミネラル代謝異常
MTAC	overall mass transfer area coefficient	総括物質移動・膜面積係数
MCDK	multicystic dysplastic kidney	多嚢胞性異形成腎
MCT	medium-chain triglyceride	中鎖トリグリセリド
MCV	mean corpuscular volume	平均赤血球容積
MRSA	methicillin-resistant *Staphylococcus aureus*	メチシリン耐性黄色ブドウ球菌
MSW	medical social worker	医療ソーシャルワーカー

略語	英語	日本語
NB	neurogenic bladder	神経因性膀胱
NPC/N比	non-protein calorie/nitrogen	非たんぱくカロリー窒素比
NPD	nocturnal peritoneal dialysis	夜間腹膜透析
NSAIDs	nonsteroidal anti-inflammatory drug	非ステロイド性抗炎症薬
NSF	nephrogenic systemic fibrosis	腎性全身性線維症
PAN	polyacrylonitrile	ポリアクリロニトリル
PD	peritoneal dialysis	腹膜透析
PE	plasma exchange	血漿交換[療法]
PEIT	percutaneous parathyroid ethanol injection therapy	経皮的副甲状腺(上皮小体)エタノール注入療法
PEKT	preemptive kidney transplantation	先行的腎(臓)移植
PET	peritoneal equilibration test	腹膜平衡試験
PKD	polycystic kidney disease	多発性囊胞腎
PMMA	polymethylmethacrylate	ポリメチルメタクリレート
PMX-DHP	polymyxin-B immobilized colum direct hemoperfusion	エンドトキシン吸着療法
PPI	proton pump inhibitor	プロトンポンプ阻害薬
PRES	posterior reversible encephalopathy syndorome	後頭葉可逆性脳症
PS	polysulfone	ポリスルホン
PTA	percutaneous transluminal angioplasty	経皮経管的血管形成術
PTH	parathyroid hormone	副甲状腺(上皮小体)ホルモン
PTx	parathyroidectomy	副甲状腺(上皮小体)摘出術
PUJS	pyeloureteral junction 〈PUJ〉 stenosis	腎盂尿管移行部狭窄
PUV	posterior urethral valve	後部尿道弁
Q_B	blood flow rate	血[液]流量
Q_D	dialysate flow rate	透析液流量
Q_F	filtration flow rate	濾過流量
QOL	quality of life	生活の質
Q_S	substitution flow rate	補充液流量
rHuEPO	recombinant human erythropoietin	遺伝子組換えヒトエリスロポエチン
RA系	renin-angiotensin system	レニン-アンジオテンシン系
RCC	red cells concentrates	赤血球濃厚液
RTA	renal tubular acidosis	尿細管性アシドーシス
TBW	total body water	体液量
TDM	therapeutic drug monitoring	薬物血中濃度モニタリング
TEN	toxic epidermal necrolysis	中毒性表皮壊死症
TMP	transmembrane pressure	膜間圧力差
TPD	tidal peritoneal dialysis	タイダル腹膜透析
TPN	total parenteral nutrition	完全静脈栄養
TSAT	transferrin saturation	トランスフェリン飽和度
TTP	thrombotic thrombocytopenic purpura	血栓性血小板減少性紫斑病
URR	urea reduction ration	尿素除去率
UTI	urinary tract infection	尿路感染症
VA	vascular access	バスキュラーアクセス
VCUG	voiding cystourethrography	排尿時膀胱尿道造影法
VUR	vesicoureteral reflux	膀胱尿管逆流
β_2MG	β_2-microglobulin	β_2-ミクログロブリン

Chapter 1 CKD 総論

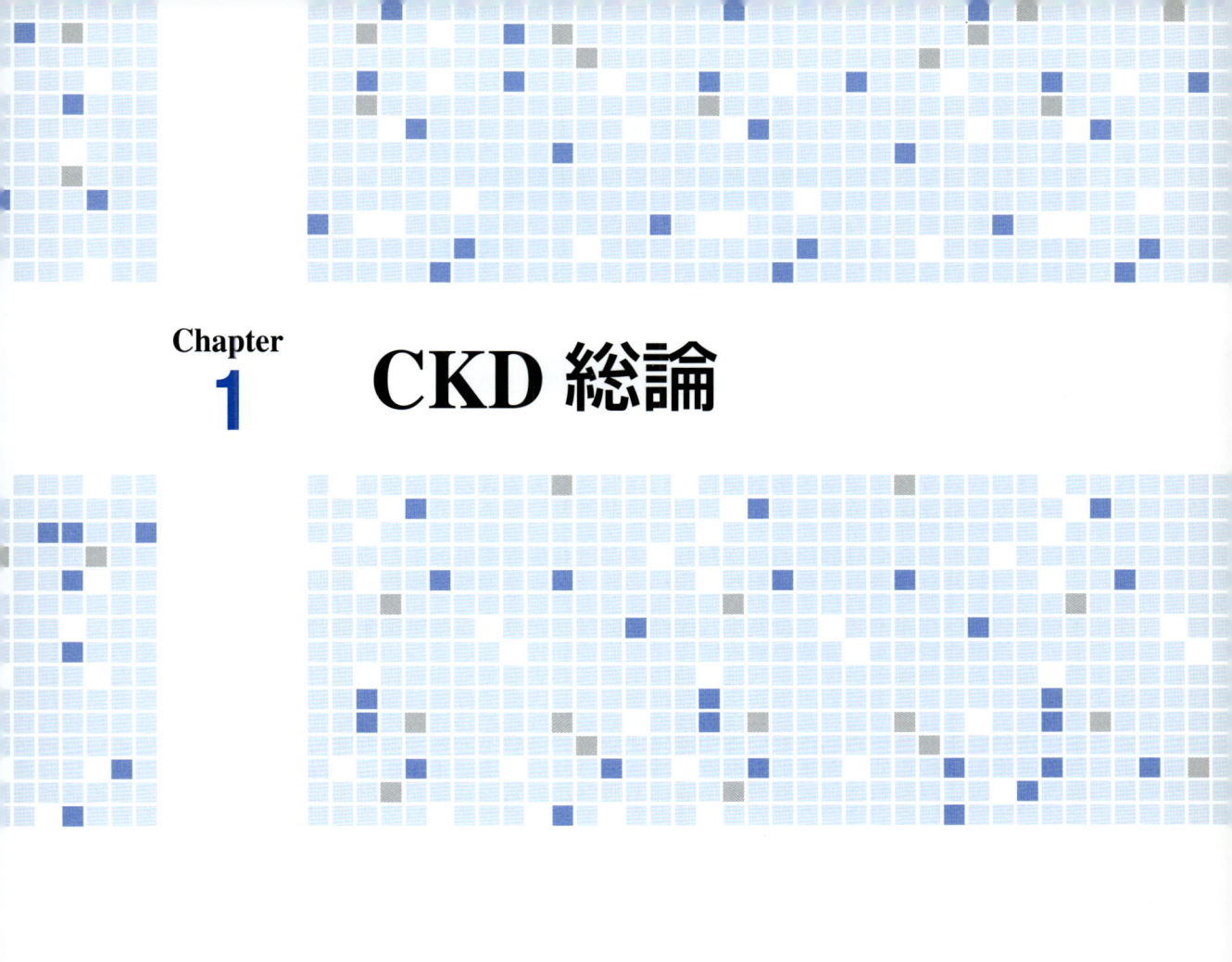

Chapter 1 CKD総論

1 CKD概説

- クレアチニンの正常値を熟知する．2〜12歳までは[身長(m)×0.3 mg/dL]が正常中央値で，異常値はおおむねその1.3〜1.4倍以上である．
- 血清クレアチニンからのステージ分類は，正常上限値を超えたらステージ2，中央値の倍がステージ3である．
- CAKUT(先天性腎尿路異常)ではステージ2から様々な症状が出現するため，多くの合併症に注意する．
- 小児ESKD(末期腎不全)の予後は5年以上の生存率が95%と著しく良好であり，保存期から透析，移植まで含めた一貫した合併症予防の管理が重要である．
- 小児では保存期から身体的，心理的発達を考慮することが重要で，乳幼児期発症の場合では特に重要である．

　2002年，K/DOQI (Kidney Disease Outcomes Quality Initiative)からCKDの概念が発表された．CKDとは，「腎障害(腎臓の形態的または機能的異常のこと)が3か月間以上継続し，GFR(糸球体濾過量)の低下の有無は問わない」「GFR＜60 mL/min/1.73 m^{2}が3か月以上継続する」のどちらかを満たすものとされた．また，そのステージ分類は腎機能により表1[1]のようにされている．2009年にはKDIGO (Kidney Disease：Improving Global Outcomes)の概念が新しく発表され，腎機能および蛋白尿の強さにより，さらに細分化されている．CKDは原疾患にかかわらず，保存期，透析，移植後の管理を一貫して考えるもので，特にESKDになる患者を減少させ，心疾患などの合併症による死亡を抑えようとして考えられ，成人だけでなく小児も同様に考えられている．

■ 腎機能の評価

1. CKDステージ3は正常の腎機能の1/2という概念である．2歳未満は生理的にGFRは低いが，GFR＜60 mL/min/1.73 m^{2}未満にこだわらず，中央値の2倍がステージ3と考える(表2)[2]．
2. 血清クレアチニン値は筋肉量と関係し年齢とともに変化するため，年齢別基準値は覚えておく必要がある．2〜12歳までは[身長(m)×0.3 mg/dL]が正常中央値で，異常値はおおむねその1.3〜1.4倍以上である(p.191 付表1参照)．
3. 日本人小児のeGFR(推定糸球体濾過量)は現在検討中であるが，new Schwartzのような0.413係数[3]とはならず，2〜12歳では[0.35×身長]程度と推測される．上述した理由でステージ分類には2歳未満のeGFRは使用できない．
4. シスタチンCは2歳以上ではほぼ安定し，1.0 mg/Lを超えると高値と考える．なお2歳未満では腎機能低下のため年齢が小さいほうが徐々に高くなる．生後3か月ではGFR低値のため1.3 mg/Lを超えると高値である(表3)[4]．2歳未満のGFRは表4[5]を参照．

表1　CKDのステージ分類・重症度による分類

ステージ分類	説明	GFR (mL/min/1.73 m²)	治療による分類
1	腎障害(+) GFRは正常または亢進	≧90	
2	腎障害(+) GFRは軽度低下	60〜89	腎移植後はTを付記
3	中等度GFR低下	30〜59	
4	高度GFR低下	15〜29	
5	腎不全	<15(または透析)	腎移植後はTを付記，透析はDを付記

(National Kidney Foundation：K/DOQI clinical practice guidelines for chronic kidney disease：evaluation, classification, and stratification. Am J Kidney Dis 2002；39：S1-266 より改変)

表2　CKDのステージ分類

GFR (mL/min/1.73 m²)	50パーセンタイル 120	ステージ3 60未満30以上	ステージ4 30未満15以上	ステージ5 15未満
3〜5か月	0.20	0.41〜0.80	0.81〜1.60	1.61〜
6〜8か月	0.21	0.43〜0.84	0.85〜1.68	1.69〜
9〜11か月	0.23	0.47〜0.92	0.93〜1.84	1.85〜
1歳	0.23	0.47〜0.92	0.93〜1.84	1.85〜
2歳	0.24	0.49〜0.96	0.97〜1.92	1.93〜
3歳	0.27	0.55〜1.08	1.09〜2.16	2.17〜
4歳	0.30	0.61〜1.20	1.21〜2.40	2.41〜
5歳	0.34	0.69〜1.36	1.37〜2.72	2.73〜
6歳	0.34	0.69〜1.36	1.37〜2.72	2.73〜
7歳	0.37	0.75〜1.48	1.49〜2.96	2.97〜
8歳	0.40	0.81〜1.60	1.61〜3.20	3.21〜
9歳	0.41	0.83〜1.64	1.65〜3.28	3.29〜
10歳	0.40	0.81〜1.60	1.61〜3.20	3.21〜
11歳	0.45	0.91〜1.80	1.81〜3.60	3.61〜

(石倉健司：本邦小児の新たな診断基準による小児慢性腎臓病〔CKD〕の実態把握のための調査研究．平成22年度総括・分担研究報告書．厚生労働科学研究　難治性疾患克服研究．2011 より改変)

5. CAKUTでは様々な合併症が特に多い．早期に合併症対策が必要で，正常上限値を超えたCKDステージ2(成人ではステージ3)から，対策を考える必要がある．
6. 医薬品使用にあたっては上記CKDの概念に促われず，2歳未満ではGFRに従って減量する．特に生後2週未満は腎機能障害の使用量とし，腎障害性の医薬品(造影剤を含む)は控える．

■ CKDの対策

1. CAKUTでは70%が新生児期に体重増加不良，仮死，黄疸，呼吸障害などの症状がみられ

表3　シスタチンC正常値（mg/L）

年齢（歳）		n	2.5%	50.0%	97.5%
3〜5か月		18	0.88	1.06	1.26
6〜11か月		47	0.72	0.98	1.25
12〜17か月		31	0.72	0.91	1.14
18〜23か月		38	0.71	0.85	1.04
2〜11		704	0.61	0.78	0.95
男子	12〜14	61	0.71	0.86	1.04
	15〜16	45	0.53	0.75	0.92
女子	12〜14	132	0.61	0.74	0.91
	15〜16	49	0.46	0.61	0.85

（日本腎臓学会〔編〕：CKD 診療ガイド 2012. 東京医学社，2012；22-3 より改変）

表4　正常 GFR

年齢		平均 GFR（mL/min/1.73 m^2）
1〜3 日		20±5
4〜14 日		37±7
2〜8 週		66±25
8 週〜2 歳		96±22
2〜12 歳		133±27
13〜21 歳	男子	140±30
	女子	126±22

（Schwartz GJ, Furth SL：Glomerular filtration rate measurement and estimation in chronic kidney disease. Pediatr Nephrol 2007；22：1839-48 より改変）

る．出生5日以降のクレアチニン値が0.4 mg/dL以上ならこれらの症状が認められるため，必ず超音波で腎を検査する．

2．成人と同様，小児のCKDでも死因は透析期，移植期を通じて心血管系疾患が最も多く，保存期から高血圧による心機能低下が多く認められる．

3．CKD患者の血圧は厳密にコントロールすべきである（p.192 付表2参照）．

4．溢水，レニン性高血圧ともに，それぞれ治療しない限り血圧の正常化は難しい．治療の結果，腎機能が低下したときは透析導入をためらわず血圧管理を優先すべきである．

5．栄養管理は特に，乳幼児期には発育，発達を考えるうえで極めて重要であり，また塩分管理も重要である（p.120 参照）．

6．成長ホルモンの使用は−2.0 SD以下なら考慮する．

7．腎保護作用としてRA系（レニン-アンジオテンシン系）阻害薬あるいはクレメジン®の投与を行う．血圧のコントロール，尿蛋白の減少は重要である．

8．CKD-MBD（慢性腎臓病に伴う骨ミネラル代謝異常）はCKDステージ2でも始まっており，リン，カルシウムを正常に管理し，iPTH（副甲状腺ホルモンインタクト）の上昇やX線でくる病性変化があれば，ビタミンD製剤の投与を考える．

9．心理的発達は常にチェックする．家族生活や集団生活を大切にし，生活制限や入院は最低限とし，健常人とできるだけ同様な生活をさせる．保存期には決して過保護，過干渉の習慣をつくらない．

【文献】

1) National Kidney Foundation：K/DOQI clinical practice guidelines for chronic kidney disease：evaluation, classification, and stratification. Am J Kidney Dis 2002；39：S1-266
2) 石倉健司：本邦小児の新たな診断基準による小児慢性腎臓病（CKD）の実態把握のための調査研究．平成22年度総括・分担研究報告書．厚生労働科学研究　難治性疾患克服研究．2011
3) Schwartz GJ, Muñoz A, et al.：New equations to estimate GFR in children with CKD. J Am Soc Nephrol 2009；20：629-37
4) 日本腎臓学会〔編〕：CKD 診療ガイド 2012. 東京医学社．2012；22-3
5) Schwartz GJ, Furth SL：Glomerular filtration rate measurement and estimation in chronic kidney disease. Pediatr Nephrol 2007；22：1839-48

（東京都立小児総合医療センター　腎臓内科）

CAKUT の診断法

Chapter 1-2 / CKD 総論

- 小児における CKD ステージ 3 以上の原疾患では CAKUT（先天性腎尿路異常）が最多で，ネフロン癆，PKD（多発性囊胞腎）を加えると 70% を占める．近年では透析導入される患児の原疾患の約 70% も CAKUT である．
- 小児の血中クレアチニン値（p. 191 付表 1 参照）および血圧の基準値（p. 192 付表 2 参照）が年齢によって異なることを，すべての臨床家は十分に認識すべきである．
- クレアチニン基準値を知らない小児科医が，様々な機会に CAKUT を見逃すことが多い（新生児期の体重増加不良，羊水過少，呼吸障害，UTI〔尿路感染症〕時など）．
- 3 歳児検尿や学校検尿システムは CGN（慢性糸球体腎炎）をスクリーニングする目的で計画されているため，CAKUT の早期発見は相当困難である．
- CAKUT の早期発見手段として，現時点では超音波検査が最適である．
- 発見される疾患群としては，閉塞性水腎症，VUR（膀胱尿管逆流），低形成・異形成腎，各種囊胞性疾患が多い．
- 軽度異常の場合は成人期に移行後 ESKD（末期腎不全）になることが多く，長期経過観察が必要になる．小児期の過剰ケアは身体的，心理的不利益をもたらし避けるべきである．

　CKD の原疾患は成人と小児とで大きく異なる．近年，小児において進行した CKD の原疾患として CAKUT が多くなっているが，現在の尿スクリーニング法では発見が相当難しい．したがって各地域で工夫がなされており，20 年以上前から腎尿路系の超音波スクリーニングを導入し成果を上げている自治体もある．CAKUT の種類は多いが，いずれの場合も長期的かつ適切なフォローアップ（腎機能・血圧を含む）により腎予後を改善させる可能性が高い．

■ CKD と CAKUT

1. 成人に比しかなり少数だが，小児にも CKD が存在する．原疾患は成人と全く異なる．
2. 小児における CKD ステージ 3 以上の原疾患では CAKUT が最多で，透析導入される患児の原疾患も近年は CAKUT が約 70% を占める．
3. 現時点でステージが低くとも，上部 UTI の既往があり腎瘢痕が存在する場合には，今後，腎機能低下や高血圧を呈する可能性があり注意を要する．
4. 小児の血中クレアチニン値および血圧の基準値は，年齢によって異なる．その理解不足による対応の遅れがないよう，一般臨床家は注意すべきである．
5. 3 歳児検尿や，わが国で 40 年近い歴史をもつ学校検尿システムは，本来 CGN をスクリーニングする目的で計画されているため，CAKUT の早期発見は困難である．
6. ESKD への進行を考慮して，様々な情報を早期から患児側と共有しておく必要があり，

ESKDであっても自立した社会人を目標に診療を行う必要がある.

■ CAKUTの診断法と原疾患

1. CAKUTの臨床的遭遇頻度は高いが，腎不全に進行する患者は両腎に異常を有する場合に限定される.
2. CAKUTによる腎不全は，新生児期の何らかの症状やUTI，体重増加不良，感冒などでの入院時に偶然発見されることが多い．しかし，見逃されることも多いので血中クレアチニン値については新生児科医，小児科医は精通すべきである.
3. 早期発見手段として，尿検体を用いる方法と各種画像診断法によるものとが考えられる．現時点では超音波検査が最適である.
4. 発見される疾患群として閉塞性水腎症，VUR，低形成・異形成腎，各種嚢胞性疾患が多い.
5. 小児期のいずれかの時期に全員が超音波スクリーニングを受けるシステム構築が早期に望まれる．神奈川県の一部自治体では，1990年から実際にシステムを導入している.
6. 腎サイズが軽度に小さい場合見逃されることが多く，正確な腎サイズの計測および血中クレアチニン値の測定は重要である.

[問診]
1. 体重増加不良や食事の塩分嗜好，夜尿が続いているなど，尿濃縮力障害を疑わせる所見の有無，出生時の異常の有無(低出生体重児，仮死など)を確認する.

[尿検査]
1. CAKUTにおいては，腎機能低下(尿素窒素や血中クレアチニン値の上昇)がなくても，β_2MG(β_2-ミクログロブリン)などの尿細管性(低分子)蛋白尿の出現，尿比重低下，尿中アルブミンの軽度増加などに注意すべきである.
2. 幼児以降の早朝第一尿であれば比重やクレアチニン濃度の低下が参考になるが，随時尿では評価が困難である.
3. CAKUT(特に低形成・異形成腎)発見の契機として，乳幼児健診や学校検尿における軽度の蛋白尿で判明する場合がある．軽度蛋白であるため，異常なしとして見落とされることもあるが，発見時には尿素窒素や血中クレアチニン値，さらに血圧も軽度上昇している場合も多い.

[画像診断法]
1. スクリーニング手段としては，超音波検査が最適である．超音波検査では腎のサイズ，水腎症，嚢胞，皮質のエコー輝度などが容易に評価できる．診断装置自体も小さく安価で放射線被曝もなく，通常は検査時安静にさせる薬物投与も不要である.
2. 超音波検査では腎尿路の異常があれば発見されることが多いが，異常がなく，単に両側が小さい場合は見逃されることもあり，両側の矮小腎には注意すべきである.
3. 精査法として，VCUG(排尿時膀胱尿道造影)，血管造影，CTスキャン，MRI，核医学検査，IVP(静脈性腎盂造影法)などがある．実際にIVPは近年あまり行われていない.
4. 近年(少なくとも腎不全化するような)CAKUTでは，小児科受診時よりも胎児超音波検査で判明する場合が多くなっている．これには産婦人科医の認識度の上昇，少子化，超音波診断装置の高性能化が影響している.

実際の疾患

A 水腎症

1. 上部尿路通過障害の原因としては PUJS（腎盂尿管移行部狭窄），巨大尿管，膀胱尿管移行部狭窄が多く，下部尿路通過障害の原因では後部尿道弁，NB（神経因性膀胱）などがある．また VUR によることもある．
2. 腎後性腎不全を呈する場合は PNS（経皮的腎瘻造設術）を行う．
3. 乳児では腹水（腎性腹水）で見つかることもある．

[PUJS]（図1）

1. 腎尿路超音波スクリーニング陽性者の大多数を占め，男児に多く，両側の場合も片側（左腎に多い）の場合もある．自然経過で軽快していく患者が多く，泌尿器科的手術を要する例は少ない．
2. 急速に進行し腎瘻造設術を要する場合があるため，改善を認めない場合には超音波による頻回の経過観察が，特に乳児期では必要である．手術は SFU（Society for Fetal Urology）分類で grade 3 以上の水腎症やレノグラム（利尿レノグラムも含む）などの検査で患側の機能が健側に比べて（分腎機能）低下がある場合，UTI を繰り返す場合には早期に行われる．最大の問題は ESKD になる患者であるが，その多くは先天的に腎組織の異形成を伴っており，手術や薬物により進行を抑制できる可能性がある．両側でも軽度拡張で腎機能障害がなければ長期予後は良好である．
3. VUR を合併することもある．

[先天性閉塞性巨大尿管症（congenital obstructive megaureter）]

1. 尿管組織の先天的異常のため，巨大尿管を呈する．
2. 巨大尿管に比し，水腎症の程度は軽い．
3. すべてが泌尿器科的手術の対象となるわけではなく，腎機能障害を合併している場合は組織的に異形成であることも多い．
4. 患者により異なるが，手術や自己導尿など乳児期に適切な管理を行えば，腎機能の悪化を抑えられる．

[VUR]（図2）

1. VUR の程度は国際分類で I〜V 度とされ，III 度以上では将来，腎糸球体機能低下をきたすなど臨床的に問題になる患者が多くなる．
2. III 度以上でも，通常の超音波検査のみでは約半数の患者で診断が困難とされている．
3. 男児における後部尿道弁（VUR を伴うことが多い）の有無は，VCUG を行う際に必ず評価する必要があり，排尿時斜位で撮影する．
4. 矮小腎を伴う先天性逆流性腎症は男児に多く，組織学的に低形成・異形成腎を伴う．両側性の場合には出生時から腎機能障害を呈することも多く，一般の VUR 患者と同様の評価をしてはならない．
5. 発見時に腎機能障害を伴っている場合を除き，その後の管理が適切であれば腎予後は良好である．
6. 思春期以降成人期になってからも高血圧を合併することがあり，血圧には注意が必要である．
7. 上部尿路感染症による発熱を繰り返し，適切な診断・管理がなされぬまま年長児に至った場合には，発見時に腎糸球体機能障害を呈することがある．

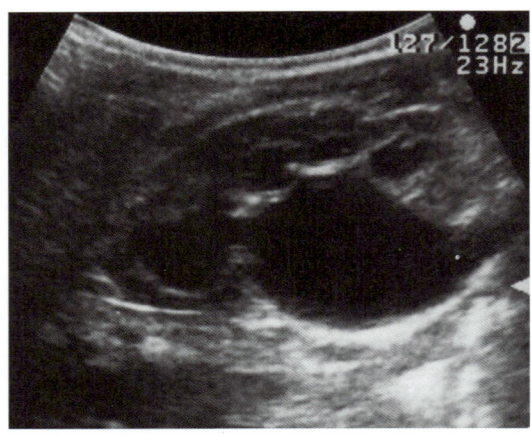

図1 5か月の男児，左側 PUJS による水腎症

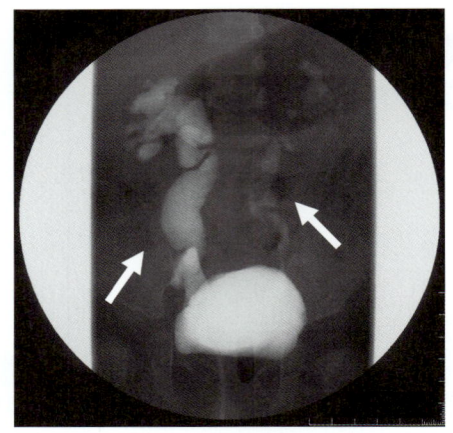

図2 1歳の男児，右Ⅳ度，左Ⅴ度の VUR

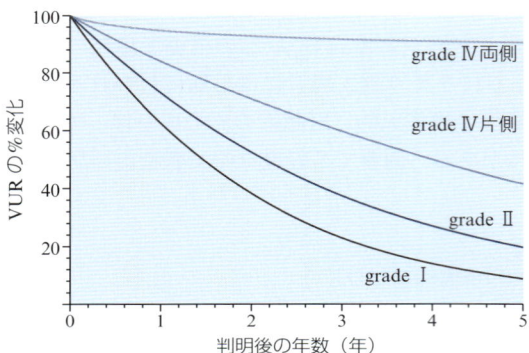

図3 VUR の消失率①
(Elder JS, Peters CA, et al：Pediatric Vesicoureteral Reflux Guidelines Panel summary report on the management of primary vesicoureteral reflux in children. J Urol. 1997；157：1846-51 より改変)

表1 VUR の消失率②

〈1 年以内の消失〉

	片側	両側 VUR
grade III	59%	43%
grade IV	57%	19%

〈2～5 年以内の消失〉

grade I～III	67～100%
grade IV	47～67%
grade V	0～30%

(Sillen U：Vesicoureteral reflux in infants. Pediatr Nephrol 1999；13：355-61 より改変)

8. 近年，早いタイミングで DMSA (dimercaptosuccinic acid) シンチグラフィを行い瘢痕がなければ侵襲的な VCUG を回避する方法が提案され，"top-down approach" と称され議論になっている．

9. 乳児期や幼児期早期の VUR は自然軽快することが多く，高度であっても消失が期待できるため，全例に早期手術を行う必要はない（図3, 表1）[1)2)]．

10. 反復性 UTI，抗菌薬予防内服下での UTI 再発（いわゆる breakthrough infection），腎に瘢痕形成が複数認められる場合には，現在のところ手術適応とする施設が多い．

11. VUR の治療は従来の観血法とデフラックス注入法があり，一長一短である．表2に治療基準の例を示す．

B 低形成・異形成腎 (hypoplasia/dysplasia)

1. 腎の大きさが明らかに小さい場合一般にこのように称されるが，矮小腎というほうがより正確である．

表2 VUR プロトコール

無治療の適応	男児 II 度以下，女児 I 度以下の VUR で，腎実質病変を認めず，排尿機能異常なく，6 か月以上 UTI 発症がない症例
保存的治療の適応	a．予防的抗菌薬(6 か月〜1 年は継続，II 度以下であれば学童期には中止)：UTI 発症例，III 度以上の無症候例 b．包茎ステロイド塗布翻転指導：UTI 既往の男児は必須 c．ウロセラピー(二段排尿，定時排尿，便秘のコントロールなど)：排尿・排便習慣で異常を認める症例(調査票を活用) d．抗コリン薬：昼間尿失禁合併例，VCUG で spinning top 像を認める女児
手術治療の適応	a．Breakthrough UTI b．IV 度以上 　腎実質病変を認める症例 　3〜6 か月以上の経過で grade down なし c．5 歳以降，III 度以上 d．10 歳以降，II 度以上の女児
術式の適応	a．基本術式は Cohen 法または Politano-Leadbetter 法 b．Lich-Gregoir 法：拡張尿管のない片側例，排尿が自立している両側例 c．Psoas-hitch 法：尿管径 10 mm 以上の片側例 d．デフラックス注入療法：家族が希望する場合(2010.1.15 厚生労働省認可) 　＊以下について説明し，家族が希望する場合とする 　①観血的手術より，入院期間は短く，切開創がなく手術侵襲は低い．しかし単回での成功率は，現在観血的手術より劣る 　②追加注入療法が可能であり有効 　③再発のリスクがあり，長期的経過観察が必要であり，追加検査の侵襲，再手術の可能性がある 　除外基準：未治療の膀胱機能障害・神経因性膀胱・尿道異常がある症例，1 歳未満，V 度の VUR

2．診断基準として，長径が M(平均値)-2 SD(標準偏差)以下の場合や正常サイズの 80% 以下の場合を指すとするものが多い．腎の長径が 80% になれば腎実質体積は約半分になり，両側性では特に定期的な経過観察が必要になる．

3．スクリーニング時に注意すべき点はその検査時期である．スクリーニングは短時間に行うため全体のサイズが小さい乳児では左右差が見落とされる可能性がある．体全体の成長に従って，より健側との差違が明瞭化する．健側では代償性肥大を示し，代償性肥大がない場合には，同腎も何らかの組織学的異常をもつ可能性がある．

4．1 歳時にクレアチニンが 1 mg/dL 未満であれば，透析導入時期は経験的に思春期以降である確率が高い．

ⓒ 嚢胞性疾患

[MCDK(多嚢胞性異形成腎)]（図 4）

1．一般に片側性で患腎は無機能である．頻度は出生 4,000〜5,000 例につき 1 例とされる．

2．両側性の場合には，自然流産または死産という転帰になることが多い．

3．水腎症との鑑別が必要であるが，超音波検査により大小様々な大きさの嚢胞が不規則に配置されている所見から確定診断が可能である．核医学検査で患側の無機能，あるいは高度機能障害が確認されればより確実になる．

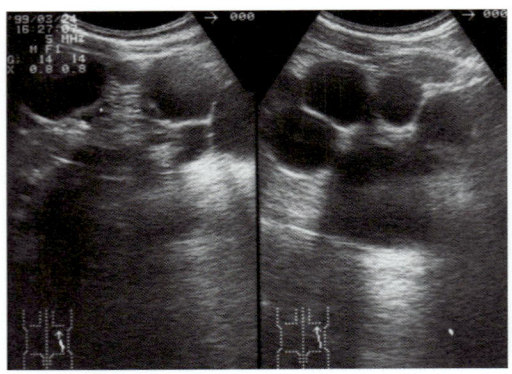

図4　3歳の女児，右側 MCDK

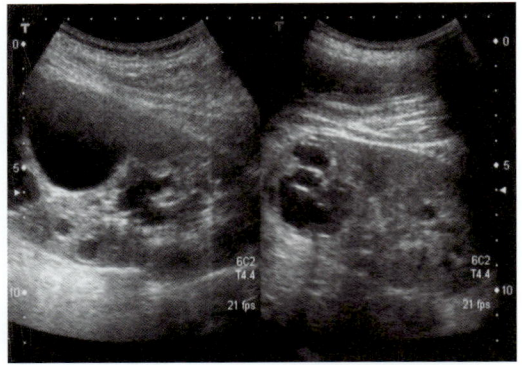

図5　12歳の男児，両側上部を中心に大小不同の囊胞が目立つ ADPKD

4．各囊胞は幼児期中に自然吸収されることがあり，その場合には画像上，無形成腎との鑑別が困難になる．
5．通常，組織的に悪性化することはなく，摘出術は不要である．
6．対側に VUR 合併が通常と比べ多いが，UTI を発症せず，初回と1か月後の超音波所見で異常がなければ，VCUG までは通常不要である．

[ADPKD（常染色体優性多発性囊胞腎）]（図5）
1．一般に囊胞は乳幼児期には出現しておらず，学童期から両側性に出現してくるが，乳幼児期の超音波スクリーニングで発見されることもある．また肉眼的血尿や腹痛，腹部膨満を契機に発見されることがある．
2．多くは家族歴，超音波検査，CT スキャンで確定診断が可能である．心臓の大動脈弁逆流，僧帽弁逆流・逸脱，肝・卵巣など他臓器に囊胞を伴う患者や脳動脈瘤を合併する患者が知られている．
3．結節性硬化症や各種の染色体異常児でも画像的に鑑別が困難な囊胞性病変を合併することがある．
4．乳幼児期から高血圧の管理が必要なことがあり，透析導入患者もいる．
5．透析施設では高頻度な原疾患のため，小児科医はその家族調査として関与する機会も多い．遺伝性疾患の場合には家族の複雑な思いもあるが，早期発見でメリットが多いことを説明する必要がある．
6．ADPKD 児の発見を契機に，逆に成人家族の ADPKD の診断に至ることがある．

[ARPKD（常染色体劣性多発性囊胞腎）]
1．両側性で胎児期や出生時から大きな腎として発見されることが多い．通常，羊水過少も認める．
2．腎全体が高度に腫大し，各囊胞の容量が小さいため各種画像診断法では囊胞として描出されない場合が多い．超音波上，腎全体のエコー輝度が肝より上昇し，皮質髄質の正常構造は失われている．
3．腎機能は多くの患者で出生時から低下しており乳児期に透析に入る場合が多いが，乳児期を越えると比較的長期に腎機能が温存される場合がある．
4．Potter 症候群を合併している場合は予後不良であり，透析適応の有無を考える．
5．消化管の通過障害や呼吸困難をきたすため腎摘出術が必要な症例があり，専門施設でなけ

れば一般的に管理が困難である．片側腎摘出後に対側腎が大きくなり，対側腎の摘出も必要なことがある．
6. 肝合併症として Caroli 病（先天性肝線維症），反復性胆管炎などがある．肝胆道系合併症の管理に難渋する患者では，早期の肝移植が必要なことがある．
7. 高血圧は利尿薬，カルシウム拮抗薬，ACEI（アンジオテンシン変換酵素阻害薬），ARB（アンジオテンシンⅡ受容体拮抗薬）を併用してもコントロール困難なことがある．

D ネフロン癆
1. 希釈尿のため，一般検尿ではなかなか発見されず，小学校高学年になり成長障害からネフロン癆と診断されたときにはすでに高度腎機能障害を呈している場合がある．
2. 呈する遺伝子異常により腎不全への進行時期や腎外症状（網膜色素変性症，肝線維症，骨異常，心奇形など）が異なる．
3. 基本的に尿濃縮力障害が強いが，急速な腎機能障害の進行とともに尿量が急激に減少する．

【文献】
1) Elder JS, Peters CA, et al.：Pediatric Vesicoureteral Reflux Guidelines Panel summary report on the management of primary vesicoureteral reflux in children. J Urol 1997；157：1846-51
2) Sillen U：Vesicoureteral reflux in infants. Pediatr Nephrol 1999；13：355-61

（東京都立小児総合医療センター　腎臓内科）

Chapter 1-3 CKD 総論

治療選択と透析導入基準

- 腎の予後が不可逆的とわかった時点で，早期に移植，透析のそれぞれの利点，欠点，将来の予後を IC（インフォームドコンセント）する．遅くとも CKD ステージ 3（GFR〔糸球体濾過量〕30〜60）の段階で行う．
- 先行的腎移植の選択肢を早期に伝えることが重要である．
- 経験の少ない施設では，経験の多い施設でのセカンドオピニオンを得ることは重要である．
- 移植を前提に透析導入すべきであるが，移植をしないと長生きできないような IC を与えてはいけない．
- ESKD（末期腎不全）になり移植，透析をしても，将来健常な成人に近い生活は得られることを早期に伝える．

　小児 ESKD 患者の数は少なく，経験の多い施設は限られている．一方，合併症のない治療や発育・発達を考慮すると，多くの科の医師や多職種の関与が必要で，特に小児腎不全を知る熟練した看護師，心理士，医療ソーシャルワーカーなどは必須である．また，導入前から予後についてきちんと伝えることは極めて重要である．将来の不安を強く家族にもたせると，過保護，過干渉となり，無理をさせない，無理をしたくない家族関係ができるため，結果として自立できないまま成人になる．

　小児の場合，腎移植が最も好ましいが，腎移植をしなくても将来健常人と変わらない生活を送れる可能性があることは必ず伝えておく．移植は透析をしない先行的腎移植を考慮するが，合併症がある場合には透析を導入して合併症を治療すると移植が可能なら，透析による治療を優先すべきである．溢水による高血圧や腎性高血圧があり，血圧を適切に下げると透析導入が必要になるなら，透析をためらわずに導入する．保存期の血圧管理が悪いことによる心血管疾患は，透析後や移植後の予後に極めて重大な問題である．

　PD，HD の方法，利点，問題点を熟知せずに IC することは適切な選択を妨げることになるので，熟練した医師が話すべきである．また，重篤な合併症をもつ場合は，子どもの予後，受ける利益と苦痛を考えて，他科の医師や他職種とチームを組み，子どもの最善の利益を家族と話し合うべきである．

■ 治療選択のための IC の基本

1. 治療選択には腎移植，PD，HD がある．それぞれの方法の利点，問題点などを表 1[1〜4] に示す．
2. できるだけ早期に，長期予後や問題点を家族あるいは本人に IC することは極めて重要である．この場合，十分な経験のある医師が行うべきである．
    - 日本での小児 ESKD 患者の 5 年生存率は 90％ と高く，PD でも 2 歳以上は 95％ を超え

表1 腎移植，PD，HDの違い

		腎移植	PD	HD
導入頻度 (1998〜2005)	0〜4歳	5%	90%	5%
	5〜9歳	12%	87%	1%
	10〜14歳	13%	72%	15%
5年生存率 （移植のみ10年）		5年：98%，10年：96% (1992〜2004年,20歳未満)	0〜1歳：78%，2〜5歳：95%，6〜15歳：96% (1991〜2003年)	HDのみのデータなし．15〜30歳の5年生存率93%(2004年)
5年(10年)生着率		1〜5歳：93%(80%) 6〜12歳：91%(67%) 13〜19歳：89%(66%) (5年：1996〜2001年, 10年：1985〜1996年)		
入院，通院		移植時2か月程度の入院が必要．その後トラブルなければ月1回程度通院	連日の透析，在宅で可能．交換時間はCCPDで朝，夜2回30分程度，通院は月1回程度	週3〜4回，4〜5時間程度通院
学校生活		学校では薬の服用のみ．課外活動可能．移植部（下腹部）を強くぶつける運動は注意	課外活動可能．透析方法により，学校で交換．腹部を強くぶつける運動，長時間の競争は禁	週3回は課外活動ができない．在宅透析なら可能．シャント部をぶつける運動，長時間の競争は禁
旅行		薬以外は準備不要	長期旅行，修学旅行など可能．器材の準備が必要．土日の家族旅行でも器材準備必要	修学旅行などでは透析センターをあらかじめ探せば可能．土日の家族旅行は準備不要
食事		通常制限なし．過度な塩分摂取は禁	比較的自由．リン制限は必要	たんぱく制限は必要．連日透析なら不要
その他		体重10 kg，身長80 cm以上必要．生体腎ドナーがいれば透析なしで可能	乳幼児ではPDのみ可能．年長児も食事およびQOLから選択される	年長児に使用（乳幼児ではシャント・食事制限が困難なため）
合併症		感染症，悪性腫瘍，心血管性疾患，免疫抑制薬副作用，拒絶反応	腹膜炎，カテーテル感染，心血管性疾患，介助者の疲労（乳幼児），EPSのため8年超は原則不可	シャントトラブル，心血管性疾患．乳幼児はカテーテル閉塞，感染
家族の不安，負担		不安は透析と同等．時間的拘束は小	不安は同等．時間的拘束は大	不安は同等．時間的拘束は中
思春期の心理的問題		大	中	中
食事・生活から考えたQOL		良好	中	低 （年長児はPDと同じ）

（服部新三郎：腎・尿路疾患ABCと新たな展開 VI. 腎不全の病態と治療 わが国における慢性腎不全の疫学．小児診療 2008；71：281-5／宍戸清一郎，相川 厚，他：本邦における小児腎移植の現況と長期成績．移植 2007；42：347-53／Honda M, Warady BA：Long-term peritoneal dialysis and encapsulating peritoneal sclerosis in children. Pediatr Nephrol 2010；25：75-81／中井 滋，井関邦敏，他：わが国の慢性透析療法の現況（2010年12月31日現在）．日透析医学会誌 2011；45：1-47 より改変）

る．
- 腎臓以外の合併症さえなければ，健常人に近い生活を送れる可能性が高いことを早期に伝える．

3．小児では腎移植が第一選択となる．

- 現在，先行的腎移植は5歳以上で12〜13%であるが，今後増加すると思われる．
- 透析開始後5年以内に55%，3年以内に32%が移植されている．
- 腎移植は現時点では生体腎がほとんど(94%)であるが，献腎も選択肢の一つであることは必ず伝える．
- 献腎は小児(20歳未満)の優先ポイントが高く，移植を受けた患者の平均待機期間は成人の約15年に比し，小児は2年以内である．
- 生体腎移植の適切なドナーがいるかは重要であるが，決して強要してはならない．
- 腎移植をしなければ将来がないようなICは断じて行ってはならない．

4. 透析法は小児ではPDが第一選択となる．日本では全ESKDの10歳未満で90%，10歳以上でも70%を占める．
   - 乳幼児では十分な食事摂取量の確保，在宅での透析，透析のアクセスから，また，年長児でも学校生活などのQOLの点から，第一選択となる．
   - 5年を超えると重篤な合併症であるEPS(被囊性腹膜硬化症)に陥る可能性があり，理由なく8年を超えて使用することはできない．

5. HDは体重30 kg以上あれば，透析センターで維持透析が可能である．
   - 本人あるいは家族の負担が少ない．
   - 連日あるいは頻回透析なら食事摂取量が多い小児でも可能で，在宅透析なら本人のQOLの点でもPDに劣らない．

治療法の注意点

[腎移植]

1. 絶対的禁忌：活動性の感染症，完治していない悪性腫瘍，重度の心機能・肝機能障害など．
2. 相対的禁忌：下大静脈の欠損，閉塞．そのため，移植前の透析で下大静脈を使用したカテーテル留置は避けるべきである．
3. 尿路奇形のある場合には事前評価を適切に行い，腎摘や膀胱拡大術，自己導尿などの事前準備が必要なことがある．手術時はHDや腹腔が使用できればPDが一時的に必要になることがある．
4. 体重8 kg未満，身長80 cm未満は透析を導入し，腎移植は成長してからにすべきである．
5. 高血圧がないことが重要であるが，もしある場合で心機能障害などがあれば，透析で治療したあとに移植を行う．
6. 浮腫や低アルブミン血症などがある場合は，まず透析で治療してから移植する．
7. 移植後の本人の心理的な問題を重視し，特に思春期の移植で移植後のノンアドヒアランスを起こす可能性があれば移植を優先しない．
8. 上記1〜7に該当しない場合は，生体腎ドナーによる先行的腎移植を考慮すべきである．
9. 生体腎ドナーは基本的に70歳未満の健康な近親者から考える．腎機能障害，腎奇形，悪性腫瘍，管理できていない高血圧，糖尿病，その他の臓器障害がある場合は手術に耐えられるか，将来の予後を変えないかなどで判断すべきである．
10. 移植をすれば，両親の心理的負担が減少するような幻想は与えないようにする．不安は透析時より増加するため，移植後も心理的ケアを重要視する．

[PD]
1. 絶対的禁忌：臍帯ヘルニア，胃破裂，膀胱外反症，横隔膜ヘルニア，腸管の損傷や腹膜の広範な癒着など．
2. 相対的禁忌：PKD（多発性囊胞腎，囊胞が巨大な場合）やその他の腹腔内占拠病変，横隔膜交通症，人工肛門，腰椎障害，換気障害など．
3. 上記1，2の場合，年長児ではHDを選択する．
4. 乳幼児のPKDでは，片腎摘後に透析導入など工夫が可能である．
5. 適切な介護者がいない場合も，相対的な禁忌でHDの選択を考える．
6. ネフローゼによる浮腫や低アルブミン血症がある場合は，片腎摘後，経過をみてからの透析導入も考慮すべきである．
7. 特に乳幼児の場合，介護者（特に母親）や患児の兄弟の心理的ケアが必要であるため，家族機能を調べてからの導入を考える．

[HD]
1. 乳幼児では移植をするとしても，移植までの長期間，長時間頻回の透析が必要なため，入院が必要となり在宅移行がむずかしい．
2. 乳幼児透析を行う場合は，連日あるいは頻回の透析が必要．内頸静脈などからのカテーテルでの透析が必要なため入院透析が多くなるが，将来の発育，発達を考慮しできるだけ外来透析の可能性を考える．
3. 年長児では週3回の準夜透析でも可能である．放課後活動の制限は留意すべきである．
4. 透析前の保存期にも内シャント作製のために，利き腕の反対側の肘静脈などの採血は避けるべきである．両側とも鎖骨下静脈からのカテーテルは原則行わない．
5. 小児の場合は内シャント作製から使用までは2週間以上は空けるべきで，事前準備が必要．
6. 在宅HDが可能な年長児では，HDの欠点であるQOLや食事制限は改善される．透析効率はPDを超えるが，介助者の負担は増加する．現在経験数が多い施設は少ないが，将来選択肢として増加することは考えられる．

■ 透析適応

1. GFR＜15 mL/min/1.73 m^2，ただし厚生労働省身体障害者基準ではC$_{Cr}$（クレアチニンクリアランス）＜10 mL/min/1.73 m^2．
2. 適切な栄養を摂取する食事療法でBUN≧100 mg/dL．
3. 十分な栄養を与えても成長障害が認められた場合．
4. 先天性ネフローゼ症候群，巣状糸球体硬化症などで腎機能回復が望めず，浮腫のコントロールが困難で，栄養障害や成長障害を認める場合は腎摘後に透析導入．
    - eGFR（推定糸球体濾過量）の求め方はp.94参照．
    - 透析導入は原疾患，臨床経過，年齢により異なる．
    - 最も影響を与えるのは溢水と体重当たりの食事摂取量である．
        ① 清瀬小児病院での約20%はeGFR 10 mL/min以上かつ，BUN 100 mg/dL以上で導入されていた（図1）．これは食事摂取量などが影響している．
        ② 体重当たりのたんぱく摂取量は小児，特に乳幼児で多い．そのため同じ腎機能なら尿素窒素，リン，カリウムなどは上昇しやすく，たんぱく制限をしない限り，透析導入

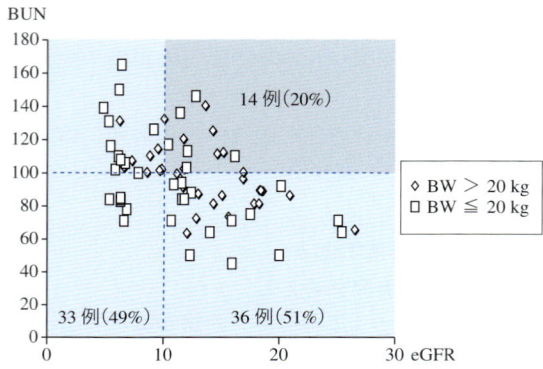

図1 予定透析患者(69例)におけるeGFRとBUNの比較(1981〜2002年)
69例の平均eGFR 12.1 mL/min,平均BUN 97.2 mg/dL．
36例(51%)はeGFR＞10 mL/min

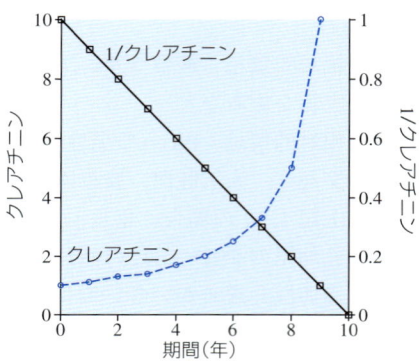

図2 血清クレアチニンと1/クレアチニンの変化

が必要になる．
- ③たんぱく制限は日本人の食事摂取基準まで落とすことは可能であるが，たんぱく・熱量比が低くなるため(p. 120参照)，熱量摂取不足を生む可能性がある．
- ④上記①〜③から，小児でGFR＜15 mL/min/1.73 m^2は妥当である．

- いつESKDになるかは1/クレアチニンあるいはeGFRで直線を書けば予想できるので，早めに伝えておく．
- クレアチニンの変化は1〜2 mg/dLまでの上昇を5年とすると，2〜10 mg/dLまでは4年である．一見，急加速するように見える(図2)．
- 腎機能がよい状態での透析導入や緊急導入の多くは，高血圧を伴う患者である．
- 多くは溢水があり，利尿薬で十分反応しない場合，あるいは反応して腎機能が低下した場合は速やかに透析を導入する．無理して導入せずに高血圧が持続しているほうが問題(腎性高血圧を合併して，RA系〔レニン-アンジオテンシン系〕阻害薬の使用も同様)である．
- CAKUT(先天性腎尿路異常)では塩分喪失のため脱水になることがあり，この場合は腎機能は見かけ上，低下する(特に入院した場合，常食でも塩分制限がかかる)．その際は食事塩分量を増加させるか食塩を投与すれば，不要な透析導入をしなくてすむ．

重篤な合併症をもつ場合の透析適応

1. 透析だけで論じることではなく，そのほかの治療も含めて検討する必要がある．
2. 海外ではそのほかの異常がなくても乳児というだけで透析適応が問題視されているが，日本では生存率が高く，合併症(精神運動発達遅延，極端な低身長)も少ないために，透析をしないほうが不利益が多い．
   - ただし乳児腎不全透析導入は将来，成人での社会生活(知的，心理的発達，社会的発達は重要)に著しく影響するため，経験の多い施設で熟練した多職種(看護師，心理士，保育士，医療ソーシャルワーカー)も診療に参加する体制が必要である．
3. 多発奇形や呼吸障害(Potter症候群)など，多臓器に重篤な問題がある場合は，話し合いの

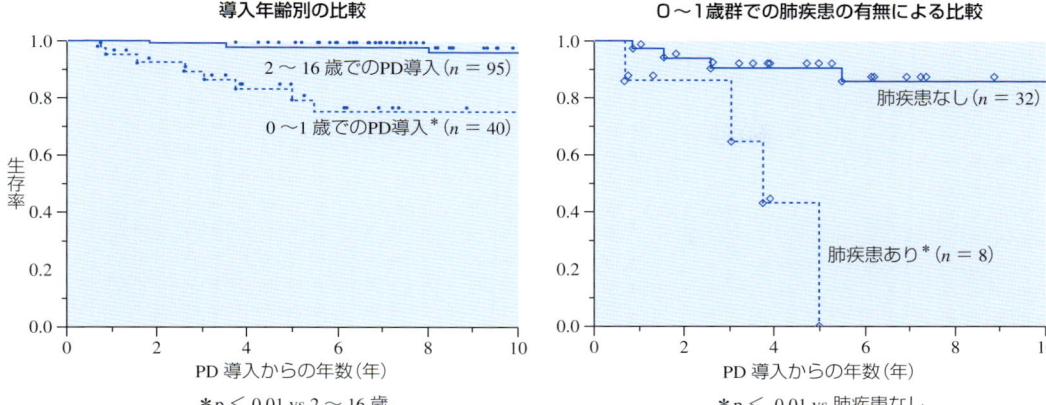

図3 当院でPD導入した135例(1990〜2008年)のPD導入後生存期間の検討
(坂井智行, 池宮城雅子, 他:肺疾患を併発するPD導入患児の予後. 日小児PDHD研会誌 2011;23:21-2)

プロセスが必要である(p.18 COLUMN 1参照).
- なお,当院での重度の呼吸障害を有する患者の予後は著しく悪く,基本的には導入する前に話し合いのプロセスを重要視する(図3)[5].

4. 多くの医師や看護師,心理士,医療ソーシャルワーカーなどの話し合いと,家族の意向で透析導入すべきでないと判断された場合に透析することは,倫理的に正しいとは考えられない.予後や受ける苦痛を複数の医師などによって明確に分析し伝えることは極めて重要である.またこれらを分析しないで,ただ生存のために透析導入をしてはならない.
- レスピレータ管理,気管切開,胃瘻増設,心臓手術なども同様に話し合う必要がある.
- Krausの教科書[6]では人工換気療法の適応禁忌として,Potter症候群,13トリソミー,18トリソミー,無脳児があげられている.

【文献】
1) 服部新三郎:腎・尿路疾患ABCと新たな展開 VI. 腎不全の病態と治療 わが国における慢性腎不全の疫学. 小児診療 2008;71:281-5
2) 宍戸清一郎,相川 厚,他:本邦における小児腎移植の現況と長期成績. 移植 2007;42:347-53
3) Honda M, Warady BA, et al.:Long-term peritoneal dialysis and encapsulating peritoneal sclerosis in children. Pediatr Nephrol 2010;25:75-81
4) 中井 滋,井関邦敏,他:わが国の慢性透析療法の現況(2010年12月31日現在). 日透析医学会誌 2011;45:1-47
5) 坂井智行,池宮城雅子,他:肺疾患を併発するPD導入患児の予後. 日小児PDHD研会誌 2011;23:21-2
6) Carlo WA:Assisted Ventilation:Kraus MH(eds). Care of high risk neonate. 1993;260-81

(東京都立小児総合医療センター 腎臓内科)

COLUMN 1　重篤な疾患をもつ子どもの話し合いのプロセス

　治療方針の決定は子どもの最善の利益に基づくものとし，考慮すべき項目には，生存時間だけでなく，治療による子どもの身体的・精神的苦痛を含むことが重要である．最善の利益に適うと考えられる場合には，生命維持治療の差し控えや中止を提案することができる．医療スタッフは，それぞれの治療法の利益と苦痛を含めた不利益と予後，ケアにかかわる看護情報，療育にかかわる情報，社会的資源，法律・福祉に関する情報など，最新の医療情報を速やかに，正確に，わかりやすく，子どもと家族に説明する必要がある．

　医師はほかの医療スタッフとの協議のうえ，最新の医学的情報と子どもの個別の病状に基づいて，予後を適切に判定する．多くの医療スタッフが話し合いに参加することで，限られた医療スタッフによる独断を回避し，決定プロセスを透明化することができる．

　治療方針の決定に際しては，その合意内容を文書にまとめておくとよい．特に子どもの最善の利益と判断した根拠を，話し合いの経過とともに診療録に記載しておくことは重要である．決定が難しい場合や，意見が家族と医療ケアチームで判断が異なる場合は，倫理委員会に助言を求める．

　複数の医師，看護師や医療ソーシャルワーカー，心理士（当院では家族支援あるいはリエゾンチームが関与）などの医療ケアチームで患者および家族を支える．また，終末期医療では早期から肉体的苦痛などの緩和ケアが重要である．緩和ケア，看取りについては，専門的なスタッフと相談する．

【参考文献】
・日本小児科学会倫理委員会小児終末期医療ガイドラインワーキンググループ：重篤な疾患を持つ子どもの医療をめぐる話し合いのガイドライン．日小児会誌 2012；116：1-16
・厚生労働省：終末期医療の決定プロセスに関するガイドライン．2007（http://www.mhlw.go.jp/shingi/2007/05/dl/s0521-11a.pdf）

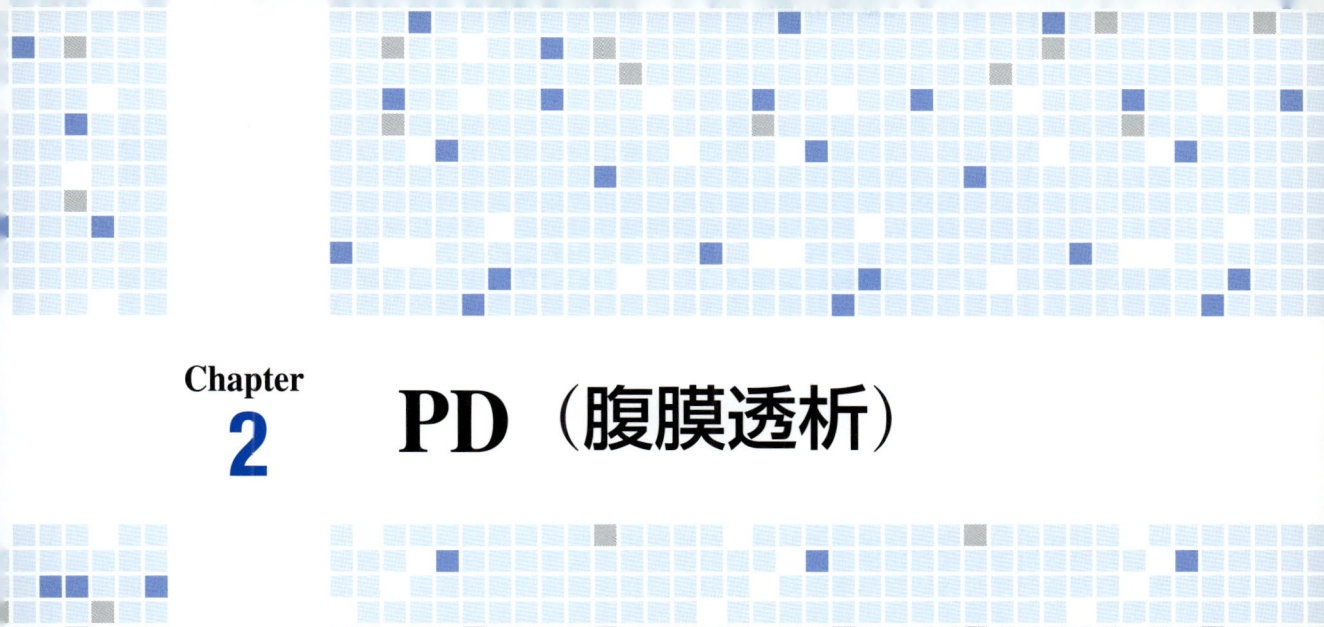

Chapter 2　PD（腹膜透析）

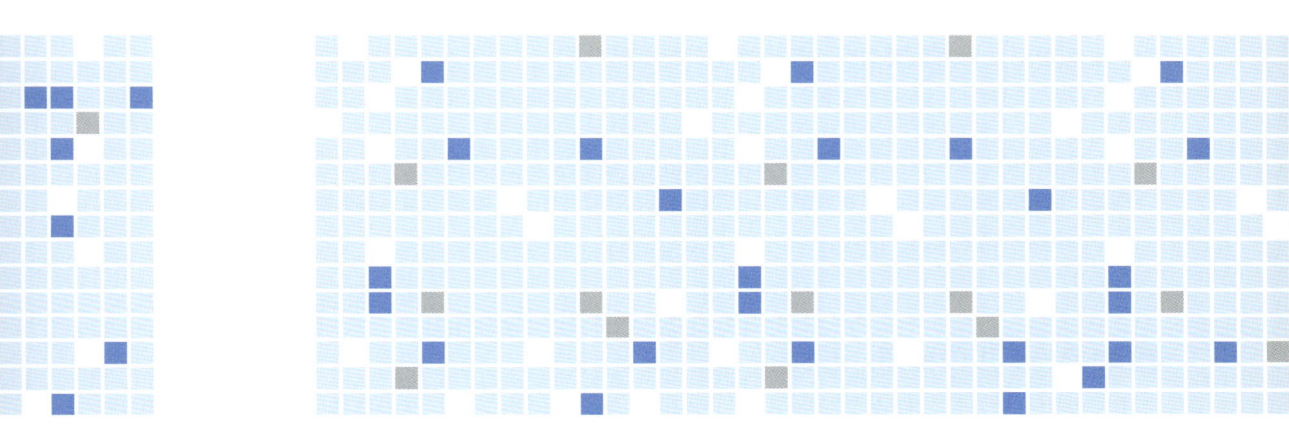

Chapter 2 PD（腹膜透析）
1 カテーテル選択と術式

- カテーテルは，スワンネック型ダブルカフ付きシリコン製のテンコフ腹膜灌流カテーテルを第一選択とする．
- 経腹直筋で，骨盤底に向かって留置する．
- 新生児・乳児では，上腹部からストレート型を挿入する．
- 側腹部 X 線写真でカテーテルサイズを決定する．

腹膜灌流用カテーテルには，良好な生体適合性，長期耐久性，灌流液の流れやすさ，抗菌性が要求される．留置位置は傍正中経腹直筋もしくは側腹部に留置する．本項では，慢性期 PD に用いるカテーテルの種類，留置部位，術式および術後早期合併症について述べる．

カテーテルの種類，形状

1. カテーテルには様々な形状があり，腹腔内部と皮下トンネル部の形状で分類される．腹腔内部形状にはストレート型とコイル型があるが，どちらかの優位性は証明されていない．コイル型の場合，α リプレイサー®（JMS）による位置異常修復術は実施できない．わが国で一般的に用いられるものを表1に示す．
2. 液漏れと感染防御の点から，ダブルカフと下向き出口部が推奨される．
3. すべてのテンコフカテーテルの径は同じである（外形 4.9 mm，内径 2.6 mm）．
4. 新生児および乳児では体格の問題から，JI PD カテーテル新生児用ノンカフ（スタンダードテンコフ型，ストレート型〔林寺メディノール〕）を使用している（皮下組織が菲薄な場合には，カフ部の長さを短くして留置することもある）．
5. 新生児用の JI PD カテーテル新生児用ノンカフを使用した際，カフ部とカテーテル部の接着に医療用アロンアルファ®やシリコングルー（シリコン糊）が使用可能である．
6. テンコフカテーテルのチタンコネクターは非磁性体であるため，PD 患児でも MRI の撮影は可能である．

留置部位

1. 年齢（体格）と腹部手術の既往を考慮して，挿入部位およびカテーテルを選択する（表2，図1）．
2. 学童期以降は，特に理由がなければ，下腹部を第一選択とする．
3. 幼児期は，上腹部の出口部がオムツ外の部位になるよう，スワンネック型を留置することが多い．
4. 新生児および乳児では，体幹が短く，腹腔容量が少ないため，カテーテル留置部を上腹部

表1 カテーテルの種類と形状

型		形状，長さ（mm）	先端から内側カフの長さ
ストレート型	JI（ノンカフ） 新生児用 ノンカフ	30　280　7.5 7.5	可変（約5 cm）
	JI2 新生児用	30 35 7.5 30 7.5　200	6.5 cm
	JP2 小児用	50　55 7.5 40 7.5　210	10.5 cm
スワンネック ストレート型	SP-2 仙台型 小児用	220／5／40／55／105	10.5 cm
	JB-2-60° 本田型	10 165／60／10 40 85	12.5 cm
	JB-2-60 カフ間ロング60°	10 165／60／10 70 85	15.5 cm
	JB-5(A) 仙台型 補強付	180／10 40／60／10 175	17.5 cm
スワンネック コイル型	SN-C-INF2 コイル型 新生児用	195／20／3 62 115	8 cm
	SN-CP2 コイル型 小児用	190／30／85 115	10.5 cm

テンコフカテーテル自体の死腔量はカテーテル長から算出が可能である（カテーテル内径：2.6 mm）．例：JI（ノンカフ）新生児用ノンカフ 約1.6 mL，SP-2 仙台型小児用 約2.0 mL．

表2 体格とカテーテル長

体格の目安	10 kg 未満	10～13 kg	13 kg 以上
先端から内側カフまでの長さの目安	5～10 cm	10～12.5 cm	12.5 cm～
カテーテルの種類	JI：可変（約5 cm） JI2：6.5 cm SN-C-INF2：8 cm JP2：10.5 cm	SP-2：10.5 cm SN-CP2 10.5 cm JB-2-60°本田型：12.5 cm	JB-2-60：15.5 cm JB-5(A)：17.5 cm

にせざるをえない．スワンネック型のトンネルを作製する面積が確保できない場合はストレート型を使用するが，臥位の時間が多いことからデメリットは少ない．むしろ，出口部がオムツから離れ，便による汚染のリスクを低減するメリットがある．

5. 留置部位を右側とした場合，腎移植を考慮した際にカテーテル出口部と腎移植術の創部が

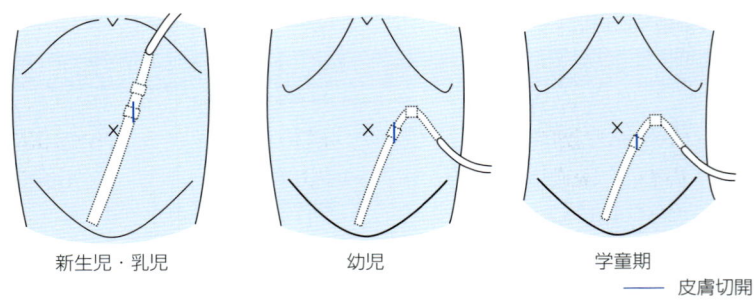

図1 体格と留置部位

近くなるため，当院では左側を第一選択としている．
6. カテーテルの長さは，臍部にコインなどのマーキングを置いた X 線写真を用いて決定する．側面像で，マーキング直下から仙骨先端までの距離を測定する（図2）．測定した距離から 3〜5 cm 差し引いた長さと腹腔内カテーテルの長さが等しいカテーテルを選択する．
7. 出口部は外部カフから，少なくとも 2 cm 離す．ベルトライン，腹部のしわ，パンツのゴムを避けたうえで，観察や処置が行いやすい位置を選択する．

■ 術前準備・処置

1. 鼠径ヘルニアなどの合併症を検索し，腹部手術歴を確認する．
2. 術前検査として，血算，一般生化学，血液型，血液凝固能検査，感染症，胸腹部 X 線写真，心電図検査を行う．
3. 坐位で，ベルトラインをマーキングしておく．
4. 当日朝，浣腸を行う．
5. 予防的抗菌薬として，加刀時と術後 6 時間にセファゾリン（セファメジン® 25 mg/kg/回，最大 500 mg）またはセフメタゾールナトリウム（セフメタゾン® 25 mg/kg/回，最大 500 mg）を 2 回投与する．患児が MRSA（メチシリン耐性黄色ブドウ球菌）保菌者の場合には，バンコマイシン 30 mg/kg を 1 時間かけて 1 回投与する．

■ 術式詳細

1. 全例，全身麻酔下にて手術を行う．
2. 直腸診でカテーテル先端の位置を確認するため，直腸診ができるように軽い開脚位とする．また，導尿して，膀胱を虚脱させておく．
3. ポピヨドン®スクラブ 7.5% で皮膚洗浄し，10% ポビドンヨード（ネグミン®）で消毒する．
4. 臍下縁レベルを頭側とした腹直筋上縦切開 2 cm で加刀する．前鞘を縦切開して，腹直筋を左右に分ける．
5. 後鞘と腹膜を小さく縦切開して，つり糸（3-0 ブレードシルク）を 4 針かけて把持する．新生児・乳児では，組織が脆弱かつ伸びやすいので，切開口が大きくならないように注意する．
6. 直下に大網を認めた場合は，可及的に切除する．
7. 腹膜に巾着縫合（3-0 ブレードシルク）を 1 針かける．

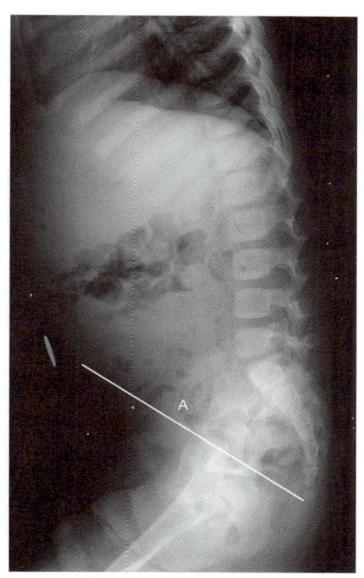

図2 カテーテルサイズの選択
臍コイン直下から仙骨先端まで距離を測定する(A). 腹腔内カテーテルの長さ：A−(3〜5)cm

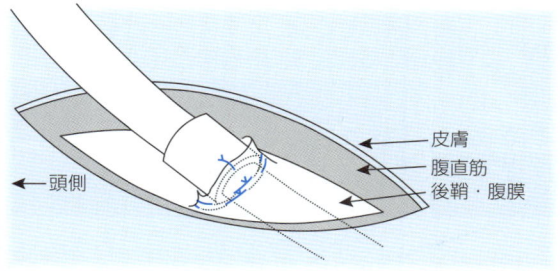

図3 内側カフの固定

8. スタイレットを用いて，カテーテルを対側骨盤底へ向けて挿入する．まず，前壁に沿って尾側へ入れる．膀胱にあたり抵抗を感じたところで，さらに対側やや後方へ進める．先端がわかりにくい場合は，術野外から直腸診で触知して確認する．
9. 内側カフを前腹膜に置き，6時のつり糸と第1カフを結紮する．巾着縫合を1針追加して，二重に結ぶ(図3)．
10. 試験注排液(30〜40 mL/kg, 最大50 mL/kg)を行い，通過の状態と漏れがないことを確認する．
11. 前鞘を2-0バイクリルで縫合後，皮下トンネルを作製する．外部カフ部までは，皮下脂肪をケリー鉗子で剝離する．その先はトンネラーを使用して刺出する．カフから出口部までの距離は少なくとも2 cm以上で，通常は4 cm程度としている．
12. 出口部にてカテーテルを4-0ナイロン糸で皮膚に1針固定する．固定糸は1〜2週間後に抜糸する．
13. 4-0ナイロン糸で皮膚縫合後，ガーゼを当て，テープで固定する．カテーテルも，2〜3か所テープで固定する．密封式フィルムドレッシングは使用しない．
14. 術後管理についてはp.24を参照．

術後早期合併症

1. **腹腔内出血**：小児では全例，開腹下に留置するため，高度な腹腔内出血はほとんどない．軽度の血性洗浄液が持続する場合は，閉塞に注意する．
2. **トンネル部出血**：出口部からの出血が続く場合は，トンネル部をガーゼで圧迫止血する．1日で止血することが多いが，数日間，出血が持続する場合もある．
3. **液漏れ**：腹膜カフと二重巾着縫合を行う本術式では，ほとんど液漏れはみられない．術後早期に透析が必要な場合，体動を制限した少量注排液で開始することも可能である．液漏れをきたした際には，PDの開始を2週間延期する．

（東京都立小児総合医療センター　泌尿器科・臓器移植科／松井善一）

Chapter 2-2 PD（腹膜透析）導入期カテーテル管理

- PD で安定した透析を安全に行うために，カテーテル管理は非常に重要である．
- 可能であればカテーテルは透析開始まで余裕をもって挿入する．
- 創部に負担をかけない少注液量から PD を開始する．
- 感染対策とリーク防止に細心の注意をはらい，創傷の早期治癒（出口部の完成）を目指す．

　日本の小児腹膜透析の長期成績は世界的にみても高水準であり，5 年および 8 年生存率は 92.4%，81.4% である[1]．特に乳幼児の PD は全身の水分・電解質の安全域が狭く管理に十分な経験を要するが，わが国における乳児 PD の生存率は米国の移植患者の長期成績に匹敵する．
　長期管理を良好に行うためには，適切なカテーテル管理が重要であることはいうまでもない．

■ 術前評価

1. PD カテーテルの位置決め．Douglas 窩までの長さの目安を計るため，臍にコインを置いてマークした臥位での正面，側面，二方向の腹部 X 線撮影を行う．
2. 便秘によるカテーテル位置異常は排液不良の原因となりやすい．また，慢性腎不全の児では慢性的に便秘を合併していることが多く，術前からしっかり排便管理を行っておく．
3. 留置時期はカフの固定と出口部の安定のため，透析開始予定より 2 週間以上前が望ましい．
4. 出口部ケアに関与する因子を確認する．年齢，体動，利き手，寝るときの姿勢（くせ），創部を触らない自制力があるか（抑制の必要性），栄養状態（浮腫やるい痩など），腹壁の脆弱性（Prune Belly 症候群），胃瘻・腸瘻との位置関係などを評価する．
5. 出口部がベルト，オムツやパンツのゴムの位置にあたるのを防ぐため，事前にマーキングする．学生であれば制服のズボンまたはスカートのラインも考慮しておく．
6. 患児の鼻腔培養（MRSA〔メチシリン耐性黄色ブドウ球菌〕保菌の有無）を確認しておく．また，PD 管理にかかわる保護者の保菌状態を確認することが望ましい．

■ 術後管理

1. 手術室から帰室後，テンコフカテーテルチューブの接続部とチタニウムアダプターをアダプタークランプで締め直し，緩みをチェックする（図1）．

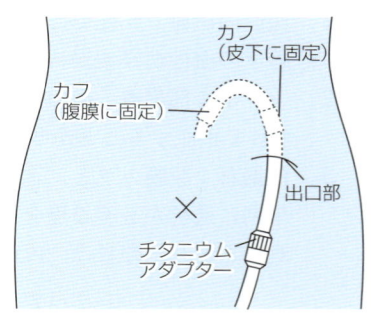

図1　挿入術後の腹壁

表1　カテーテル挿入術後安静度

〈術後2週間以上あけて透析を開始できる場合〉

安静度	ベッド上安静	ベッド上座位可	トイレ・洗面歩行可	病棟内歩行可
乳児・ネフローゼ状態にある児	0～2日	3～5日	6～8日	9～11日
幼児	0～1日	2～3日	4～5日	6～7日
学童以上	0日	1日	2日	3日

〈術後2週間を待たずに透析を開始する場合〉

安静度	ベッド上安静	ベッド上座位可	病棟内歩行可	安静解除
乳児・ネフローゼ状態にある児	0～7日	8～15日	16～27日	28日以降
安静の保てる幼児	0～2日	3～5日	6～8日	9日以降
学童以上	0～2日	3～5日	6～8日	9日以降

2．腹部正面X線撮影(仰臥位)にてカテーテル位置の確認を行う．
3．ヘパリン入り透析液(透析液1L当たり，ヘパリン1mLを含む)で3回腹腔内洗浄(透析液量は20～25mL/kg/回)を行い，開通を確認する．以後は透析を開始していなければ，週1回ヘパリン入り透析液で洗浄を継続し，開通を確認する．

術後安静度

[2週間以上あけてPDを開始できる場合]（表1）

1．刺入部からの出血がない場合，学童は1日ごと，幼児は2日ごと，乳児・ネフローゼ状態の児は3日ごとに安静度を緩めていく．
2．抱っこはベッド上坐位以上になったら可能とする．それまでは抑制を行ってでもベッド上安静を保つ．

[術後2週間を待たずに透析を開始する場合]（表1）

1．乳児・ネフローゼ状態の児は特に慎重に安静度を決定する．目安として，安静度を1週間ごとに緩めていく．また，安静の保てる幼児，学童であれば，3日ごとに安静度を緩める．
2．安静解除となれば，出口部が安定している場合には外泊も考慮する．

術後包交・消毒

1．初回包交は，手術1週間後にマスクを着用し清潔に行う．以後は連日包交を行う．
2．カテーテルの固定糸は術後1～2週間後に抜糸する．皮膚縫合のナイロン糸の抜糸は術後2週間を目安とする．ネフローゼ状態など創傷治癒が遅延する病態では，状態に応じて抜糸時期の延長を考慮する．
3．術部汚染がある場合や手で触れた，便で汚れたなど汚染があったと考えられるときには，早期に連日包交を開始する．
4．挿入術直後は，トンネル部の不要な触診やカテーテルの接着具合をみるといった操作は一

切行わず，出口部の安静を保つ．
5. 出口部の消毒方法：内側カフ部の傷に関しては，術後開放せず，そのまま治癒まで管理する．出口部に関しては，消毒は1%クロルヘキシジングルコン酸塩（ヘキザックAL 1%綿棒®）などを使用し，出口部を中心に「の」の字を書くように消毒する．カテーテルをむやみに起こして裏側を消毒する必要はない．イソジン®はテンコフカテーテルの劣化の原因となったり，肉芽などを作りやすく，良好な組織までも障害してしまうため使用しない．消毒は1本ごとまたは少数ずつ個別に包装された消毒綿棒，綿球を使用する．

入浴・出口部洗浄

1. シャワー・入浴は，創部が完全に乾燥，治癒してから術後3週間以降を目安として実施する．それまでの間はベッドバスを用いる．出口部に発赤，滲出液などを認める場合は慎重に判断する．
2. 術後3週間で創部が安定していれば，シャワー浴，パック入浴，出口部洗浄を許可する．
3. 患者・および家族による出口部ケアは，術後3週間を経過し安定していたら許可する．パック入浴にはアトム小児採尿バッグやJMS小児用採尿袋を用いる（p.53 表2参照）．
4. 退院後の出口部ケアは市販の殺菌性のある無香料，無着色，低刺激の液体石けん洗浄で行う（キュレル®，クリアレックス®など）．
5. パックを貼らないオープン入浴は主治医に相談し開始する．
6. 入浴はできるだけ一番風呂を推奨する．オープン入浴が可能となった場合でも，温泉ではパック入浴とする．プールでは主治医と相談しパック不要としてもよい．
7. パックを出口部に貼る場合には，テンコフカテーテルの先端もパック内に収める形で保護して入浴する（図2）．

PD導入期管理

1. PD液量は安定期においても最大で50 mL/kg（または1,100 mL/m^2）とする．特に乳児では腹部膨満・嘔吐の原因となりやすく，最大量までの増量は児の状態および透析効率を評価して行う．
2. 術後2週間後より少量で開始し，最大量の1/3～1/2量→2/3量→最大量へと段階的に増量する．液量は最短でも2日ごとぐらいで増量する．
3. やむを得ない場合（緊急透析導入時）は1/3量など少量で，創部に腹部膨満による張力をかけないよう，短時間貯留，安静度厳守を心がけて開始する．
4. 透析中のトラブル発生（リーク，腹痛，注排液困難）に備え，安定するまでは夜間ではなく日中にPDを行う．

出口部固定法

1. 出口部から3 cmほど離した場所に固定テープを貼り，カテーテルが引っ張られた際も直接張力が出口部に加わらないよう工夫をする（図3）．
2. 出口部には四つ折りガーゼ（5 cm大程度）をあて，直接の汚染や摩擦から保護する．

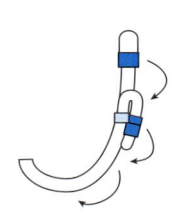

①チューブを数回
折りたたむ

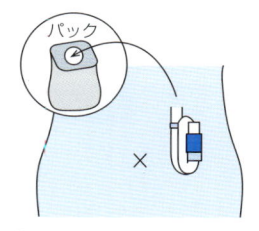

②折りたたんだチューブを
パックに入れる

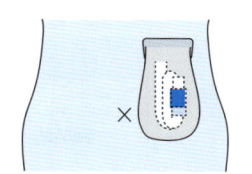

③シールをはがして
パックを貼る

図2　パック入浴の際のパックの固定法

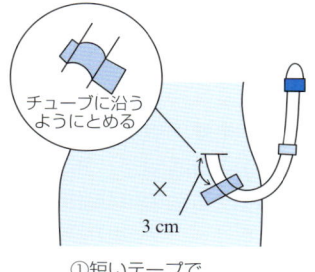

①短いテープで
チューブをとめる

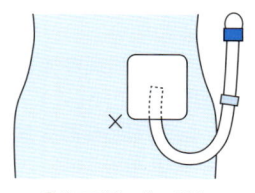

②出口部にガーゼを
あてる

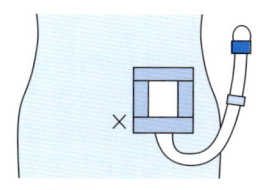

③長めのテープで
ガーゼを固定する

図3　ガーゼ固定，テープ固定の例

3. ガーゼの止め方は，患者の皮膚の状態に応じて変更する．井の字でも二の字でも問題ない．大きく貼る必要も密封の必要もない．テープかぶれを防ぐため少しずつ場所をずらして固定する．
4. 幼小児のため手で触る危険性がある場合は，四隅を閉じるように貼ることもある．
5. テープの種類；シルキーポア®，メッシュポア®，優肌絆® などの肌にやさしい，伸縮性のあるテープを使用する．テープかぶれがひどい場合には，ピュアバリア HD モイストジェル（富士フイルム）を使用する（p. 52 参照）．
6. テンコフカテーテルの先端が動揺しないように，腹巻や首かけポシェットなどで腹部に固定する．

【文献】
1) 和田尚弘：小児における末期腎不全の治療（腹膜透析療法）．臨床透析　2005；21：1351-7

（東京都立小児総合医療センター　腎臓内科）

Chapter 2 PD（腹膜透析）

3 適正透析

- 適正透析とは，単に生存期間だけでなく心血管合併症や腹膜炎，QOLの低下，成長発達などにおける合併症を最小限にする透析法である．
- 一般には溶質の除去と循環血液量の適正管理を意味し，特に後者は生命予後に最も影響を与える．
- 小児（乳幼児）は体重当たりの食事摂取量（熱量・たんぱく・塩分摂取量）が多いため，それに合った透析方法を行う必要がある．
- 残腎機能が失われた場合，循環血液量過剰を避けるため，特に無尿の乳児では高張糖液（4.25％）を使用しなくては管理がむずかしい．腎移植までの平均期間が3年であることから，循環血液量過剰による心機能障害を生じることを避けるために高張糖液を使用することはやむをえない．

PDはHDと異なり，生体組織である腹膜を透析膜として用いる透析法であるため，患児により腹膜機能が異なり，個別の透析処方が必要となる．適切な透析処方の作成には，残腎機能（尿の有無）や腹膜機能，体格，ライフスタイルなどを考慮する．

PDで管理されている小児透析患児では，不適切な体重管理に由来すると考えられる心血管系合併症（脳出血，高血圧性脳症，心不全，肺水腫など）が死因の多くを占める．透析患児でしばしば認められる心機能低下（心収縮能・心拡張能の低下）は，適切な体重・血圧管理により改善を認める場合が多い．心疾患の合併は生存だけでなく，生体腎移植の危険因子にもなる．適切な体重管理を行うためには，適切な循環血液量の評価が重要である．また小児では体重当たりのたんぱく・水分摂取量が多いため，それに合った透析方法が必要である．

■ PDの種類と方法

1. 用手的に透析液交換を行う透析法をCAPD（連続［持続］携行式腹膜透析），自動腹膜透析器を用いた透析法をAPD（自動腹膜透析）という．APDのうち，昼間は腹腔内に貯留せず夜間のみ貯留する方法をNPD（夜間腹膜透析），昼間にも貯留を行う方法をCCPD（連続［持続］性周期的腹膜透析）と定義している（表1，図1）．
2. すべての透析法のなかでCAPDはリンや中分子物質の除去能，および体液量の恒常性が最もすぐれている．しかし透析液交換が家族の負担となる場合や，通学のため日中の透析液交換が困難な場合には，当院ではQOLがすぐれているNPD，CCPDを勧めることが多い．

■ 適正透析とPD処方

1. 適正透析に影響を与えるのは，残腎機能，腹膜機能，PD処方である（p.40参照）．無尿の

表1　PDの方法と特徴

〈CAPD〉

方法	・1日4～5回，用手的にバッグ交換を行う方法 ・無尿の小児で摂取たんぱく量が 1.5 g/kg/日の場合には，1回注液量を 50 mL/kg とした場合に1日4回の CAPD が必要である．さらに摂取たんぱく量の多い乳幼児においては1日5～6回の CAPD が望ましい
特徴	・リンや中分子物質の除去能や体液量の恒常性が最もすぐれている ・ナトリウムと水が均等に除去されるため，塩分の除去能にすぐれている（p. 33 図6参照） ・長時間貯留のため，液量当たりならリンの除去にもすぐれている

〈NPD〉

方法	・APD の一法．自動腹膜灌流装置（ホーム APD システムゆめ，マイホームぴこ®）を用いて夜間に PD を行う方法 ・基本的な処方は1サイクルを120分として4サイクル（8時間4サイクル），もしくは1サイクルを90分として6サイクル（9時間6サイクル）行う方法．ただし，残腎機能や尿素窒素などをみながら，回数の増加や CCPD への移行を考慮する ・腹膜透過性の亢進による除水不全を認める場合には，1サイクルが60分間のような短時間貯留頻回サイクルを検討する
特徴	・CAPD とは異なり，昼間の腹腔内注液がないため昼間の活動性の維持が望め，食欲も増進する．またカテーテル挿入部などからの透析液の液漏れ防止に有用な手法 ・間欠的な透析法のため，残腎機能が十分な場合に選択肢となる治療法．CAPD とは異なり，短時間貯留のみであり低分子蛋白やリンの除去能が劣るため，無尿の患児には選択してはならない ・貯留時間を短くする（最短30分程度）と，除水量の増加が望める ・除水目的に短時間貯留頻回サイクルの APD を行う場合には，水分子がナトリウムより体内から腹腔内へ早く移動するため高ナトリウム血症になりやすく，食塩制限が必要となる場合がある（p. 33 図6参照）

〈CCPD〉

方法	・APD の一法．NPD による短時間サイクル透析を行ったあとに，最終注液による長時間貯留を行う方法 ・IPP が上昇するため，最終注液量（日中）は NPD の1回注液量の70～80％ に減量する ・除水が得られない場合や透析が不足している場合には，除水が得られるように最終注液（8時間以上の貯留）としてイコデキストリンを選択するか，3～4時間程度の CAPD（高張糖液の使用も考慮）を追加する ・年長児で上記の液選択でも除水が得られない場合やナトリウムの除去が十分でない場合には，最終注液をイコデキストリンに変更する
特徴	・残腎機能が低下した場合には，透析効率が低下するため長時間貯留が必要になる．摂取たんぱく量が多く，尿素窒素やリンが高値である場合やナトリウム除去が必要な場合には，CCPD＋CAPD に変更する（通常30 kg 以下の患児で無尿となった場合には CCPD＋CAPD に移行する） ・昼間の透析液の貯留が長くブドウ糖吸収が多くなるため浸透圧勾配が消失，日中貯留分の除水量が低下する

〈CCPD＋CAPD〉

方法	・APD の一法．CCPD で最終注液を行ったあと，NPD を行う前に CAPD でバッグ交換を用手的に1回行う方法
特徴	・無尿の乳幼児の PD 処方の際に選択されることが多い ・CAPD の追加により，尿素窒素やリンの除去量が多くなる ・最終注液にイコデキストリンを用いた CCPD でも除水が困難な場合には，CAPD に高張糖液を用いた CCPD＋CAPD への変更により，除水量を増加できる

〈TPD〉

方法	・APD の一法．完全排液は行わず（腹腔内の50％ 程度の交換：タイダル量として設定），一部のみを短時間で頻回に交換する方法 ・排液不良に伴う腹腔内圧上昇を避けるため，途中で完全排液を行う ※当院では排液不良，腹痛のある場合以外には TPD を積極的には選択していない
特徴	・完全に排液を行わないため，排液不良を繰り返す患児や排液時に腹痛を繰り返す患児で有用 ・大量の透析液を用いての透析であり，透析効率の増加から尿素窒素やカリウムなどの除去能にすぐれている ・総除水量（予想の除水量）の設定と実際の除水量が大きく異なる場合には，腹腔内の透析液貯留量が過度に増加する可能性があるため，年少児では中間で完全に排液（中間排液）を行う必要がある

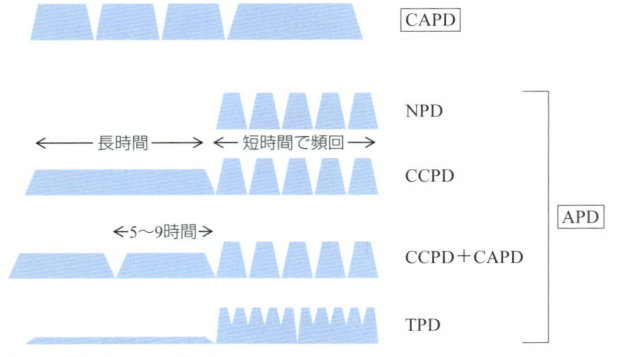

図1 様々なPDの方法
小児ではAPDが80%を占める

表2 無尿の場合の基本的なPD処方

1. 注液量は乳幼児で体重当たり50 mL/kg, 年長児で1,100〜1,200 mL/m²を目安とする
2. 同一液量の9時間6サイクル, 10時間5サイクルのCCPDは1日4回のCAPDと尿素除去効率がほぼ同等であり, これを基準とする
3. CCPDで尿素窒素やリンが高値を示す場合にはCCPD＋CAPD（4時間以上貯留）とする
4. CCPDの最終注液でIPPが上昇することによる不快感がある場合には, 最終注液量（日中）はAPDの1回注液量（夜間）の70〜80％に減量する
5. 長時間貯留（日中）の除水量を最大限にすることがナトリウム除去に最も有用で, 十分除水できないときはナトリウム制限を必要とする
6. CCPDで最終注液による除水が困難な場合は, CCPD＋CAPDへ変更するか, 最終注液にイコデキストリンを使用する. 日中の長時間の除水量を負としてはならない
7. 腹膜機能により影響を受けるが, 基本的には上述した方法で管理可能である
8. ミルク栄養の乳児では, 夜間に多く除水するCCPDは血圧低下をきたしやすく, CAPDのほうが安全に実施できる. CCPDで管理を行う場合には夜間にミルクを飲ませるか, 経管栄養でミルクを注入し脱水を防ぐ必要がある
9. ミルク中のナトリウム濃度は低いため, CAPDの乳児ではナトリウムの補充が必要である

場合の基本的な処方を表2に示す.
2. 適正に栄養摂取をしている状態で, BUN 70 mg/dL未満, 適切な循環血液量を保ち正常血圧を維持できるようPD処方を作成する.
3. PD患児の80％がAPDを選択しているが, 腹膜機能別のAPDの違いについては熟知する必要がある（表3, 4）[1].
4. PD Adequest 2.0®（バクスター）などによるシミュレーションは有用である.
5. 無尿でリンのコントロールが不良の場合には, CCPD＋CAPDを選択する.
6. 無尿でたんぱく摂取が多くない場合は, CCPD（イコデキストリンの最終注液）を選択する.
7. 残腎機能がある場合は, その残腎機能に応じてNPD単独使用や透析液量を減少することが可能である.

表3 Kt/V$_{urea}$とC$_{Cr}$値のシミュレーション(PD Adequest® による)

	D/P$_{urea}$	D/P C$_{Cr}$	D/D$_0$ glu	Kt/V$_{urea}$(/週)		C$_{Cr}$(L/週/1.73 m^2)	
				CAPD	CCPD	CAPD	CCPD
H-HA	0.91	0.77	0.22	2.37	2.63	57.4	57.5
Average	0.82	0.64	0.33	2.35	2.39	53.1	50.0
L-LA	0.74	0.51	0.43	2.2	2.16	45.5	42.8

6歳,男児,身長113 cm,体重20 kg,体表面積0.8 m^2,UF(除水量)を800 mLとした場合のシミュレーション.PD条件:CAPD 1回注液量1 L,1日4回交換.CCPD 1回注液量1 L,9時間6サイクル,最終注液800 mL
(Honda M:Peritoneal dialysis prescription suitable for children with anuria. Perit Dial Int 2008;28:S153-8 より)

表4 同じ除水量(800 mL)を得るための透析液糖濃度のシミュレーションと,すべて2.5%糖液を使用した場合の除水量のシミュレーション(PD Adequest® による)

	D/P$_{Cr}$	D/D$_0$ glu	除水量(PET)	除水量が800 mLの場合の液選択		すべて2.5%糖液を使用した場合の除水量	
				CAPD	CCPD	CAPD	CCPD
H-HA	0.77	0.22	175 mL	2.5%×3+4.25%	2.5%×6+4.25%	0.45 L	0.52 L
Average	0.64	0.33	225 mL	2.5%×3+1.5%	2.5%×6+2.5%	0.83 L	0.95 L
L-LA	0.51	0.43	275 mL	1.5%×3+2.5%	1.5%×6+2.5%	1.28 L	1.06 L

6歳,男児,身長113 cm,体重20 kg,体表面積0.8 m^2.PD条件:CAPD 1回注液量1 L,1日4回交換.CCPD 1回注液量1 L,9時間6サイクル,最終注液800 mL
(Honda M:Peritoneal dialysis prescription suitable for children with anuria. Perit Dial Int 2008;28:S153-8 より)

適正透析における腹膜機能と溶質の除去(Kt/V$_{urea}$など)の考え方

1. 適正透析の指標として,適切な食事摂取(熱量摂取量が栄養・成長には最も重要)でBUN 70 mg/dL未満を保つ.
2. Kt/V(標準化透析量)は小児では2.5/週以上が必要である(たんぱく摂取が1.5 g/kg以上の場合).Kt/Vに影響する因子は,総排液量(注液量+除水量)と腹膜機能(D/P比〔透析液/血漿濃度比〕)である(p. 38 表5参照).
3. 腹膜機能は同一患児でも腹膜炎,透析期間などにより変化する.
4. PETカテゴリーによる腹膜機能で尿素窒素の除去率(D/P)を比較した場合,1時間貯留でHighとLowそれぞれのD/P値は1.5倍異なる.貯留時間が長い場合は両者とも1に近づくため,Kt/Vに与える影響は腹膜機能よりも総排液量のほうが大きい(図2)[2].
    - High-High Average(H-HA)はほかに比べ溶質除去の効率はよいが,Low-Low Average(L-LA)に比べ除水量が少ないため実際のKt/Vは低くなる.またH-HAの場合,APDに比べKt/Vが低値となる.一方,L-LAでは溶質除去の効率(D/P)はH-HAと比べ低値となるが,CAPDとCCPDの場合のKt/Vの値には差がない.
    - H-HAでは溶質除去効率がよいため,各透析法の尿素窒素の除去率には大きな差違がない.このためKt/Vのみを重視すると,頻回に交換するNPDでも十分な透析法といえる.一方,L-LAでは溶質除去効率が悪く,CAPDと同等のKt/Vを得るためにはCCPDでしか実現できない.
5. IPP(腹腔内圧)測定は注液量設定の際の目安になる.注液量が多いほど透析効率は上がるが,IPPが上がりすぎると合併症や食欲不振をまねく.適切なIPPは1,000〜1,200 mL/m^{2}の注液量で得られると考えられている.
6. 図3,表3[1]のようにクレアチニンと尿素窒素は異なった動態を示し,また分子量により長

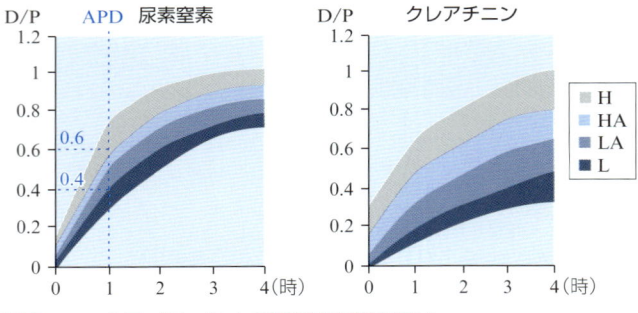

図2 PETカテゴリーによる溶質除去率の違い
(Smit W, Langedijk MJ, et al：A comparison between 1.36% and 3.86% glucose dialysis solution for the assessment of peritoneal membrane function. Perit Dial Int 2000；20：734-41 より改変)

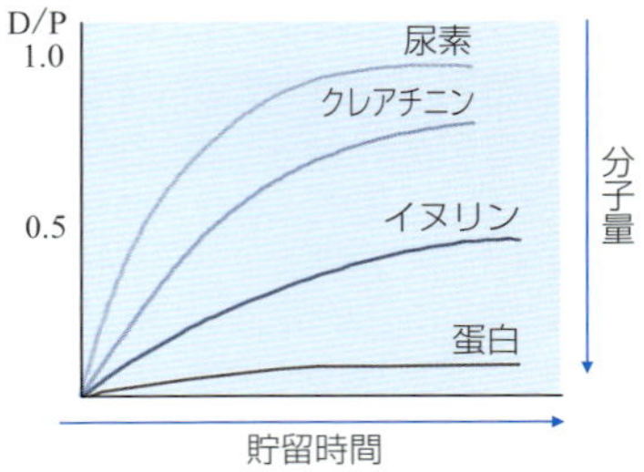

図3 D/P(透析液/血漿)比に影響する因子

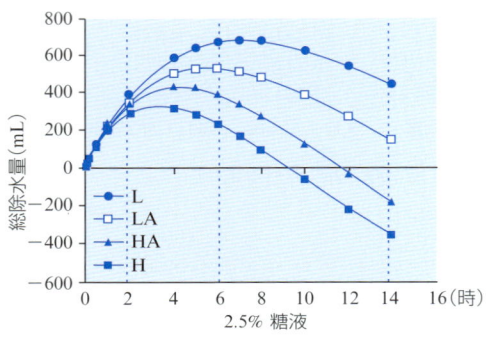

図4 除水量，PETカテゴリーによる違い
2.5%使用時
(Mujais S, Vonesh E：Profiling of peritoneal ultrafiltration. Kidney Int 2002；81：S17-22 より改変)

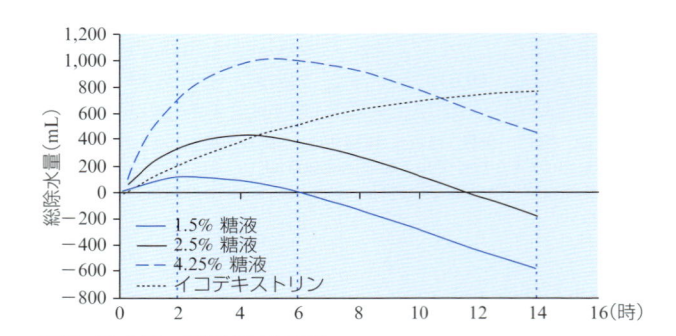

図5 除水量，透析液による違い
(Mujais S, Vonesh E：Profiling of peritoneal ultrafiltration. Kidney Int 2002；81：S17-22 より改変)

時間貯留による効果が異なる．長時間貯留を行う CAPD の C_{Cr}(クレアチニンクリアランス)は H-HA の場合でも CCPD と同等であるが，Average と L-LA の場合は CAPD の C_{Cr} 値のほうが明らかによい．

7. リンの除去率は尿素窒素の除去率(D/P_{urea})よりクレアチニン除去率(D/P_{Cr})に近いため，weekly C_{Cr} はリン除去を考える透析法を選択する際の指標になる．
8. 結果としてリンの除去などを考えると，残腎機能がない場合には CCPD に CAPD を加えることが必要になる．

■ 適正透析における限外濾過(除水量)の考え方

1. 適正透析を考えるうえで，正常な体液量および血圧の維持のほうが溶質除去より重要である．
2. 高血圧の多くは循環血液量過剰によるため，長時間貯留時の除水量(CAPD の夜間貯留時や CCPD の日中の交換)を最大にすべきである．
3. 除水量は透析液濃度と腹膜機能により決定される．貯留時間が長い場合には，H-HA よりも L-LA のほうが多くの除水量を得られる(図4)[3]．
4. 1.5%糖液を長時間貯留(6時間以上)する場合，H-HA では総除水量が負となる．一方2時

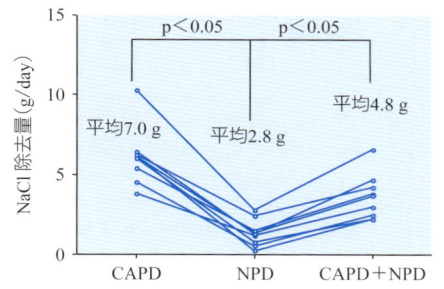

	CAPD	NPD	CAPD＋NPD
除水量(mL)	643±190	786±345	743±210
血清Na(mEq/L)	138.3±2.5	143.2±4.5	138.8±3.0
Kt/V_{urea}	2.01±0.23	2.32±0.39	
透析液Na濃度	136.6±2.8	123.3±5.6	

図6 7例の無尿患者での1日NaCl除去量の比較
平均年齢9.6歳(2.3～13.9歳)，平均体重24.5kg(9.3～47.8kg)．NPDで頻回交換すると限外濾過量は得られ，Kt/Vも良好である．しかしナトリウム除去は劣る．長時間で限界濾過を行うCAPDやNPDに対してのCAPDの追加はナトリウム除去に適している(CAPD：1回4時間貯留1日4回交換，NPD：1サイクル1時間を10サイクル，CAPD＋NPD：1サイクル1時間を10サイクルのNPD後に4時間貯留のCAPDを実施)

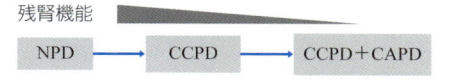

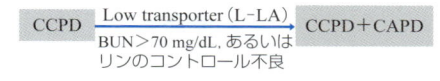

図7 透析処方の考え方
(Honda M：Peritoneal dialysis prescription suitable for children with anuria. Perit Dial Int 2008；28：S153-8 より)

間程度の貯留の場合，腹膜機能にかかわらず除水量は大きな差違はない．つまり貯留時間が短いNPDであれば，腹膜機能にかかわらず除水が可能である．

5. 2.5%糖液を長時間貯留(12時間以上)する場合，H-HAでは総除水量が負となる．つまり，長時間貯留(12時間以上)を含むCCPDでは除水ができない．一方，貯留時間が6時間程度のCAPDでは2.5%糖液でも除水が可能である．また2.5%糖液を使用する場合，2時間の貯留であってもH-HAよりL-LAの除水量が多い(図4)[3]．

6. イコデキストリンを6時間以上貯留する場合，2.5%糖液と比べ除水量が増加する．このため，通常イコデキストリンは10時間以上の貯留向きである(図5)[3]．

7. 同じ除水量を得るにはH-HAの場合には4.25%糖液を使用せざるをえず，L-LAの場合には1.5%液主体でよい(表4)[1]．

8. すべて2.5%糖液使用で比較した場合には，CCPDでもCAPDでもL-LAはH-HAと比較して2倍の除水量が得られる(表4)[1]．H-HAではAPDのほうがCAPDと比べ除水効率がよい．

9. 体液量管理には，水分除去とともにナトリウム除去量も大切である．

10. 10時間10サイクルのAPDと1日4回のCAPDで比較すると，APDでは水がナトリウムに比べ多く除去される(排液中のナトリウム濃度が低い)．同じ除水量の場合，APDではKt/Vはよいが，高血圧や高ナトリウム血症をきたす．そのため，すべての除水を短時間のAPDで行う場合には塩分制限が必要になる(図6)．

限外濾過と溶質除去の両者で考えた推奨される適正処方(図7)[1]

1. すべて2.5%糖液を使用した場合，CCPD＋CAPDとCCPD(イコデキストリンの最終注液)のみ必要な除水量が得られる(表5)[1]．

表5 すべて 2.5% 糖液を使用した場合とイコデキストリンを併用した場合の溶質除去と除水量のシミュレーション(PD Adequest® による)

PD 法	PD 条件	総注液量 (L)	Kt/V_{urea} (/週)	C_{Cr} (L/週/1.73 m^2)	除水量 (mL)
CAPD	1 L×4	4	2.18	49.3	530
CCPD	1 L×6/9 hr+0.8 L	6.8	2.08	42.9	470
CCPD+CAPD	1 L×6/9 hr+0.8 L+1 L/4 hr	7.8	2.73	56.1	790
CCPD*	1 L×6/9 hr+0.8 L	6.8	2.32	48.9	860

6歳，男児，身長 113 cm，体重 20 kg，体表面積 0.8 m^2．D/P_{Cr}：0.65(HA)，$D/D_{0\,glu}$ 0.33(HA)
＊：最終注液としてイコデキストリンを使用
(Honda M：Peritoneal dialysis prescription suitable for children with anuria. Perit Dial Int 2008；28：S153-8 より)

表6 循環血液量の評価

1．臨床所見(全身状態，浮腫など)
2．収縮期血圧(PD 中・PD 終了時)，脈圧の推移
3．hANP(ヒト心房性ナトリウム利尿ペプチド)
4．画像検査(胸部 X 線写真，腹部超音波検査，心臓超音波検査)

各画像検査は，腹腔内に透析液が貯留されていない状態で実施する．画像検査の詳細については p. 149 参照

2．Kt/V 2.5/週以上を達成している透析法は，CCPD＋CAPD のみである．
3．CAPD 1 日 5 回でも必要な除水量と Kt/V 2.5/週以上の達成が可能であるが，実施には負担がかかる．

■ 循環血液量の評価と DW(ドライウエイト)

1．適切な体重管理を行うためには，適切な循環血液量の評価が重要である．
2．不適切な体重管理に由来する脳血管障害や心血管系合併症は，腎移植の際に問題となる．
3．体重は成長に伴い増加するため，定期的に適正体重を評価する．
4．PD 管理を行っている患児では，朝 PD が終了したときの体重で，循環血液量が適正な状態の体重を DW とよび，HD での DW とは厳密には異なる．
5．DW は表6の項目を総合的に判断して設定する．
6．小児では体重当たりの 1 日の栄養所要量と水分摂取量が成人に比べ多く，日々の食欲や全身状態により体重の増え方が変わるため，DW が容易に変動する．

【文献】
1) Honda M：Peritoneal dialysis prescription suitable for children with anuria. Perit Dial Int 2008；28：S153-8
2) Smit W, Langedijk MJ, et al.：A comparison between 1.36% and 3.86% glucose dialysis solution for the assessment of peritoneal membrane function. Perit Dial Int 2000；20：734-41
3) Mujais S, Vonesh E：Profiling of peritoneal ultrafiltration. Kidney Int 2002；81：S17-22

(東京都立小児総合医療センター 腎臓内科)

Chapter 2-4 PD（腹膜透析）

腹膜機能，透析効率の評価

- PET（腹膜平衡試験）は，腹膜劣化・透析除水不全の評価，EPS（被囊性腹膜硬化症）の早期発見の指標としても重要であり，半年ごとに実施し，経時的変化を評価する（表1）.
- PETカテゴリーの悪化は，PDの中止時期を決定する重要な因子である.
- 小児の至適透析量の指標としては，C_{Cr}（クレアチニンクリアランス）ではなく，Kt/V_{urea}（尿素のクリアランス）を用いる．Kt/V（標準化透析量）の目標クリアランスは2.5/週とする．

腹膜機能にかかわる腹膜透過性を評価するための最も一般的な方法がPETである．腹膜機能の状態を加味して，透析方法や透析液の選択，液の貯留時間を決定する必要がある．作成した透析処方が「溶質と水分の除去」が適正である状態（適正透析）かどうかを判断するために，Kt/V_{urea}やweekly C_{Cr}を測定する．注液中のIPP（腹腔内圧）測定により最大注液量が判断でき，透析処方の作成に有用である．

腹膜機能の評価（PET）

1. PETは簡便に腹膜透過性を評価する最も一般的な検査法である．貯留4時間後の排液と血清のCr（クレアチニン）比（D/P_{Cr}）から小分子の除去能を評価し，貯留直後の透析液と4時間後の排液と糖濃度比（$D/D_{0\ glu}$）から除水能を評価する．
2. 標準的なPETは透析液（0時間，2時間，4時間）と血液（2時間）での検体を用いた検査を行うが，当院では日本小児PD・HD研究会の小児標準化PETに準じて，透析液（0時間，4時間）と血液（0時間，4時間）の検体を用いた検査を行っている．
3. 残液量，注入量や貯留時間などにより，小児では成人に比べて測定値が不正確となりやすいため，可能な限り厳密に行うべきである．
4. 日本小児PD・HD研究会によるPETの分類と標準値を用い，それぞれの指標をHigh（H），High Average（HA），Low Average（LA），Low（L）の4つのカテゴリーに分類する（表2）.
5. $D/D_{0\ glu}$とD/P_{Cr}でPETカテゴリーが異なる場合には，D/P_{Cr}値を優先する.
6. 規定量を注液しない場合にはD/P_{Cr}が高値となり，見かけ上，腹膜透過性が亢進しているように評価されてしまう場合がある.
7. 日本小児PD・HD研究会が作成したテンプレート（PET-DB：ファイルメーカーPro用）を用いれば，PETでの$D/D_{0\ glu}$，D/P_{Cr}ならびにMTAC（物質輸送面積係数），腹腔内残液量の計算，透析量（C_{Cr}, Kt/

表1 PET検査時期

- PD開始1か月後，以後半年ごと
- 腹膜炎発症から1か月後
- 除水不良時
- EPSが疑われる際

腹膜炎発症1か月以内は腹膜透過性が亢進している可能性があるため，PETは実施しない

表2　PETの分類と基準値(日本小児PD・HD研究会)

カテゴリー	D/P_{Cr}	$D/D_{0\ glu}$	特徴
High(H)	1.00〜0.77	0.13〜0.32	・溶質除去能は良好(D/Pが高い) ・浸透圧物質であるブドウ糖が急速に吸収されるため浸透圧格差が早期に消失し,長時間貯留の場合には除水不全となる
High Average (HA)	0.77〜0.64	0.32〜0.42	−
Low Average (LA)	0.64〜0.51	0.42〜0.51	−
Low(L)	0.51〜0.25	0.51〜0.76	・溶質除去能は悪い(D/Pが低い) ・浸透圧物質であるブドウ糖が吸収されにくいため浸透圧格差が維持され,長時間貯留でも除水が可能である

V_{urea})の算出,MTACと使用透析液量を用いた透析量のおおまかな予測を簡便に行うことができる.日本小児PD・HD研究会に問い合わせをすれば入手できる.

当院のPETの実際(図1)

1. リンパからの透析液吸収を評価するために行う10時間貯留とPET時には,2.5%糖液を腹腔内に1,100 mL/m²注液する.体重は身長から算出した標準体重を使用する.
2. 原法のようにPET前日に10時間貯留を行う場合,PET当日の血液検査結果や循環血液量の状態が平常時を反映しておらず評価が困難な可能性があるため,当院ではPETで用いる10時間貯留はPET検査入院の少なくとも3日前までに終了する.
3. 自宅で透析液の検体を採取できるよう,排液採取法を指導しておく.検体の一部は容器に入れて自宅の冷凍庫で保存し,排液量を記録しておく(表3).
4. 透析液④(PET後腹水)は残液量とMTACの計算に必要であるが,$D/D_{0\ glu}$,D/P_{Cr}の計算(表4)には必要ではない.しかしMTACを計算しておけば,1日使用透析液量から大まかな透析クリアランスを予測することが可能となる.

透析効率の評価(Kt/V,C_{Cr})

1. Kt/Vは透析で除去される尿素窒素量と血液中の尿素窒素量との比であり,D/P比と総透析量が関与する(表5).
2. 総 weekly Kt/V_{urea}は腹膜 weekly Kt/Vと残腎 weekly Kt/Vの和である(表5).
3. 小児では蛋白同化による成長を重視する必要があるため,至適透析量の指標としてC_{Cr}ではなくKt/V_{urea}を優先する.
4. Kt/Vの目標クリアランスは2.5/週としている.乳幼児では除水の必要性が高く,除水を重視した透析処方を設定した結果,目標Kt/Vを達成していることがある.
5. 尿素クリアランスは,透析と残腎機能の両者を加えたもので,体格補正をしないデータを利用する.

PET を行う前に準備する物品(例はバクスターのシステムを使用した場合)
- 上皿秤
- 上皿秤で計量しながら注液をする際に用いる高い台(ベッドより高い)
- 2.5% 糖濃度 透析液 2 袋
- ディスコネクト Y システム(Y セット)2 個
- CAPD ミニキャップキット
- 注液する際に用いる点滴架台
- 時計・ストップウォッチ

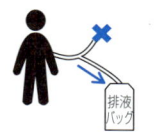

排液
1. PET 前血液検査(血清①,0 分血清)を行う.その後,朝食摂取

2. Y セットを接続し,排液クランプとテンコフカテーテル部クランプを開け,座位など適切な体位で 15 分以上かけて排液バッグへ完全排液し,全てのクランプを閉じる(排液採取不要)
※Y セットは手順 5 までは切り離さない

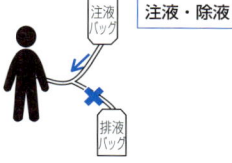

注液・除液
3. 透析液(注液バッグ)と Y セットの注液ラインを接続し,Y セット回路内を透析液で満たしたあと,"規定の貯留量($1,100\ mL/m^2$)"を腹腔内に注液する
注液の際には,腹腔内残液とよく混ざるように体を臥床させた状態で左右に体をローリングさせながら 10 分かけて注液する
注液速度はクランプの操作で調節する
注液終了後は注液バッグの残液を全て排液バッグに除液し,注液バッグを空にして全てのクランプを閉じる

注液終了時を 0 分とする

※注液バッグの重量を計測しながらの注液を基本としているが,患児の体重が大きく,注液量が多い場合には,注液バッグの重量が "規定の貯留量($1,100\ mL/m^2$)に注液バッグ重量を加えた重さ" になるよう排液バッグに除液してから注液してもよい(参考 注液バッグ重量:バクスター 約 40 g,テルモ 約 80 g)

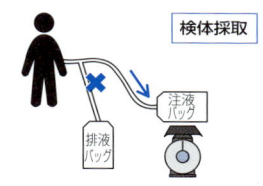

検体採取
4. 直ちに床に置いた上皿秤の上に空の注液バッグを乗せ,注液クランプとテンコフカテーテル部クランプを開け,閉鎖腔のまま接続している "注液バッグ" に 200 mL 排液し各クランプを閉じる

5. 注液バッグ中の排液を十分混和したあと,薬剤注入ポートより清潔操作で 10 mL 採取する→透析液②(0 分腹水)
その後,注液バッグ内の残液を腹腔内に再注液し,Y セットを切り離す

透析液④(PET 後腹水)の血液検査の 2 時間前までに昼食をすませる
その後,PET 終了まで食事は不可(水やお茶は可)とする

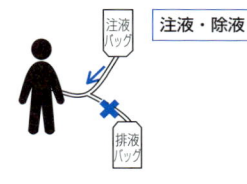

240 分後
6. 排液開始時に 240 分時点での血液検査を行う →血清②(240 分血清)

注液・除液
7. Y セットを接続し,座位など適切な体位で 15 分以上かけて排液バッグへ完全排液し全てのクランプを閉じる(Y セットは "手順 12" まで切り離さない)

8. 排液量(重量)を記録し,排液を十分混和したあと,薬剤注入ポートより 10 mL 採取する →透析液③(240 分腹水)

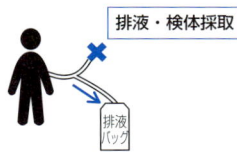

排液・検体採取
9. 新しい透析液と Y セットの注液ラインを接続し,"手順 3" と同様に,"規定の貯留量($1,100\ mL/m^2$)" を腹腔内に 10 分かけて注液を行う
注液終了後は注液バッグの残液を全て排液バッグに除液し,注液バッグを空にして全てのクランプを閉じる

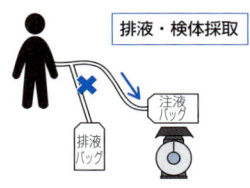

排液・検体採取
10. 直ちに閉鎖腔のまま接続している空の "注液バッグ" に座位など適切な体位で 15 分以上かけて完全排液する

11. 排液量(重量)を記録し,排液を十分混和したあと,薬剤注入ポートより 10 mL 採取する →透析液④(PET 後腹水)

12. Y セットを切り離して PET を終了する

図 1 PET の手順
日本小児 PD・HD 研究会「小児 PET 手順」参照(http://www.linkclub.or.jp/~pedpdjpn/ped-pet.html)

表3　透析効率の評価（Kt/V，C_{Cr}）時に用いる排液の採取法

24時間排液の採取法	APD	プライミング液を破棄してAPD終了後のAPD排液を十分に混和し採取する
	CCPD	プライミング液を破棄したAPD排液を十分に混和し採取する ※最終注液の液濃度変更がある場合は，APD排液に使用されていない透析液が排出されるため，排液が希釈され測定値が不正確となる．この場合にはCCPDの設定を中止し，APDと用手的にCAPDで最終注液を注入することで正確な検体採取が行える
	CCPD＋CAPD	24時間排液採取日CAPD前の排液を採取し，翌日の上記CCPDの児の方法で採取したバケツ腹水と十分に混和し採取する
バケツ腹水の排液量の算出法		基本的には［初回排液量＋総除水量＋（1回貯留量×サイクル数）］である

表4　PET指標の算出法

$D/D_{0\ glu}$比	$= \dfrac{透析液③（240分腹水）ブドウ糖濃度}{透析液②（0分腹水）ブドウ糖濃度}$
D/P_{Cr}比	$= \dfrac{透析液③（240分腹水）クレアチニン濃度}{\sqrt{（血清①クレアチニン濃度）×（血清②クレアチニン濃度）}}$

表5　Kt/Vの算出法

weekly Kt/V_{urea}	$=（腹膜\ Kt/V_{urea}＋残腎\ Kt/V_{urea}）×7$
腹膜 Kt/V_{urea}	$= \dfrac{透析液中の尿素量}{血液中の尿素量}$ $= \dfrac{D_{urea}(mg/dL)}{P_{urea}(mg/dL)} × 1日の総排液量(L) × \dfrac{1}{TBW(L)}$ $= \dfrac{D_{urea}(mg/dL)}{P_{urea}(mg/dL)} × 1日の総排液量(L) × \dfrac{1}{0.6×体重(kg)}$
残腎 Kt/V_{urea}	$= \dfrac{尿中の尿素量}{血液中の尿素量}$ $= \dfrac{U_{urea}(mg/dL)}{P_{urea}(mg/dL)} × 1日尿量(L) × \dfrac{1}{TBW(L)}$ $= \dfrac{U_{urea}(mg/dL)}{P_{urea}(mg/dL)} × 1日尿量(L) × \dfrac{1}{0.6×体重(kg)}$

D_{urea}：透析液中の尿素濃度，P_{urea}：血液中の尿素濃度，U_{urea}：尿中の尿素濃度，TBW：総体液量

表6　C_{Cr}の算出法

weekly C_{Cr}（L/週/1.73 m²）	$=（腹膜\ C_{Cr}＋残腎\ C_{Cr}）×7$
腹膜 C_{Cr}（L/1.73 m²）	$= \dfrac{D_{Cr}(mg/dL)}{P_{Cr}(mg/dL)} × 1日の総排液量(L) × \dfrac{1.73(m^2)}{BSA(m^2)}$
残腎 C_{Cr}（L/1.73 m²）	$= \left\{ \dfrac{D_{Cr}(mg/dL)}{P_{Cr}(mg/dL)} + \dfrac{D_{urea}(mg/dL)}{P_{urea}(mg/dL)} \right\}$ $\qquad × \dfrac{1}{2} × 1日尿量(L) × \dfrac{1.73(m^2)}{BSA(m^2)}$

D_{Cr}：透析液中のCr濃度，P_{Cr}：血液中のCr濃度，D_{urea}：透析液中の尿素濃度，P_{urea}：血液中の尿素濃度，BSA：体表面積

6. TBW（体液量，L）は，ベッドサイドでは［0.6×体重（kg）］とする．
7. 尿素は腹膜透過性が良好であり，4時間以上の貯留時間でD/P比は1.0となる．そのため概算として次の式が得られる．

$$\text{weekly Kt/V}_{urea} = 1\text{日の総排液量(L)} \times \frac{1}{\text{総体液量(L)}} \times 7$$

C_{Cr}の算出法

1. 残腎のC_{Cr}は尿細管でのクレアチニン産生の影響を最小化するため，尿素窒素とクレアチニンのクリアランスの平均で算出する(表6)．
2. 腹膜C_{Cr}にはD/P比と総透析量が関与する．
3. 体表面積（BSA）は下記の計算式を用いる．

$$\text{BSA}(m^2) = \frac{\sqrt{\text{身長(cm)} \times \text{体重(Kg)}}}{60}$$

注液量の評価（IPP測定）

1. 注液量の評価にはIPP測定が有用である．1回注液量が過量の場合にはIPPが高値となる（p.40参照）．
2. IPPの正常値を14 mmH$_2$O以下とし，18 mmH$_2$O以上を高値としている．
3. IPP上昇は，腹痛，便秘，BMIの上昇，膀胱内の尿貯留でも上昇する．
4. EPS患者や，腹膜炎による腹腔内癒着のためコンパートメント形成を認めた患者でも，IPPが高値になりうる．IPP上昇が疑われる場合にIPP測定は有用である．
5. 多尿系腎不全患者では普段の1回注液量が少ないことから腹腔内容量が増大せず，標準的液量でもIPPが高値を示す．
6. IPP測定には以下の点に留意して行う．
    - ベッド上，平坦，安静臥位．
    - 検査前に腹腔内液を完全に排液し，完全排尿する．
    - 透析回路は垂直にし，末端を開放にする．
    - 中腋窩線（腋窩から腰までをつないだ想像上の垂線）をゼロ点とする．
    - 呼気と吸気の平均計測値をIPP値とする．

（東京都立小児総合医療センター　腎臓内科）

Chapter 2-5 PD（腹膜透析）

PD の具体的な処方

- 透析法，透析液，APD（自動腹膜透析）装置には，それぞれ特徴がある．
- 乳幼児で NPD（夜間腹膜透析）を行う場合，夜間の経管栄養（鼻腔栄養チューブ，胃瘻）を行わない患児では体重当たりの除水量が多くなるため，除水に伴い NPD 中に血圧が低下する可能性がある．この場合は CCPD（連続〔持続〕性周期的腹膜透析）に変更する．
- CCPD でも高ナトリウム血症や降圧薬内服では管理が困難な高血圧を認める場合には，ナトリウム除去がすぐれている昼間の長時間透析下の除水量を最大化するため，CAPD（連続〔持続〕携行式腹膜透析）を追加することを推奨する．追加しない場合は高張糖液の使用やイコデキストリンの使用も考慮する．
- 在宅でも適切な循環血液量を維持するため，DW（ドライウエイト）を設定し，透析液の糖濃度を選択できるよう液選択のスケールを設定する．

適正透析に影響を与えるのは残腎機能，腹膜機能，PD 処方である．PET（腹膜平衡試験，p.35 参照）による腹膜機能（尿素クリアランス，限外濾過能）から適切な透析法を選択する．小児では食欲の変化と全身状態により日々容易に循環血液量が変動し，また成長に伴う体重の増加もあるため，きめ細かな DW の設定が重要である．

透析液と APD 装置の種類

［透析液の種類］
1. わが国では小児用としてバクスター，テルモ，JMS の透析液が選択できる（表1）．
2. ブドウ糖含有透析液には，カルシウム濃度，pH の異なる透析液がある．
3. 高カルシウム濃度液（3.5～4 mEq/L）は，カルシウム負荷の可能性があるため推奨しない．
4. 酸性透析液は腹膜傷害のリスクがあるため，近年は中性透析液が用いられることが多い．
5. 各社とも中性透析液が選択可能であるが，バクスターのダイアニール® PD-4 4.25% とエクストラニール®は酸性透析液である．
6. とうもろこしデンプンから生成されたイコデキストリンを浸透圧物質としたエクストラニール®（バクスター）は，長時間貯留でもリンパ吸収による腹膜を介した透析液の体内への吸収が少ないことが特徴である．
7. イコデキストリンを使用した場合は，見かけ上，血清アミラーゼ値が低値を示す．また，グルコース脱水素酵素を用いた簡易血糖測定装置では測定値が高くなるため，注意が必要である．

［APD 装置の特徴］
1. それぞれの APD 装置には長所と短所がある（表2）．
2. 各社とも無菌接続装置が利用できる（バクスター：くり〜んフラッシュ®，テルモ：むきん

表1 おもな腹膜透析液の組成

メーカー名		バクスター			テルモ			JMS	
製品		ダイアニールN PD-4	ダイアニール PD-4	エクストラニール	ミッドペリックL			ペリセート	
		1.5	2.5	4.25	135	250	400	360 NL	400 NL
成分	Na(mEq/L)	132	132	132	135			132	
	K(mEq/L)	0	0	0	0			0	
	Ca(mEq/L)	2.5	2.5	3.5	2.5			2.3	
	Mg(mEq/L)	0.5	0.5	0.5	0.5			1	
	Cl(mEq/L)	95	95	96	98			98.3	
	乳酸(mEq/L)	40	40	40	40			37	
	ブドウ糖(%)	1.36	2.27	3.86 (イコデキストリン)	7.5	1.35	2.5	4	1.6	2.32
浸透圧(mOsm/L)		344	395	483	282	350	414	497	358	398
浸透圧比(生理食塩水に対する比)		1.1〜1.2	1.3〜1.4	1.6	0.9〜1.1	1.2	1.4	1.8	1.2〜1.3	1.3〜1.5
pH		6.5〜7.5		4.5〜5.5	5.0〜5.7	6.3〜7.3			6.5〜7.5	

エース®, JMS：TCDシステム®).

PD処方の選択法

1. 低形成・異形成腎のような多尿系腎不全か，無尿の腎不全かにより，透析処方が異なる．
2. 循環血液量過剰に対して残腎機能がある場合は，積極的に利尿薬(ラシックス® 1〜2 mg/kg/日)を併用する．
3. 透過性の高い腹膜(PETでH-HA)は，溶質除去にすぐれるが除水能は劣る．一方，透過性の低い腹膜(PETでL-LA)は，溶質除去は劣るが除水能は維持される．
4. PETカテゴリー(p.35参照)により透析処方を考慮する．
5. NPDでは尿素窒素の除去は十分であるが，ナトリウムより水が多く除去されるためナトリウムが残存しやすい．このため尿量が著しく減少した場合には，ナトリウム除去可能な長時間貯留を含む透析法であるCCPDやCCPD＋CAPDへの変更が必要となる．
6. リンとβ_2MG(β_2-ミクログロブリン)を除去する場合には，CCPDやCCPD＋CAPDの長時間貯留を含む透析が必要となる．APDのサイクル数を増加しても，β_2MGの除去量は増加しない．
7. PDの効率が悪いときには，貯留量，貯留時間が適正かどうかの確認が必要である．
8. 適正透析の指標として，適切な食事摂取状況でBUN 70 mg/dL未満を目標とする．Kt/Vの目標クリアランスは，残腎のクリアランスとあわせて2.5/週とする．

表2 APD装置の特徴

製品名(メーカー名)	ホームAPDシステム ゆめ(バクスター)	PD-Mini Neo(JMS)
最少注液量	60 mL/回(少液量モード),注液量により注液量の増減単位が異なる 　60〜 100 mL…1 mL単位の増減 100〜 500 mL…10 mL単位の増減 500〜1,000 mL…50 mL単位の増減	50 mL/回,10 mL単位の増減
回路の死腔	17 mL(少注液量セット使用時) 全死腔[*1]：20.6 mL[*2],24.6 mL[*3]	16 mL(小児用回路使用時) 全死腔[*1]：23.6 mL[*4]
注排液	流速が変更できない(排液時間の延長で対応する)	注液：流速調節可能 排液：落差排液モードあり(計量器使用) 　　　ポンプ式にて流速調節可能
排液中バイパス機能	バイパス可能.全量注液か,排液バイパスをした時点での排液量分が注液される部分注液か,選択可能	バイパス可能.排液警報設定値以上で可能
過注液の危険性	接続後は必ず排液から開始されるため危険性は低い.プログラムの設定で,完全に排液されなくても次サイクルでは予定注液量が注液されるため,過注液の危険性がある	コントロール注液機能により,前サイクルの排液量を注液量とし,過注液のリスクを抑えることが可能
透析処方の変更	治療中に透析処方の変更が可能	治療中に透析処方の変更が可能
治療中の切り離し	切り離し用セットを用いれば可能だが,トイレはポータブルトイレを使用することが多い	切り離し可能
チューブの交換	6か月ごとにチューブ交換を行う ※UVフラッシュ使用時には3か月ごとの交換が必要	6か月ごとにチューブ交換を行う
その他	・設定変更ブロックがあり安全 ・"最終注液あり"の場合,実際の除水量が設定した目標除水量を超えている場合は残液が多くても強制排液ができない(切り離してYセット排液が必要)	・落差排液モードを選択した場合,"時間優先モード"がある ・治療結果などを自動でプリンター印刷する ・操作手順が画面表示される ・設定変更ブロックがあり安全
注意	・設定する箇所が少なく,設定が比較的容易にできる ・画面を確認しづらい ・新生児には使用がむずかしい	

[*1]：JI(ノンカフ)新生児用,ノンカフ カテーテル使用時(カテーテル部の容量 1.6 mL),[*2]：少液量モード,CAPDミニキャップ接続チューブII 24 cm(2 mL)使用時,[*3]：少液量モード,UVフラッシュディスコネクト接続チューブ(6 mL)使用時,[*4]：JMS CAPD接続チューブ,RD250SPN(25 cm：6 mL)使用時,[*5]：小児モード,小児用回路,TSCD用トランスファーチューブ(50cm：4.9 mL)使用時,[*6]：小児モード,小児用回路,TSCD用トランスファーチューブ(110 cm：10.9 mL)使用時

■ PD処方の作成方法

1．在宅でも適切な循環血液量を維持するため,透析液の糖濃度を選択できるように液選択のスケールを設定する.
2．年齢に応じた至適血圧(p.192 付表2参照)を必ず家族・本人に教えておき,成長や食欲の変化によりDWを維持しても至適血圧が保てない場合には医師に連絡をとり,DWおよび液選択のスケールの調整を行うようにする.
3．無尿の乳児では体格に比して多くの除水が必要となるため,高張糖液を使用することなく

マイホームPD（テルモ）	マイホームぴこ（テルモ）
30 mL/回（小児モード），10 mL単位の増減	50 mL/回，50 mL単位の増減
8.6 mL 全死腔[*1]：最小 15.1 mL[*5]，最大 21.1 mL[*6]	29.1 mL 全死腔[*1]：最小 35.6 mL[*5]，最大 41.6 mL[*6]
注排液の流速の微調節が可能．新生児で注液による循環動態への影響を緩和できる可能性がある	
あり．初期排液時には51%以上でパス可能．各サイクルでは注液方式の選択内容によって異なる．前回の排液量分を注液する方式（コントロール注液）では，排液量の程度にかかわらず2回までパス可能．この場合，排液パスをした時点での排液量分が注液される．設定した注液量を入れる方式（設定量注液）では，51%以上でパス可能．この場合は設定した注液量が注液される	
前サイクル時の排液量しか注液しないため，過注液のリスクが少ない（"コントロール注液"）．しかし，排液不良が著明な場合には透析不足になりうる	
できない（必要時は回路組み直しが必要）	治療中に透析処方の変更が可能
切り離しが容易．治療途中にトイレなどのため切り離しが可能	
6か月ごと，もしくはチューブが短くなった場合にチューブ交換を行う（当院ではPET検査入院ごと）	
治療優先するモード（Aタイプ）：透析時間が延長する可能性あり 透析時間優先モード（Bタイプ）：透析治療が不足する可能性あり	・接続手順が画面表示されるため操作が比較的容易 ・設定変更ブロックがあり安全
TSCDトランスファーチューブ使用時には，パック入浴を行う際，チューブをパックに納めることが困難	TSCDトランスファーチューブ使用時には，パック入浴を行う際，チューブをパックに納めることが困難

循環血液量を適正に管理することは不可能である．
4. 急性胃腸炎などによる嘔吐・下痢により体液の急速な喪失が起こる場合にはon going lossも想定し，その日の必要除水量を調整する．

［注液量の設定］
1. 液量は，乳児やネフローゼ状態の児では皮下リークの危険性が高いため10〜15 mL/kg/回から開始し，幼児期以降は15〜20 mL/kg/回を目安とする．
2. 最大注液量の目安は，乳幼児で50 mL/kg/回，年長児で1,100〜1,200 mL/m^2/回（夜間最大1,400 mL/m^2/回）である．
3. CCPDの最終注液により腹腔内圧が上昇し不快感がある場合には，最終注液量（日中）はAPDの1回注液量（夜間）の70〜80%に減量する．

表3 液選択スケールの表記法

早朝空腹時体重	液選択
（DW より 2〜3% 増の体重）＜	基本の液選択より糖濃度を高める
（DW より 2〜3% 減の体重）〜（DW より 2〜3% 増の体重）	基本の液選択
＜（DW より 2〜3% 減の体重）	基本の液選択より糖濃度を低くする

具体例は p.46 参照．毎日早朝空腹時に測定した体重をスケールと比較し，当日の液選択を決定する．体重が 20 kg 未満の場合には，衣類の重さを除いた体重を用いる．体重が 20 kg 以上の場合には，着衣込みの体重を用いてもよい．最終注液のある APD では，早朝空腹時体重から最終注液分の重さを差し引いた体重を用いる．設定した液選択スケールを維持していても，収縮期血圧が血圧管理目標の 10 パーセンタイル未満もしくは 90 パーセンタイル以上が持続する場合には DW が変動している可能性があるため，液選択スケールの再設定を行う

4．1 回注液量が少なすぎる場合には D/P_{Cr} が高くなり，実際よりも腹膜透過性が亢進する（PET カテゴリーが high 側に傾く）．また，十分な除水ができず，結果として透析不足となる．このため除水不全や透析不足を認めた場合には，APD のサイクル数などを増加する前に，まず 1 回注液量を最大化する．

5．1 回注液量が過量の場合には腹痛，呼吸困難，除水不全などが問題となる．

6．IPP（腹腔内圧）の測定は注液量の設定の際の目安になる（18 cmH$_2$O 以上が高値）．1 回注液量が過量かどうかは IPP で判断できる．

[液選択スケールの作成法]

1．DW を維持できる液選択の組み合わせを基準にして，液選択スケールを作成する（表3）．

2．患児の体重は毎日の食欲や体調により変動するため，それぞれに対応できる 3 パターン程度のスケールを設定する（表3）．心機能低下のため容量負荷に耐えられない患者では，スケールのパターンを増やして対応する．

3．過度の循環血液量の減少による血圧低下は生命の危険があるため，外来管理を行う際のスケールは，特に乳児では DW より少し多めの体重を維持できる設定が安全である．

PD 処方の実際

1．透析処方の決定に際しては，患児の残腎機能の有無，腎不全の性質（多尿系か無尿）に加え，就学状況やライフスタイルも考慮する（図1）．

2．残腎機能が保持されている場合は残腎機能が透析クリアランスに大きく寄与し，体液量管理が無尿患児より容易である．

3．乳幼児の PD では，体格が大きくなるほど体液管理が容易となる．

4．当院では DW が 10 kg 未満の場合，空バッグ（バクスター：CAPD バッグディスコネクト）をヒーターラインに載せて，体外で透析液を混和してから注液を行っている．空バッグを使用しない場合には，使用する液糖濃度が一番高いバッグをヒーターラインに載せる．

[十分な残腎機能がある多尿系腎不全の場合]

1．循環血液量の過多がなければ，溶質の除去を主眼とした処方となり，APD で管理を行う．

2．液選択は 1.5% 透析液を用い，液選択スケールは不要である．

3．PD と尿からのナトリウム喪失のため，食塩の内服が必要となることがある．負のナトリウムバランスが持続すると，脱水に伴う血清クレアチニン上昇や，尿量減少がみられることがある．この場合にはナトリウムの出納の確認や，DW の再考が必要である．

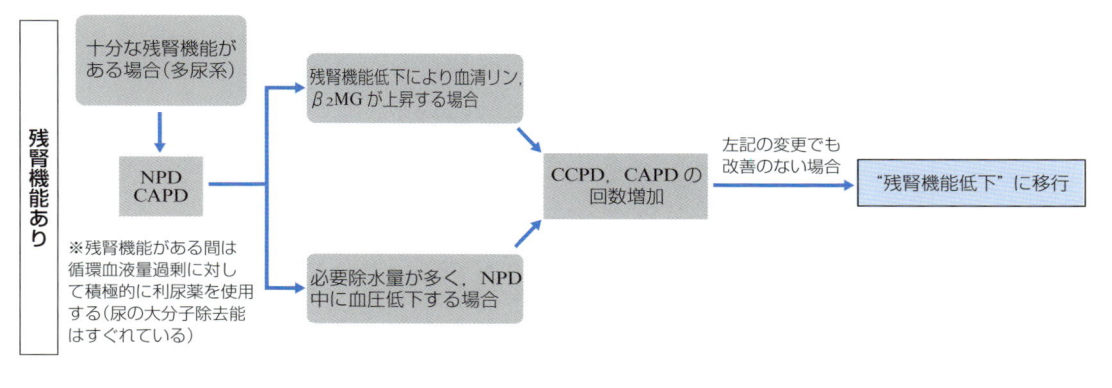

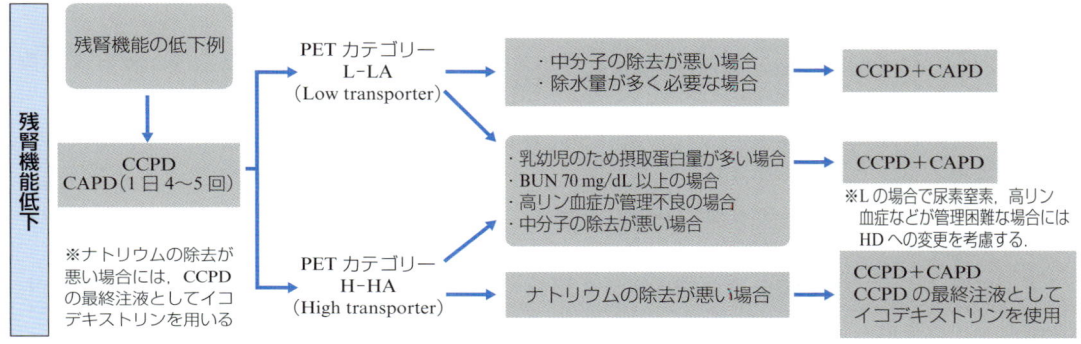

図1 PD法の選択法

残腎機能あり
- 十分な残腎機能がある場合(多尿系) → NPD, CAPD
  - ※残腎機能がある間は循環血液量過剰に対して積極的に利尿薬を使用する(尿の大分子除去能はすぐれている)
- 残腎機能低下により血清リン, β_2MG が上昇する場合 → CCPD, CAPDの回数増加
- 必要除水量が多く, NPD中に血圧低下する場合 → CCPD, CAPDの回数増加
- 左記の変更でも改善のない場合 → "残腎機能低下"に移行

残腎機能低下
- 残腎機能の低下例 → CCPD, CAPD(1日4〜5回)
  - ※ナトリウムの除去が悪い場合には, CCPDの最終注液としてイコデキストリンを用いる
- PETカテゴリー L-LA (Low transporter)
  - ・中分子の除去が悪い場合
  - ・除水量が多く必要な場合
  → CCPD+CAPD
  - ・乳幼児のため摂取蛋白量が多い場合
  - ・BUN 70 mg/dL 以上の場合
  - ・高リン血症が管理不良の場合
  - ・中分子の除去が悪い場合
  → CCPD+CAPD
  ※Lの場合で尿素窒素, 高リン血症などが管理困難な場合にはHDへの変更を考慮する.
- PETカテゴリー H-HA (High transporter)
  - ナトリウムの除去が悪い場合
  → CCPD+CAPD
  CCPDの最終注液としてイコデキストリンを使用

[残腎機能の低下した場合・無尿の場合]
1. 溶質の除去とともに水分除去を主眼とした処方となる.
2. 適切な循環血液量の維持のために, 透析液の液濃度選択のスケールを作成する. 無尿の乳幼児の場合には多くの除水が必要となるため, 高糖濃度透析液の使用が避けられない.
3. 無尿児のPD処方はCAPDかCCPD+CAPDである.

■ DWの調節

1. 成長に伴う体重の増加を加味して, 細かなDWの設定を行う. DWは1か月で2%程度増加することがある(例 10 kg→10.2 kg, 50 kg→51 kg). このため乳児では週2回程度, DWの見直しを行う.
2. 設定したDWを維持していても, 早朝空腹時血圧が正常血圧に比べ低値(収縮期血圧が年齢基準血圧の10パーセンタイル以下)が持続する場合にはDWを増加させる. 血圧が正常血圧に比べ高値(収縮期血圧が年齢基準血圧の90パーセンタイル以上)が持続する場合には, DWを減少する.
3. DWの増減は体重が30 kg以上の場合0.5 kgずつ, 低体重の場合には2〜3%ずつが目安である.
4. 在宅で透析液選択スケール(後述)を用いて管理を行う場合, 正常血圧からの逸脱が続く場合にはDWを変更する.
5. 浮腫など体液量過剰の所見なく体重の増え方が激しい場合には, 循環血液量を評価し(p.34

表4 液選択スケールⓐ

早朝空腹時体重	液選択
10.6 kg<	糖濃度 1.5% 液：2.5% 液＝1：2
10.3 kg〜10.6 kg	糖濃度 1.5% 液：2.5% 液＝2：1
<10.3 kg	すべて糖濃度 1.5% 液

表5 液選択スケールⓑ

早朝空腹時体重	液選択
36.5 kg≦	すべて糖濃度 2.5% 液
<36.5 kg	糖濃度 1.5% 液：2.5% 液＝1：2

表6参照)，DW の見直しを行う．高度の便秘では見かけ上，DW が増加する場合がある．

[透析処方の調整]
1. 血清リン，β_2 MG など分子量が比較的大きい物質の除去には，長時間貯留である最終注液や CAPD の追加を行う．
2. 内服や前述の PD 方法の変更をしても高リン血症が是正困難な場合には，TPD（タイダル腹膜透析）への変更も考慮する．
3. 全身の炎症に伴う血清 β_2 MG の上昇を除外しても血清 β_2 MG が 20 mg/L を超える場合は透析不足と判断し，注液量の増量やサイクル数・治療時間の増加，CAPD の追加を行う．透析量の増加を図っても血清 β_2 MG が低下しない場合には，血液透析への変更や早期の腎移植を検討する．
4. 胃腸炎などにより脱水の危険性がある場合，1.5% 透析液を用いた CAPD へ変更することで，透析液の体内への吸収により輸液負荷の代用となる場合がある．

■ PD 処方例

ⓐ DW 10 kg の 1 歳男児
- 原病：低形成・異形成腎，1 日尿量：400〜600 mL
- 透析法：CCPD（1 回注液量：500 mL，1 サイクル：2 時間，透析時間：8 時間〔4 サイクル〕）
- 最終注液：100 mL（液変更なし）
- 液選択スケール：表4

ⓑ DW 36 kg の 16 歳男子
- 原病：FSGS，無尿
- 透析法：CCPD（1 回注液量：1,500 mL，1 サイクル：60 分，透析時間：9 時間〔9 サイクル〕）
- 最終注液：エクストラニール® 1,000 mL（液変更あり）
- 液選択スケール：表5

ⓒ DW 54 kg の 17 歳男子
- 原病：低形成・異形成腎，1 日尿量約 1,300 mL
- 透析法：NPD（1 回注液量：1,600 mL，1 サイクル：120 分，透析時間：8 時間〔4 サイクル〕）
- 最終注液：なし
- 液選択スケール：なし

（東京都立小児総合医療センター　腎臓内科）

Chapter 2-6 PD（腹膜透析）

在宅移行に向けての指導

- 家族・本人が在宅でトラブルに対応できるよう，十分な指導を行う．
- 在宅でも適切な循環血液量を保つために，体重計と血圧計が必須である．

PDは自宅で行うことができる透析方法である．在宅透析を行うためには，介護者（または本人）が在宅でPDと自己管理が安定してできるよう，在宅移行までに血圧・体重測定や接続手技・APD装置トラブル時の対応などについて十分な指導が必要となる．また，カテーテル接続部汚染や腹膜炎の合併など緊急受診をする必要のあるトラブルについても指導する．小児PDマニュアルや各メーカーのマニュアルを参考に，各施設に合ったチェックリストを作成し，指導計画を立てる（表1）．

■ 清潔操作と手洗いの指導，環境整備

1. 特に清潔操作，手洗い，接続手技，接続前のPD回路破損の確認について指導する．
2. 1か月分の透析液は多くの場所を占めるため，自宅の保管場所の整備も確認する．

■ 出口部ケア

1. 出口部感染の予防には，出口部消毒より殺菌性石けんによる出口部洗浄が有効である．
2. 出口部感染の際の観察ポイント（p.53 表3参照）についても指導する．

表1 PD指導計画の例

知識*		実技
<腎不全の知識> □ 腎臓の働き □ 腎不全について □ 腎不全の治療（透析・腎移植） □ 内服薬についての知識 <PDの知識> □ PDの原理 □ PDの長所・短所 □ DW・適正血圧について □ 液選択スケールについて <PDの合併症と緊急時の対応> □ 腹膜炎について □ 出口部感染，トンネル感染 □ カテーテル・チューブトラブル	<日常生活> □ 入浴・シャワー □ カテーテルケア □ 食事・水分・運動について □ 学校・旅行について □ 器材管理について □ 外来受診の説明 **手続き関連** □ 血圧計・体重計の手配 □ 必要申請書類について □ PD業者への連絡	□ 清潔操作・環境整備への理解 □ 手洗い □ 接続手技（CAPD・APD） □ アラームへの対応（APD） □ 器材破損の確認について □ 出口部ケア，観察の方法 □ パック入浴・オープン入浴・シャワーの方法 □ 排液検体採取の方法 □ 血圧・体重の測定 □ 液選択スケールの使い方について □ PD記録の方法 □ PD排液，使用済みバッグの廃棄方法

*：日本小児PD・HD研究会「親と子のPDマニュアル参照」（http://www.linkclub.or.jp/~pedpdjpn/PD/main.htm）

表2　看護師による手技のチェック項目の例

PD 接続手技のチェック項目	出口部洗浄・消毒手技のチェック項目
☐ 環境整備	☐ 環境整備
☐ 必要物品の準備	☐ 必要物品の準備
☐ 手洗い	☐ 手洗い
☐ 透析液，チューブなどの破損・亀裂の確認	☐ カテーテルの扱い方
☐ 接続手技	☐ 出口部洗浄の方法
☐ 排液量・性状の確認	☐ 出口部の消毒方法
☐ PD 記録	☐ カテーテルの固定方法

■ CAPD の接続手技，APD の接続手技・アラーム対応の指導

1. 自宅で安定した PD を行うため，入院中に接続手技や出口部洗浄，消毒手技の指導を行う．このため看護師によるチェック項目のリストをあらかじめ作成しておく(表2)．
2. APD(自動腹膜透析)装置の故障や災害による停電に備え，当院では全患者に CAPD(連続〔持続〕携行式腹膜透析)ができるよう指導している．
3. 在宅移行の前に，全例 CAPD による試験外泊を行う(当院では 1 泊 2 日と 2 泊 3 日の 2 回)．APD 症例では，CAPD のあと実際に行う APD での試験外泊も同様に行い，手技の確認や在宅治療の問題点を確認する．
4. 当院では，上記の試験外泊を行ったあとに，さらに 1 週間の在宅試行期間を経て，本退院としている．
5. APD 装置トラブル時に各メーカーのコールセンターの活用についても指導する．

■ 体重測定と血圧測定

1. 在宅でも液選択スケールを用いて日々の液選択を決定し，適切な循環血液量を維持する．
2. 小児(特に無尿の乳幼児)では適切な体重と血圧の維持が極めて重要である(p. 44 参照)．年齢に応じた至適血圧と DW(ドライウエイト，PD では早朝空腹時体重．p. 34 参照)の知識，急性胃腸炎などによる摂取水分量の急激な変化や PD 実施中の血圧低下など，病院へ連絡すべき事項は必ず教えておく(p. 40 参照)．
3. 毎日，早朝空腹時に体重測定と血圧測定を行い，液選択スケールを用いて日々の液選択を決定する(p. 40 参照)．このため，在宅移行の前に体重計と血圧計を手配する．
4. 体重 10 kg 未満の場合は目盛幅が 20 g，体重 10〜20 kg では 50 g，体重 20 kg 以上の場合では 100 g の体重計を用いる(体重が軽いほど正確な体重計が必要である)．
5. 体重が 20 kg 未満の場合には，着衣重量を除いた体重を用いる．体重が 20 kg 以上の場合には着衣込みの体重を用いてもよい．
6. 手動での血圧測定が困難な場合には，自動血圧計を用いる．以下に例をあげる．
   - 新生児〜4 歳ごろ：バイタルボックス TM-2571(エー・アンド・デイ：定価 420,000 円)
   - 4 歳以後：エレマーノ® 血圧計(テルモ：定価 26,000 円)

表3　緊急時の対応例

〈身体の異常〉

	考えられる原因	対応
腹痛	腹膜炎，カテーテル位置異常，胃腸炎，便秘など	排液混濁や腹痛増悪があれば医療機関を受診*
排液混濁	腹膜炎，内服薬の影響など	医療機関を受診*（特に発熱や腹痛も認める場合は，腹膜炎の可能性が高い）
出口部・トンネル部の異常	出口部感染，トンネル感染	観察ポイントに従い，異常を確認後，医療機関に連絡をとり指示を受ける
注排液ができない	カテーテルトラブル	機械的トラブルの有無を確認する．チューブ閉塞が疑われる場合には医療機関に連絡をとり指示を受ける
血圧異常	不適切なDW設定，脱水，溢水など	医療機関に連絡をとり指示を受ける

＊：腹水細胞数の確認を行い，腹膜炎を除外する

〈操作ミス，器材の異常〉

	対応
接続チューブの先端を汚染した	ミニキャップを装着し，接続チューブを2箇所折り曲げて輪ゴム*でしばり，すぐに医療機関を受診する
カテーテルとの接続部（チタニウムアダプター部）がゆるみ，液漏れしていた	接続部を締め直し，チタニウムアダプター部より体側のカテーテルを2箇所折り曲げて輪ゴム*でしばり，すぐに医療機関を受診する
カテーテルに穴が開いていたり，亀裂が生じていた	亀裂部より体側のカテーテルを2箇所折り曲げて輪ゴム*でしばり，すぐに医療機関を受診する
透析液バッグの接続部やキャップを汚染した	汚染した器材は使用せず，新しい器材を使用し接続する

＊：バクスターコンパクト交換トレイに含まれるプラスティック製のクリップで遮断してもよい

緊急時対応の指導

1. 緊急時の対応について指導を行う（表3）．
2. カテーテルトラブルやPD関連感染症（出口部感染や腹膜炎など）を早期に発見できるよう，PDの原理と頻度の高い合併症について教育する（p. 66参照）．
3. 接続部への不潔操作や汚染による腹腔内感染の可能性がある場合には，必ず受診するよう指導する．

日常生活（食事・運動）の指導

1. リン制限（乳製品）が必要なことが多い．
2. 乳幼児では十分にエネルギーを摂取させることが重要である．一方，活動性の低い年長児では，摂取エネルギーの制限が必要となる場合がある．
3. PET（腹膜平衡試験）カテゴリーでHigh-High Average（H-HA）の場合，食事からの摂取エネルギーに加え，PD液に含まれる糖の吸収のため摂取エネルギーが過剰となる場合がある（PD液からの糖吸収のみで1,000 kcal/日に達する症例も存在する）．

表4 退院後早期の急激な体重増加の原因

- 入院中と比べ食欲が増進することによる，摂取エネルギーの増加
- 高糖濃度液の使用頻度が増加することによる，PD液からの糖吸収の増加
- 活動量低下に伴う消費エネルギーの低下

表5 外来診察時のチェック項目

	項目	目的
1か月ごと（定期外来時）	体重の推移	DWの評価
	透析終了時の血圧の推移	DWの評価
	除水量の推移	スケールの評価
	液選択の傾向	スケールの評価
	Kt/V（PD，残腎）	透析効率
	Hb, MCV, reticulo, Fe, UIBC, フェリチン	腎性貧血，鉄欠乏の評価
	Alb, Ca, リン, ALP, iPTH	CKD-MBDの評価
	BUN, Cr, Na, K, Cl	透析効率，電解質の評価
	静脈血ガス（Base excess, HCO_3^-）	代謝性アシドーシスの評価
	出口部の観察	出口部感染の評価
	1日食事摂取量（3日分）	栄養状態，蛋白，リン熱量摂取量の評価（最初の半年は1か月ごと，その後は3か月に1回）
	1日の歩数	万歩計で1日1万歩を目指す
	家庭状況の問診	母の疲労度，父の協力状況について
	通学状況，欠席，行事への参加状況の問診	学校への適応の評価
半年ごと	心胸郭比（胸部X線写真）	DWの評価
	心臓超音波検査，心電図	心機能，循環血液量の評価
	hANP	循環血液量の評価
	手関節X線写真	CKD-MBDの評価，骨年齢の評価（乳幼児では変化が早いため場合により2〜3か月ごと）
	DQ	発達評価
	PET, Kt/V	腹膜機能，透析効率の評価
年に1回	DXA	腰椎DXA：骨密度の評価 全身DXA：LBMの評価 　（栄養状態の評価）
	腹部超音波検査	後天性腎嚢胞，後天性腎嚢胞に合併する腎癌，多発性嚢胞腎に合併する肝線維症等のスクリーニング
	頸部超音波検査	副甲状腺腫脹の確認（二次性副甲状腺機能亢進症の確認），甲状腺腫瘍のスクリーニング

4．PD患児では食事制限やPDからの水溶性ビタミン喪失により，水溶性ビタミンが不足する可能性があるため，水溶性ビタミン複合剤（ワッサーV® 顆粒）による補充を行う（p.123参照）．
5．基本的に運動制限は行わず，適度な運動を積極的に勧める（p.175参照）．

社会支援サービスの申請状況の確認

1. 小児慢性特定疾患や自立支援医療，身体障害者手帳の取得など医療費助成制度の利用状況について確認する．
2. バッグ加温器の申請も行う．
3. 社会支援制度は複雑であるため，医療ソーシャルワーカーに相談する（p. 184 参照）．

在宅移行後の管理

1. 外来受診の際に，1 か月間の透析記録から体重・血圧や除水量の推移，液選択の傾向などについて確認し，DW や液選択スケールの評価・再設定を行う．
2. 特に退院後には，食事摂取量の増加などによって急速に DW が増加することがある（表 4）．この場合，液選択スケールの体重設定を適切に変更しなければ容易に低血圧に陥るため，DW の評価が重要である（p. 44 参照）．
3. 半年に一度の PET 検査により，PET カテゴリーによる腹膜機能の経時的変化や除水量，Kt/V を知ることができる．
4. 外来診察時のチェック項目について，表 5 に記載する．

（東京都立小児総合医療センター　腎臓内科）

Chapter 2 - 7　PD（腹膜透析）

PD 関連感染症

- 感染症は PD 中断の最大の原因である．
- 腹膜炎は PD 継続に大きな影響を与える．
- 特に腹膜炎，除水不全，心血管系合併症は PD の継続不能や生命の危機につながる．

　腹膜炎は PD 中止の契機となる最も重要な合併症であり，原因としてカテーテル感染が最も多い．また，カテーテル感染は入院理由として最も多く，カテーテルの出口部の管理は極めて重要である．特に 2 歳以下では PD 関連感染症の頻度が高く，この年齢の腹膜炎の原因はトンネル感染が最も多い．長期 PD を妨げる最も重篤な合併症である EPS（被嚢性腹膜硬化症，p. 71 参照）は，腹膜炎を契機に発症する場合があり，PD 関連感染症の管理は重要である．

■ 出口部感染について

1. 出口部の適切な管理は，腹膜炎の予防だけではなく，良好な PD 管理の継続にもつながる．
2. 適切な出口部管理のために，毎日出口部の観察を行い，出口部消毒にあわせ洗浄を行う．
3. 抗菌薬の中止後に出口部感染の再発，感受性のある抗菌薬に不応の場合や同一菌による腹膜炎を併発した場合には，トンネル感染やカフ感染の存在を考える．
4. トンネル感染による腹膜炎は難治性であることが多く，一時的に HD への移行が必要な場合がある．

A　出口部の管理（表1, 2）

［通常の管理］
1. 通常の管理以外に出口部の湿潤や汚染，強い発汗があればその都度消毒，ガーゼ交換を行う．
2. 消毒よりも，毎日の殺菌性石けんによる出口部洗浄が有効である．
3. テープかぶれが特にひどい場合には，リンデロン®-VG クリームを適宜使用している．皮膚に塗布後にも医療用固定テープの粘着性が保持される保湿剤，ピュアバリア HD モイストジェル（富士フイルム）を予防的に使用している．

［出口部感染を合併した際の管理］
1. 緑膿菌やセラチアによる出口部感染を合併した場合は，ポビドンヨードによる消毒に変更する．
2. 難治性の肉芽が形成された場合には，基本的に感染の治療が重要であるが，硝酸銀による焼灼が有効な場合がある．肉芽は決して切除してはならない．
3. 緑膿菌の保菌者では，緑膿菌による出口部感染の予防に，出口部へのゲンタシン®クリームの塗布が有効とする報告があるが，耐性菌誘導の観点から勧められない．

表1　出口部の管理の仕方

1. 出口部とトンネル部の観察と，消毒・ガーゼ交換は毎日行う
2. 出口部消毒薬として，1％クロルヘキシジングルコン酸塩（ヘキザック AL 1％ 綿棒® など）を用いる
3. 発赤や腫脹など出口部感染の徴候がなければ，殺菌性石けんによる出口部洗浄やオープン入浴が可能である
4. 1か月に1度実施する鼻腔前庭部の監視培養で黄色ブドウ球菌（MSSA，MRSA とも）が陽性となった場合には，バクトロバン® 鼻腔用軟膏を1日1回出口部に塗布する（2か月連続で陰性であれば塗布を中止）
5. チューブのテープ固定に際して，定期的にカテーテルの向きを変えることで圧迫部位の変更を行い，カテーテルによる出口部の圧迫に伴う肉芽の形成を予防する

表2　入浴時の注意点

1. 出口部が完成したあと（通常術後3週間以降）にオープン入浴を勧めている
2. 出口部が完成していない場合や，出口部感染の徴候（発赤や腫脹など）を認める際はオープン入浴を避け，入浴時にアトム小児採尿バッグや JMS 小児用採尿袋を用い，出口部を防水する
3. 入浴後には消毒・ガーゼ交換を行う

Ⓑ 出口部感染の評価

［臨床的診断・スコアリング］

1. 出口部感染およびトンネル感染を疑う場合には，出口部スコアリング（表3）を経時的に行い評価する．4点以上で出口部感染を疑う（図1）．膿性分泌物の存在は重要所見である．
2. 感染が出口部に限局しているか（出口部感染），カフ部・トンネル部へ波及しているか（カフ感染・トンネル感染），を判断することが重要である（図2）．
3. テンコフカテーテル挿入後，間もない時期に PD を開始した患者で，出口部から滲出液を認める場合には，透析液のリークである可能性があるため，滲出液の糖濃度を簡易血糖測定装置で確認する．
4. ボールが当たるなどの直接的外傷によりトンネル部が腫脹する場合もあるため，必ず問診を行う．
5. 感染の場合，超音波検査で局所の血流増加，組織の浮腫を確認することができる．

表3　出口部のスコアリング（Twardowski）

	0点	1点	2点
腫脹	なし	出口部のみ（0.5 cm 未満）	0.5 cm 以上 and/or トンネル部を含む
痂皮	なし	0.5 cm 未満	0.5 cm 以上
発赤	なし	0.5 cm 未満	0.5 cm 以上
圧痛	なし	わずか	強い
分泌物	なし	漿液性	膿性

スコアリング4点以上で出口部感染を疑う．ただし膿性分泌物が単独の場合でも出口部感染を疑う

Ⓒ 出口部感染の治療

1. 出口部感染の診断には病原菌の分離は必須ではなく，出口部感染の症状を認めた場合には，細菌培養検体を採取したあと（表4），速やかに抗菌薬治療を開始する．
2. 出口部感染が管理できない場合には，出口部消毒薬にポビドンヨードを用いる．
3. 治療抵抗性の場合にはカフ感染やバイオフィルム形成を考え，外科的治療を行う．
4. 直近に腎臓移植を控えている場合，トンネル感染は移植の1か月前までにテンコフカテーテルの入れ替え術やカフ出し術を実施し，少なくとも腎臓移植の2週間前には抗菌薬を使用しなくても感染管理ができている状態にする．

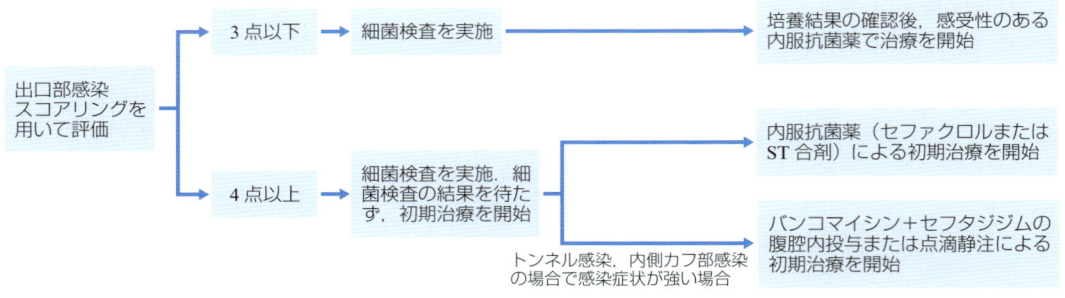

図1　出口部感染を疑った場合の対処法

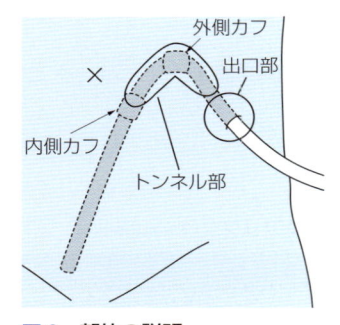

図2　部位の説明
出口部：カテーテル出口部周囲を意味する
トンネル部：出口部から内側にある皮下トンネル部を意味する

表4　出口部細菌培養検体の採取法

| 1．出口部から排膿がみられる場合には，ガーゼに付着した膿を培養検査に提出する |
| 2．膿の流出がなければ，トンネル部を軽く圧迫し膿の培養を行う |
| 3．出口部の膿を直接綿棒で採取した場合，皮膚常在菌が検出される場合がある．特に滲出液や痂皮の培養検査に臨床的意味はない |

表5　出口部感染に対する内服抗菌薬による初期治療

セファクロル（ケフラール®）	30 mg/kg（最大 750 mg）分 3
ST合剤（バクタ®）	バクタ®として 0.05 g/kg 分 1（トリメトプリムとして 4 mg/kg）

ST合剤は高ビリルビン血症を起こすことがあるため，新生児・低体重出生児では選択しない

5．コリネバクテリウムのような皮膚常在菌でも出口部感染の起因菌となりうるため，感受性検査が重要である．
6．黄色ブドウ球菌や緑膿菌が起因菌の場合，再燃することが多い．
7．真菌による出口部感染の頻度はまれだが，腹膜炎とカテーテル喪失のリスクがある．

［出口部感染と診断した場合の抗菌薬の選択］
1．出口部感染の場合には，初期治療として内服抗菌薬（セファクロルもしくはST〔スルファメトキサゾール・トリメトプリム〕合剤）の投与を開始する（表5）．
2．トンネル感染，内側カフ感染の場合（外側カフ出し術後も含む）の初期治療も，原則として出口部感染と同様の治療を行う．原因菌が不明な場合で，感染症状が強ければ腹膜炎治療（後述）に準じて，バンコマイシンとセフタジジムの腹腔内投与，もしくは点滴静注を考慮する．
3．起因菌，感受性，1週間後の臨床症状の改善度合から，初期治療の抗菌薬を変更する（表6）．
4．改善がない場合には，感受性のある抗菌薬の静注もしくは腹腔内投与に変更する（治療期間は合計4週間）．
5．コリネバクテリウムが起因菌の場合，バンコマイシンが有効である例もあるが，治療抵抗性のことが多い．効果が乏しい場合はカフ出し術などの外科的治療が必要となることが

表6 起因菌判明後の抗菌薬の選択

原因菌	グラム陽性菌	セラチア，緑膿菌	真菌
原因菌判明後の治療	・初期治療により改善がある場合，初期治療を継続 ・黄色ブドウ球菌による出口部感染で初期治療により改善がない場合や，MRSAでありバイオフィルムの形成が疑われる治療抵抗性例では，リファンピシンを併用する	・出口部の消毒薬をポビドンヨードに変更 ・抗菌薬を感受性のある薬剤に変更する（基本的には単剤） ・緑膿菌の場合，出口部消毒時にゲンタシン®クリームの出口部への塗布を行う	・初期治療を中止し，抗真菌薬の全身投与を行う ・出口部消毒時に抗真菌薬クリームの出口部への塗布を行う ・出口部感染が再燃する場合には，カフ出し術，カテーテル抜去を検討する
治療期間	4週間	4週間	2〜4週間
注意点	・リファンピシンの長期投与により耐性菌が出現しやすいため，ガイドライン[1]では1週間以上の長期投与は勧められていない	・感受性のある抗菌薬を4週間以上使用しても改善が乏しい場合には，カフ出し術などの外科的治療を積極的に検討する	・アムホテリシンBの腹腔内投与は勧めない ・ミカファンギン，ボリコナゾール，ホスフルコナゾールが有効である可能性がある

多い．

[抗菌薬を使用する場合の注意点]
1. セファクロルやアモキシシリンなどの一部の内服抗菌薬では，塩酸セベラマーを併用している場合，塩酸セベラマーによる薬物吸着のため期待した効果が得られない可能性がある．
2. キノロン系内服抗菌薬を使用する場合，塩酸セベラマー・牛乳・経口鉄剤やカルシウム剤などの多価陽イオンを含む薬剤と同時に内服すると，キレート作用によりキノロン系抗菌薬の吸収が抑制される．このためキノロン系抗菌薬を内服後に2時間あけて，ほかの薬剤を内服する
3. 腹腔内投与の場合は，最低6時間貯留を行う．抗菌薬の体内への吸収率は，腹膜炎時と比べ，低い可能性がある．
4. 残腎機能の維持のためアミノグリコシド系抗菌薬の使用を避ける．
5. 腹腔内投与が困難な薬剤の場合や，腹腔内への投与量が不明確な場合には点滴静注を行う．

[カフ出し術・カテーテル抜去の適応]
1. 難治性の出口部感染の場合は，可能であればカテーテルを抜去した数日後にカテーテルを再挿入する．
2. カフ出し術を考慮するポイントを表7に示す．

表7 カフ出し術（アンルーフィング）を考慮するポイント

| 1. 4週間の治療で改善のない場合 |
| 2. トンネル部（外側カフ部から内側カフ部）まで感染が及んでいる場合 |
| 3. 臨床症状が改善しても1か月以内に同一菌による再発がみられる場合 |
| 4. 起因菌が真菌の場合 |

カフ出し術の既往がある場合には，カテーテル入れ換え術を考慮する．難治性の出口部感染の場合には，可能であればカテーテルの同時入れ替えを行わず，抜去して数日後にカテーテルを挿入する．カフ出し術，カテーテル入れ替え術後1週間は感受性のある抗菌薬を継続する

PD腹膜炎

A 腹膜炎の診断

1. 腹水採取の際には，3〜4時間貯留を行った排液腹水を用いる（表8）．

表8　PD 排液混濁の鑑別診断

1. 培養陽性の感染性腹膜炎
2. 無菌性・ウイルス性腹膜炎
3. 化学性腹膜炎
4. 好酸球性腹膜炎
5. 血性排液（排卵に伴う腹腔内出血も含む）
6. 長期間腹腔内に貯留したあとに採取した排液
7. 悪性新生物，乳び腹水，フィブリンの混入など

表10　腹膜炎が疑われた際の対応

1. 排液混濁，発熱，腹痛がみられたら病院に連絡
2. 病院到着後，すみやかに腹腔内に4時間貯留した排液検体が採取できるよう，自宅を出発する前に注液を指示する
3. 来院後，腹腔内に4時間貯留した排液の白血球細胞数（白血球分画も必要）と排液培養（血液培養ボトル）*，グラム染色（培養容器）の検査を行う

＊：排液 50 mL を遠心分離したあとの沈澱物と排液 5〜10 mL をそれぞれ血液培養ボトルで培養したほうが，細菌の検出率は高い

表9　腹膜炎の診断（日本小児 PD・HD 研究会）

ステップ1	以下3項目のうち，2項目陽性の場合に疑う 1. 腹水混濁 2. 発熱 3. 腹痛
ステップ2	4時間腹腔内貯留を行った排液で，以下のどちらかがあれば診断する 1. 腹水白血球細胞数 500/mm^3 以上，好中球 50% 以上 2. 腹水培養による起因菌の検出 ※ただし，下記の条件をみたす場合には好酸菌性腹膜炎と診断する ①腹水白血球細胞数 100/mm^3 以上，好酸球数 10% 以上 ②腹水培養陰性

2. 診断には，腹水中の白血球細胞数と白血球分画が重要である．
3. ISPD（国際腹膜透析学会）では，腹水白血球細胞数 100/mm^3，多核好中球 50% 以上を腹膜炎と定義しているが，当院ではウイルス性腹膜炎を除外するため，細胞数 500/mm^3，多核好中球 50% 以上と定義している．
4. 起因菌同定のための細菌培養は，通常の培養法より血液培養ボトルでの培養法が検出率は高い．さらに検出率の高い方法は，排液 50 mL を遠心分離したあとの沈殿物と排液 5〜10 mL をそれぞれ血液培養ボトルで培養する方法（ISPD ガイドライン推奨）[1]である．
5. グラム染色は早期の起因菌同定に役立つ．
6. 好酸球性腹膜炎は診断基準が異なるので注意を要する（表9）．
7. 好酸球腹膜炎は手術操作後2週間以内（カテーテル挿入術後，カテーテル位置異常，大網切除術後など）や抗菌薬の使用により発症しうる．発症時の血液検査でも末梢血好酸球増多がみられる場合がある．また細菌性腹膜炎の際と同様，除水不全がみられることがある（表10）．

B 腹膜炎の治療

1. 腹膜炎治療の際は，カテーテルの温存よりも腹膜の保護が重要である．
2. 腹膜炎では，抗菌薬による治療を2週間（重症例では3週間）継続する．
3. 腹腔内投与の場合には，抗菌薬を混入した透析液を最低6時間貯留する．腹膜炎を発症している間は，ほとんどの抗菌薬では吸収が著しく促進している．
4. 腹膜炎に対する抗菌薬の投与法は，抗菌薬の局所濃度が非常に高くなるため，静脈内投与より腹腔内投与が推奨される．
5. 腹膜炎を発症した際には，腹膜透過性の亢進に伴う除水不全が起こりやすい．除水不全の際には，短時間貯留の APD（例：1時間サイクル）でなければ除水ができないことがある．

表11 用語定義（ISPD2010ガイドライン）

再燃性腹膜炎	腹膜炎の治療終了後，4週間**以内**に発症した**同一菌**による腹膜炎
再発性腹膜炎	腹膜炎の治療終了後，4週間**以内**に発症した**異なる起因菌**による腹膜炎
反復性腹膜炎	腹膜炎の治療終了後，4週間**以上**に発症した**同一菌**による腹膜炎
難治性腹膜炎	適切な抗菌薬の投与にかかわらず，5日以内に排液が清明にならない腹膜炎

（Li PK, Szeto CC, et al.：Peritoneal dialysis-related infections recommendations：2010 update. Perit Dial Int 2010；30：393-423 より）

6. 腹膜炎の際は，腹腔内にフィブリンが析出しチューブが閉塞する可能性があるため，透析液にヘパリンを注入する（透析液1L当たりヘパリン1mLを混注，p.67参照）．ヘパリン注入は，症状が消失し排液混濁がなくなるまで連日行う．排液混濁が強い場合には，2〜3回の腹腔内洗浄も併用する（p.25参照）．
7. 透析液の貯留による腹痛など，腹腔内の不快感を著しく認める場合には，腹膜炎発症後の数日間は1回注液量を25％程度減量する．
8. 治療開始後も定期的に腹水細胞数と培養検査を繰り返し行い，病勢の把握に努める．当院では治療開始5日後まで，難治性腹膜炎（表11）[1]の除外目的で連日，細胞数が正常化したあとも治療終了まで3〜5日ごとに，腹水細胞数検査を行っている．
9. 各施設での起因菌の感受性を，抗菌薬の選択の際に参考にする．

バンコマイシン（塩酸バンコマイシン®）
30 mg/kg/回（最大1g）腹腔内投与，もしくは点滴静注
※連日投与ではなく，トラフが15〜20 mg/L に低下した際に追加投与する（おおむね5〜7日おきの投与）

＋

セフタジジム（モダシン®）
25 mg/kg/回（最大1g）腹腔内投与，もしくは点滴静注

図3 腹膜炎と診断した際の初期治療
従来，当院では初期治療としてセフメタゾールとセフタジジムを併用していたが，2000〜2010年の検討で腹膜炎の起因菌として第1世代，第2世代セフェム系抗菌薬に耐性の腸球菌が増加しているため，2011年からバンコマイシンとセフタジジムに変更した．施設により腹膜炎の起因菌と薬剤耐性が異なるため，施設ごとの検討による変更を推奨する

［初期治療］
1. 初期治療は各施設の原因菌の感受性を考慮して，グラム陽性菌とグラム陰性菌の両方を対象にすることをガイドラインは推奨している．当院ではグラム陽性菌に対してバンコマイシン（塩酸バンコマイシン®），グラム陰性菌に対してセフタジジム（モダシン®）を選択している（図3）．
2. 起因菌，感受性，臨床症状の改善度合から抗菌薬を変更する．
3. 抗菌薬を長期に使用している場合には，抗菌薬中止後1週間まで抗真菌薬を予防的に併用することを考慮する．
4. 低γグロブリン血症を併発している重篤な腹膜炎では，γグロブリンの輸注も考慮する．
5. 真菌性腹膜炎の臨床的特徴は細菌性腹膜炎と類似しており，腹水白血球分画でリンパ球や単球優位の場合がある．
6. 真菌は培養の発育速度が遅いため診断が困難な場合があり，発症の危険性が高い患者では，培養結果が陰性で抗菌薬の効果がない腹膜炎を発症した場合に，臨床的に真菌性腹膜炎を強く疑うことが重要である．

ⓐ初期治療の評価
- 臨床症状（腹痛・発熱・排液混濁）が72時間以内に改善傾向にあれば効果ありと判断する．

表12　腹膜炎診断から24〜48時間（腹水培養結果が判明したあと）

〈グラム陽性菌〉

原因菌	・黄色ブドウ球菌（Staphylococcus aureus）	・表皮ブドウ球菌（S. epidermidis）を含む Coagulase-negative staphylococci（CNS） ・その他のグラム陽性菌（Corynebacterium を含む）	・連鎖球菌（Streptococcus） ・腸球菌（Enterococcus）
原因菌判明後の治療	・セフタジジムを中止 ・バンコマイシンを中止し，感受性のあるセファゾリンやセフメタゾールへ変更 ＜MRSAの場合＞ ・バンコマイシンを継続 ・臨床的改善が乏しい場合，リファンピシンを併用	・セフタジジムを中止 ・バンコマイシンを中止し，感受性のあるセファゾリンやセフメタゾールへ変更 ＜MRSEの場合＞ ・バンコマイシンを継続	・すべての初期治療を中止し，アンピシリンに変更 ・腸球菌が起因菌による腹膜炎で難治性の場合は，シナジー効果を期待しゲンタマイシンを併用
治療期間	最低21日間	14日	連鎖球菌：14日 腸球菌　：21日
注意点	・重篤な腹膜炎を起こす ・タッチコンタミネーション，出口部・トンネル感染の有無を確認 ・カテーテル感染が原因の場合，カテーテル抜去が必要	・タッチコンタミネーションの有無を確認 ・表皮ブドウ球菌による再燃性腹膜炎を発症した場合，カテーテルへのバイオフィルムの形成を疑い，カテーテルの入れ替えを考慮	・激しい腹痛を認めることが多い ・腸球菌による腹膜炎は重症化しやすい ・出口部・トンネル感染の有無を確認

〈グラム陰性菌〉

原因菌	・大腸菌（Escherichia coli） ・クレブシエラ（Klebsiella） ・プロテウス（Proteus）	・セラチア（Serratia），緑膿菌（Pseudomonas aeruginosa），インドール陽性菌（プロビデンシアなど） ・シトロバクター（Citrobacter），エンテロバクター（Enterobacter）	・複数菌 ・嫌気性菌
原因菌判明後の治療	・バンコマイシンを中止 ・臨床的改善を認める場合，セフタジジムを継続 ・臨床的改善が乏しい場合，感受性のある抗菌薬に変更	・バンコマイシンを中止 ・セフタジジムに加え，作用機序が異なり，感受性のある抗菌薬を追加し2剤で治療を行う（キノロン系〔シプロフロキサシンなど〕やアミノグリコシド系を追加） ・セフタジジムへの感受性が低い場合，その他のβラクタム環を有する抗菌薬（ピペラシリン，メロペネムなど）に変更	・セフタジジムを継続しメトロニダゾール内服を追加 ・グラム陰性菌を含む複数菌が検出された場合，腹腔内臓器の疾患（腸管穿孔や腸管からのトランスロケーションなど）の精査を行い，外科手術の必要性を検討する ・複数のグラム陽性菌が検出された場合，感受性に合わせ抗菌薬を選択し，タッチコンタミネーションや出口部・トンネル感染の可能性を考慮する
治療期間	14〜21日	最低21日間（臨床的改善を認める場合）	グラム陰性菌を含む複数菌：14日間 複数のグラム陽性菌　　：21日間
注意点		・特に再燃のリスクが高い ・出口部・トンネル感染の有無を確認 ・緑膿菌の場合，カテーテル抜去後2週間は抗菌薬治療を継続	・複数の腸内細菌，特に嫌気性菌が検出された場合には死亡リスクが高く，外科的な検討が必須である ・一般的に複数のグラム陽性菌による腹膜炎は抗菌薬への反応性がよい

〈真菌〉

原因菌判明後の治療	・早急にカテーテルの抜去を検討する ・フルシトシンとフルコナゾールを併用する ・ミカファンギン，ボリコナゾール，ホスフルコナゾールが有効である可能性がある
治療期間	カテーテル抜去後の抗真菌薬投与は最低10日以上継続する
注意点	・起因菌は Candida species がほとんどを占める（C. albicans が大半を占めるが，近年 non-albicans Candida が増加している） ・アムホテリシンBの腹腔内投与は勧めない ・真菌性腹膜炎の場合，カテーテルの温存は死亡リスクおよび腹膜機能の劣化予防の観点から勧められない ・カテーテル再挿入は少なくとも2〜3週間あけることを推奨する

表13　テンコフカテーテル抜去を考慮する場合

腹膜炎の場合	・難治性腹膜炎 ・同一起因菌による腹膜炎(再燃性腹膜炎・反復性腹膜炎) ・真菌性腹膜炎 ・マイコバクテリウム属による腹膜炎 ・複数の腸内細菌による腹膜炎
出口部・トンネル感染の場合	・難治性出口部感染とトンネル感染 ・同一起因菌による出口部感染とトンネル感染 ・真菌による出口部感染

表14　テンコフカテーテル抜去と同時に新規挿入術を行うべきでない場合

腹膜炎の場合	・カテーテル感染が疑われる場合(とくに黄色ブドウ球菌が起因菌の場合) ・治療を開始して72～96時間経過しても臨床症状が改善しない場合 ・抗菌薬治療によっても,排液の白血球細胞数が100/mm^{3}未満にならない場合 ・起因菌が緑膿菌,真菌の場合
出口部・トンネル感染の場合	・難治性トンネル感染で,膿性分泌物を認める場合

テンコフカテーテル抜去後には,短期型バスキュラーカテーテルを留置し(おもに右内頸静脈)一時的にHDを行う.テンコフカテーテルの抜去後は2週間抗菌薬を継続(静注)し,2～3週間後に再挿入を行う(真菌の場合には抗真菌薬を2週間以上継続する)

- 治療効果があれば,72時間以内に排液の白血球細胞数は治療開始時の50%以下になる.
- 初期治療を開始して3～7日後に排液の培養検査が陽性であっても,治療効果があれば治療の失敗とみなす必要はない.

ⓑ 初期治療開始後も臨床症状が改善しない場合

- 初期治療を開始して72時間以内に臨床症状が改善しない場合には,トンネル感染・結核・腹腔内疾患(例:腸管穿孔)などの原因検索を行う.

[起因菌同定後の治療]

1. 培養結果の確定後には,初期治療で使用した抗菌薬を狭い範囲の適切な抗菌薬に変更する(表12).
2. 多くの場合,治療開始後48時間以内には排液混濁度の低下など臨床的な改善を認める.感受性のある抗菌薬使用で48時間以内に改善しない場合や起因菌が真菌の場合には,カテーテル抜去を考慮する.
3. トンネル感染から腹膜炎を発症した場合,腹膜炎の治癒後にカテーテル入れ替えを行う(表13,14).
4. 適切な抗菌薬投与にもかかわらず,5日以内に臨床的改善を認めない難治性腹膜炎の場合には,腹膜機能保持のためカテーテル抜去が必要である.

[培養陰性の場合]

1. 初期治療を開始して72時間以内に臨床的改善がある場合は,初期治療で14日間投与する.
2. 改善がない場合は繰り返し培養検査を行い,培養陰性が持続する場合にはカテーテル抜去を考慮する.

[腹膜炎治療後に再び腹膜炎を発症した場合]

1. 再発性腹膜炎(表11)の場合,カテーテルの抜去を行う.

表15 薬用量(静注[IV], 腹腔内投与[IP])

一般名 (おもな商品名の例)	略語	小児			成人		
		投与経路	PD実施時	正常腎機能	投与経路	PD実施時	正常腎機能<最高投与量>
<ペニシリン系>							
アンピシリン (ビクシリン)	ABPC	IV	70〜100 mg/kg/日 分2[2]	100〜200 mg/kg/日 分4[2]	IV	500 mg/日 分2[2]	1〜4 g/日 分4[3] <8 g>[2]
		IP	維持 125 mg/L[4]		IP	維持 125 mg/L[1]	
アンピシリン・スルバクタム (ユナシンs)	SBT/ABPC	IV	52.5〜75 mg/kg/日 分1[4]	150〜300 mg/kg/日 分4[2]	IV	1.5 g/日 分1[3]	3〜6 g/日 分2[3] <12 g>[3]
		IP	初回負荷 1 g/L, 維持 100 mg/L[2]		IP	初回負荷 1 g/L, 維持 100 mg/L[1] 間欠投与 2 g/回 12時間ごと[2]	
ピペラシリン (ペントシリン)	PIPC	IV	100〜150 mg/kg/日 分2[2]	200〜300 mg/kg/日 分4[2]	IV	3 g/日 分3[3]	2〜4 g/日 分4[3] <8 g>[3]
		IP	初回負荷なし, 維持 250 mg/L[2]		IP	初回負荷 4 g/L, 維持 250 mg/L	
ピペラシリン・タゾバクタム (ゾシン)	TAZ/PIPC	IV	112.5〜168.75 mg/kg/日 分2[2]	225〜337.5 mg/kg/日 分4[2]	IV	9 g/日 分2[2]	6.75〜9 g/日 分3〜4[3] <18 g>[2]
<セフェム系・第一世代>							
セファゾリン (セファメジンα)	CEZ	IV	25 mg/kg/日 分2[2]	150〜300 mg/kg/日 分3 100 mg/kg/日 分3 (重症時 150 mg/kg/日 分3)[3]	IV	1 g/日 分2[2]	2〜3 g/日 分2〜3[3] <5 g>[3]
		IP	初回負荷 500 mg/L, 維持 125 mg/L[1] 間欠投与 15〜25 mg/kg/日(最大 1 g)分1[4]		IP	初回負荷 500 mg/L, 維持 125 mg/L[1] 間欠投与 15 mg/kg/日 分1[1]	
<セフェム系・第二世代>							
セフメタゾール (セフメタゾン)	CMZ	IV	25 mg/kg/日(最大 1 g)分1[2]	25〜150 mg/kg/日 分2〜4[4] 100 mg/kg/日 分3 (重症時 150 mg/kg/日 分3)	IV	2 g/回 48時間ごと[2]	1〜4 g/日 分2〜4[3] <4 g>[3]
		IP	初回負荷 250〜500 mg/L, 維持 125 mg/L[4] 間欠投与 15〜25 mg/kg/日(最大 1 g)分1[4]				
セフォチアム (パセトクール)	CTM	IV	12.5〜25 mg/kg/日 分1[2]	50〜100 mg/kg/日 分3[2]	IV	0.5 g/回 24時間ごと[2]	0.5〜4 g/日 分3〜4[3] <4 g>[3]
		IP	初回負荷 250〜500 mg/L, 維持 125 mg/L[4] 間欠投与 15〜25 mg/kg/日(最大 1 g)分1[4]		IP	初日 0.5 g/回 1日 4回 2日目以後は 0.25 g/回 1日 4回	

一般名 (おもな商品名の例)	略語	小児			成人		
		投与経路	PD実施時	正常腎機能	投与経路	PD実施時	正常腎機能〈最高投与量〉
〈セフェム系・第三世代〉							
セフタジジム (モダシン)	CAZ	IV	50 mg/kg/回 48時間ごと[2] 25 mg/kg/日(最大 1 g)分 1	75〜150 mg/kg/日 分 3[3]	IV	0.5 g/日 分 1[3]	1〜2 g/日 分 3[3] 〈4 g〉[3]
		IP	初回負荷 250〜500 mg/L, 維持 125 mg/L[4] 間欠投与 15〜25 mg/kg/日(最大 1 g)分 1[4]		IP	初回負荷 500 mg/L, 維持 125 mg/L[1] 間欠投与 1,000〜1,500 mg/日 分 1[1]	
セフォタキシム (セフォタックス, クラフォラン)	CTX	IV	35〜70 mg/kg/日 分 1[2]	100〜200 mg/kg/日 分 3[3]	IV	1 g/日 分 1[3]	1〜2 g/日 分 2〜4[2] 〈4 g〉[3]
		IP	初回負荷 500 mg/L, 維持 250 mg/L[4] 間欠投与 30 mg/kg/日 分 1[4]				
セフトリアキシン (ロセフィン)	CTRX	IV	50 mg/kg/日 分 1[2]	50〜100 mg/kg/日 分 1〜2[2]	IV	2 g/日 分 2	1〜4 g/日 分 1〜2[3] 〈4 g〉[3]
					IP	初回 1 g/回, 2回目以後 125 mg/L 1日4回	
〈セフェム系・第四世代〉							
セフェピム (マキシピーム, セフェピム)	CFPM	IV	50 mg/kg/日 分 1[2]	100〜150 mg/kg/日 分 2〜3[2]	IV	1〜2 g/回 48時間ごと[2]	1〜2 g/日 分 2[3] 〈6 g〉[3]
					IP	初回負荷 500 mg/L, 維持 125 mg/L[1] 間欠投与 1,000 mg/日 分 1[1]	
〈キノロン系〉							
シプロフロキサシン (シプロキサン)	CPFX	DIV	10〜15 mg/kg 分 1[2]	20〜30 mg/kg/日 分 2[2]	DIV	250〜500 mg/日 分 1[2]	600 mg/日 分 2[2] 〈800 mg〉[2]
		IP	間欠投与 50 mg/L, 維持 25 mg/L[2]		IP	初回負荷 500 mg/L, 維持 50 mg/L[1]	
〈カルバペネム系〉							
パニペネム (カルベニン)	PAPM/BP	DIV	1回投与量 15 mg/kg 24時間ごと	30〜60 mg/kg/日 分 3 (最大 100 mg/kg/日 分 4)[3]	DIV	0.5 g/日 分 1[3]	1 g/日 分 2[3] 〈2 g/日 分 2〉[3]
メロペネム (メロペン)	MEPM	DIV	10〜20 mg/kg/日 分 1[2]	60〜120 mg/kg/日 分 3[3]	DIV	1〜2 g/日 分 1[2]	1〜2 g/日 分 3[3] 〈3 g/日 分 3〉[3]
		IP	10〜20 mg/kg/日 分 1				
〈グリコペプチド系〉							
バンコマイシン (バンコマイシン) ※TDM 必要薬剤	VCM	DIV	10 mg/kg/回, 血清濃度に応じて追加投与[2] 30 m/kg/回, 5〜7日ごとを目安[*1]	40 mg/kg/日 分 4 または45 mg/kg/日 分 3[3]	DIV	1 g/回 4〜7日ごと[*1, 2]	1〜2.5 g/日 分 2[2] 〈2.5 g〉[2]
		IP	初回負荷 500 mg/L, 維持 30 mg/L[4] 間欠投与 30 mg/kg/日 5〜7日ごと[*1, 4]		IP	初回負荷 1,000 mg/L, 維持 25 mg/L[1] 間欠投与 15〜30 mg/kg 5〜7日ごと[*1, 1]	

一般名 (おもな商品名の例)	略語	小児			成人		
		投与経路	PD実施時	正常腎機能	投与経路	PD実施時	正常腎機能 <最高投与量>
<オキサゾリジノン系>							
リネゾリド (ザイボックス)	LZD	DIV	20 mg/kg/回 分2[2)]	5歳未満、または VCM 耐性 E. faecium 30 mg/kg/日 分3[2)] 5〜11歳 20 mg/kg/日 分2[2)]	DIV	1,200 mg/日 分2[2)]	1,200 mg/日 分2[2)] <1,200 mg>
<アミノグリコシド系>							
ゲンタマイシン[※2,4] (ゲンタシン、エルタシン) ※TDM必要薬剤	GM	DIV	2 mg/kg/回 72時間ごと[*3]	5 mg/kg/回 分1[*3]	DIV	初回投与 2 mg/kg、以後 1.6 mg/kg[*3)]	5.1 mg/kg/日 分3 または 5〜7 mg/kg/日 分1[*3] <120 mg>
		IP	初回負荷 8 mg/L、維持 4 mg/L[2)] 間欠投与 0.6 mg/kg/回 1〜3日ごと を目安[*4]		IP	初回負荷 8 mg/L、維持 4 mg/L[1)] 間欠投与 0.6 mg/kg	
トブラマイシン[*5] (トブラシン) ※TDM必要薬剤	TOB	DIV	2 mg/kg/回、血清濃度に応じて追加投与[*3]	5 mg/kg/回 分1[*3]	DIV	データなし	5.1 mg/kg/日 分3 または 5〜7 mg/kg/日 分1[*3] <120 mg>
		IP	初回負荷 8 mg/L、維持 4 mg/L[1)] 間欠投与 0.6 mg/kg/回 2〜3日ごと を目安[*6]		IP	初回負荷 8 mg/L、維持 4 mg/L[1)] 間欠投与 0.6 mg/kg/日 分1[*6,1)]	
<抗真菌薬>							
フルコナゾール (ジフルカン)	FLCZ	IV	1.5〜6 mg/kg/回 48時間ごと[2)]	3〜12 mg/kg/回 分1[*3]	IV	50〜200 mg/日 分1[2)]	100〜400 mg/日 分1[2)] <400 mg>
		IP	3〜6 mg/kg/回 24〜48時間ごと[4)]		IP	200 mg/回 24〜48時間ごと[1)]	
ミカファンギン (ファンガード)	MCFG	DIV	生後120日未満：10 mg/kg/日 分1[2)] 〜8歳未満：3〜4 mg/kg/日 分1 8歳以上：150 mg/日 分1	同左	DIV	アスペルギルス症[3)] 50〜150 mg/日 分1 (最大300 mg/日 分1) カンジダ症 50 mg/日 分1 (最大300 mg/日 分1) ※体重 50 kg以下の場合 6 mg/kg/日を超えない	同左

■は当院のオピニオン

*1：TDMを行い、血中濃度が15〜20 μg/mL に低下した際に追加投与する
*2：血中濃度目標・目標ピーク濃度 6〜10 μg/mL[3)]、12〜16 μg/mL、最大トラフ濃度 2 μg/mL
*3：点滴静注後 0.5〜1時間の薬剤濃度のピーク値とする。血中濃度が最大トラフ以下になれば再投与を行う
*4：トブラマイシンと同様に連日投与では、トラフが高値となる可能性があるため、TDMを行い投与間隔を変更する必要がある
*5：血中濃度目標、最大ピーク濃度 12〜16 μg/mL、最大トラフ濃度 2 μg/mL
*6：当院では、ISPDガイドライン[1)]の連日投与ではトラフが高値となるため トラフを行い投与間隔を決定している
(臨林透析編集委員会：腎不全時の薬物使用 原書第5版 成人および小児における適正投与法のガイドライン、臨透析 2007. 23/平田純生、和泉 智、他：透析患者への投薬ガイドブック (改訂2版) 慢性腎臓病 (CKD) の薬物治療. じほう. 2009/日本小児 PD・HD 研究会 (編)：小児 PD 治療マニュアル. 2005(http://www.linkclub.or.jp/~pedpjpn/PDMan100.pdf)/五十嵐 隆、渡辺 博、他 (編)：新小児薬用量 (改訂第6版). 診断と治療社. 2012 より改変)

表16 薬用量（経口抗菌薬）

一般名 （おもな商品名の例）	略語	小児		成人	
		PD実施時	正常腎機能	PD実施時	正常腎機能＜最高投与量＞
＜ペニシリン系＞					
アモキシシリン （サワシリン）	AMPC	8～20 mg/kg/日 分1[2] （※高用量 20 mg/kg/日 分1）	25～50 mg/kg/日 分3[2] 90 mg/kg/日 分3	500 mg/日 分2	750～1,500 mg/日 分3[2] ＜1,500 mg＞[2] ＜3,000 mg＞
＜セフェム系＞					
セファクロル （ケフラール）	CCL	10～20 mg/kg/日 分2～3[2] 30 mg/kg/日 分3	20～40 mg/kg/日 分2～3[2]	750～1,500 mg/日 分3	750～1,500 mg/日 分3[2] ＜1,500 mg＞[2] ＜4,000 mg＞
＜キノロン系＞					
シプロフロキサシン （シプロキサン）	CPFX	10～15 mg/kg/日 分1[2]	20～30 mg/kg/日 分2[3]	750 mg/日 分3	1,000～1,500 mg/日 分3[2] ＜1,500 mg＞[2]
レボフロキサシン （クラビット）	LVFX	5～10 mg/kg/回 48時間ごと[2] 5～6 mg/kg/日 分1	≦5歳 20 mg/kg/日 分2 5歳＜ 10 mg/kg/日 分1	初日 500 mg/日 分1, 3日目以後 250 mg/回 48時間ごと[3]	250～750 mg/日 分1[2] ＜750 mg＞[2]
ノルフロキサシン （バクシダール）	NFLX	4～8 mg/kg/日 分2	6～12 mg/kg 分3[5]	400 mg/日 分1	800 mg/日 分2[2] ＜800 mg＞[2]
＜その他＞					
リファンピシン （リマクタン）	RFP	20 mg/kg 分1（最大 600 mg/日）[4] 10～15 mg/kg/日 分1（最大 450 mg/日）	10～20 mg/kg/日 分1[5]	300～600 mg/日 分1～2[3]	600 mg/日 分1[2] ＜600 mg＞[3]
ST合剤 （バクタ）	ST合剤	5～10 mg/kg/日 分1（トリメトプリムとして）[2] 0.0625～0.125 g/kg/日 分1（バクタとして）[2]	10～20 mg/kg/日 分2～4（トリメトプリムとして） 0.125～0.25 g/kg/日 分2～4（バクタとして）[3]	80 mg/日 分2（トリメトプリムとして）[1] 1 g/日 分1（バクタとして）[1]	320 mg/日 分2（トリメトプリムとして）[3] ＜960 mg＞[3] 4 g/日 分2（バクタとして）[3] ＜12 g＞[3]
ミノサイクリン （ミノマイシン）	MINO	4 mg/kg/日 分2	4 mg/kg/日 分2	200 mg/日 分2	200 mg/日 分2[3] ＜400 mg＞
＜抗真菌薬＞					
フルコナゾール （ジフルカン）	FLCZ	3～6 mg/kg/回（24～48時間ごと、最大 200 mg/回）[4]	3～6 mg/kg/日 分1[3]	200 mg/日 分1[2]	100～400 mg/日 分1[3] ＜400 mg＞[3] ＜800 mg＞
フルシトシン （アンコチル）	5-FC	25～37.5 mg/kg/日 分4[2]	12 mg/kg/日 分1	0.5～1 g/日 分1	150 mg/kg/日 分4[2] ＜データなし＞
イトラコナゾール （イトリゾール）	ITCZ	3～10 mg/kg/日 分2[2]	100～150 mg/kg/日 分4[2]	100 mg/回（12～24時間ごと）[2]	200～400 mg/日 分2[2] ＜400 mg＞[2]
ボリコナゾール （ブイフェンド）	VRCZ	初回のみ 6 mg/kg/回 12時間後から 8 mg/kg/回 分2	初回のみ 6 mg/kg/回 8 mg/kg/日 分2 ＜12歳 初日 18 mg/kg/日 分2 2日目以後 16 mg/kg/日 分2 12歳≦ 初日 12 mg/kg/日 分2 2日目以後 8 mg/kg/日 分2	3～10 mg/kg/日 分2[2]	400 mg/日 分2[2] ＜800 mg＞

■は当院のオピニオン

（臨牀透析編集委員会：腎不全時の薬物使用 原版第5版 成人および小児における適正投与法のガイドライン. 臨牀透析 2007. 23/平田純生, 和泉 智, 他：透析患者への投薬ガイドブック（改訂2版）慢性腎臓病（CKD）の薬物治療. じほう. 2009/日本小児PD・HD研究会：小児PD治療マニュアル. 2005（http://www.linkclub.or.jp/~pedpdjpm/PDMan100.pdf）/五十嵐 隆, 渡辺 博, 他（編）：新小児薬用量（改訂第6版）. 診断と治療社. 2012 より改変）

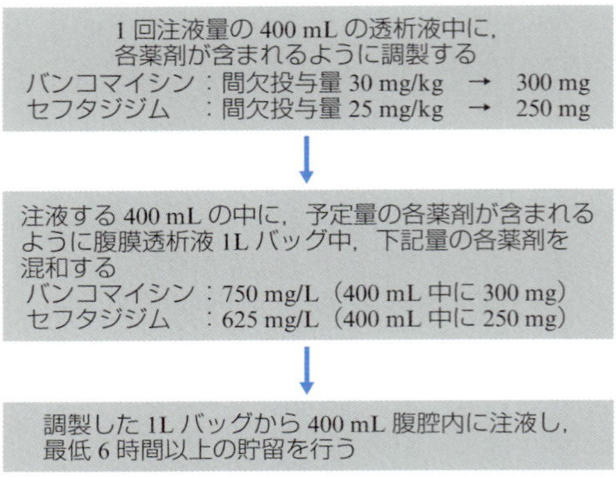

図4 抗菌薬の腹腔内投与法（間欠投与）の例

1回注液量の400 mLの透析液中に、各薬剤が含まれるように調製する
バンコマイシン ：間欠投与量 30 mg/kg → 300 mg
セフタジジム ：間欠投与量 25 mg/kg → 250 mg

↓

注液する400 mLの中に、予定量の各薬剤が含まれるように腹膜透析液1Lバッグ中、下記量の各薬剤を混和する
バンコマイシン ：750 mg/L（400 mL中に300 mg）
セフタジジム ：625 mg/L（400 mL中に250 mg）

↓

調製した1Lバッグから400 mL腹腔内に注液し、最低6時間以上の貯留を行う

体重10 kg、身長75 cm、1回注液量400 mLの患児に腹膜炎に対する初期治療として、バンコマイシンとセフタジジムを投与する場合

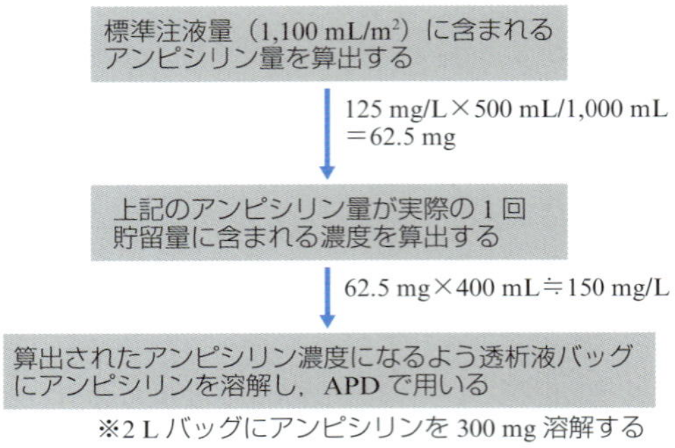

図5 抗菌薬の腹腔内投与法（持続投与）の例

標準注液量（1,100 mL/m²）に含まれるアンピシリン量を算出する

125 mg/L×500 mL/1,000 mL
＝62.5 mg

↓

上記のアンピシリン量が実際の1回貯留量に含まれる濃度を算出する

62.5 mg×400 mL≒150 mg/L

↓

算出されたアンピシリン濃度になるよう透析液バッグにアンピシリンを溶解し、APDで用いる

※2 LバッグにアンピシリンをЗ00 mg溶解する

体重10 kg、身長75 cm（体表面積0.46 m²）、1回注液量400 mL 8時間4サイクルのAPDを行っている患児で、腹膜炎に対する治療として、アンピシリン（維持量：125 mg/L）を持続投与する場合

2. 起因菌が不明な場合には、初期治療（バンコマイシン＋セフタジジム）を行う．
3. 起因菌が同一の場合には、感受性のある抗菌薬による治療を開始し、腹水細胞数が正常化したあとにカテーテルを抜去する．
4. 治療を開始して96時間以内に改善が認められない場合や、臨床的な改善のあと、再度、腹膜炎を発症した場合には、カテーテル抜去を考慮する．

［カテーテルの再挿入の時期決定］
1. 難治性腹膜炎や真菌性腹膜炎の場合にはカテーテル抜去から2～3週間あけて再挿入する．
2. 適切な抗菌薬治療により腹水細胞数の正常化が持続する場合には、抗菌薬を使用しながら抜去と挿入術を一期的に行うことを考慮できる．

PD関連感染症の際に用いる抗菌薬

1. 抗菌薬投与の際、腹膜透析実施時には通常のIV（静注）に加え、IP（腹腔内投与）が利用できる（表15, 16）．
2. IPには間欠投与と持続投与の2つの投与法がある．
3. 腹膜炎の際は、腹膜透過性が亢進していることが多く、長時間貯留が必要な抗菌薬の腹腔内持続投与では、除水困難に陥る可能性がある．また小児ではAPDを行うことが多いため、当院ではAPD実施時にも行いやすい間欠投与法を推奨している．
4. 表15, 16に記載した投与量は参考であり、実際の投与時には添付文書などで確認していただきたい．

A 具体的な腹腔内投与の方法

［間欠投与法］
1. 1回貯留量の腹膜透析液に、抗菌薬の1回投与量が含まれるように調製する（図4）．

［持続投与法］
1. 持続投与法での抗菌薬濃度の記載は、1回貯留量が1,100 mL/m²の抗菌薬濃度である（図5）．このため1回注液量が1,100 mL/m²に満たない場合には、1回貯留量が1,100 mL/m²の場合に含まれる抗菌薬量に、抗菌薬の濃度を変更する必要がある．

2．初回負荷が必要な薬剤では，一般的に 1 回当たり 3～6 時間貯留を行う．

【文献】
1) Li PK, Szeto CC, et al.：Peritoneal dialysis-related infections recommendations：2010 update. Perit Dial Int 2010；30：393-423
2) 臨牀透析編集委員会：腎不全時の薬物使用 原書第 5 版 成人および小児における適正投与法のガイドライン．臨透析 2007；23
3) 平田純生，和泉 智，他：透析患者への投薬ガイドブック(改訂 2 版)慢性腎臓病(CKD)の薬物治療．じほう．2009
4) 日本小児 PD・HD 研究会：小児 PD 治療マニュアル．2005(http://www.linkclub.or.jp/~pedpdjpn/PDMan100.pdf)
5) 五十嵐 隆，渡辺 博，他(編)：新小児薬用量(改訂第 6 版)．診断と治療社．2012

〔東京都立小児総合医療センター　腎臓内科〕

Chapter 2-8 PD（腹膜透析）

その他の合併症

- PDではテンコフカテーテル（以下カテーテル）や透析液貯留，腹膜劣化に関連する合併症が生じる．
- PDを実施する際は，各々の合併症についての知識と対応法を知っていなければならない．
- カテーテル留置に伴う合併症のうち，特にカテーテル閉塞はPDが実施困難となるため，迅速で正しい対処が必要となる．
- 重篤な合併症であるEPS（被嚢性腹膜硬化症）は，PDの長期継続により発症リスクが上昇するため，5年以上のPD治療は避けるべきである．

　カテーテル，透析液の貯留，腹膜機能の一つに不具合が生じた場合には，PDの継続が困難になる可能性がある．特にカテーテルの閉塞や位置異常に伴う注排液不良（表1）は，透析が実施できなくなる可能性があるため，迅速に対応しなければならない．また透析液の貯留による合併症は個人により頻度は異なるが，PDを中止せざるをえなくなる場合がある．長期PDに伴う腹膜劣化は，発症すると治療が困難で致死率が高いEPSを起こしうるため，その他の合併症がなくPDが順調に行えている場合でも，定期的にPET（腹膜平衡試験）を実施し腹膜機能を検討して，PD継続5年を目処にHDへの変更や腎移植を考慮すべきである．

カテーテルトラブル

1. 注排液不良の原因にはカテーテルトラブル，透析液リーク，除水不全がある（表1）．除水不全の際にはPETを実施し腹膜機能の確認を行う．
2. 注液，排液ともに不良の場合には，身体の外のチューブの折れ曲がりによる閉塞やフィブリン，大網，女性付属器などによるカテーテルの閉塞を疑う．

表1　注排液不良の原因

カテーテルトラブル	1. カテーテルの位置異常 2. カテーテルへの大網巻絡 3. カテーテル閉塞
透析液リーク	1. 皮下リーク 2. 横隔膜交通症
除水不全	1. 腹膜炎 2. 腹膜劣化に伴う限外濾過の低下（長時間貯留，溶質透過性の亢進） 3. 経リンパ管吸収の増加 4. 有効腹膜面積の減少（腹膜の癒着，EPS）

3. 注液は可能であっても排液のみが不良の場合には，カテーテルへの大網巻絡による閉塞もしくはカテーテルの位置異常（カテはね），腹膜炎などによる腹膜透過性の亢進による透析液の吸収（除水不全）を疑う．
4. 閉塞を疑う場合には，CAPD（連続〔持続〕携行式腹膜透析）による試験注排液や，チタンコネクター部からシリンジを用いて温生理食塩水の pull & push で注排液の確認を行う．注排液ができない場合には積極的に超音波検査でカテーテル先端部の開存性の確認や，腹腔造影検査で閉塞機転を検討する．

A カテーテルの位置異常

1. 注液困難や排液困難は，体位変換により改善することがある．
2. 位置異常を認めた場合でも，排液不良がなければ経過観察を行う．
3. 排液不良を合併する場合には，後述の α リプレイサー® での位置修復を試みる．
4. 成長に伴い，乳幼児期に挿入したカテーテル先端部が骨盤腔の浅い部分に位置することになるため，排液が不十分となり腹腔内残液量が増加する場合がある．
5. 透析効率の低下を認めたり，排液不良による排液時間の過度の延長，除水量の不安定などが顕在化し，安定して PD が行えない場合には，カテーテルの入れ替えを考慮する．

［診断法］
1. 腹部 X 線（正，側位）でカテーテルの位置を確認する．
2. 腹部超音波検査でも，カテーテル先端位置や大網巻絡の有無が確認できる．

［対処法］
1. 便秘に伴うカテーテル位置異常の場合には，グリセリン浣腸を行う．
2. カテーテル位置異常の場合には，透析法を TPD（タイダル腹膜透析）に変更することも有用である．
3. 運動を行うことにより改善することもある．
4. 多尿系の患児で巨大膀胱を合併している場合，定時排尿の励行を指示する．
5. 大網巻絡を伴わないカテーテル位置異常に伴う排液困難の場合には，透視下にチタンコネクター部からガイドワイヤー（α リプレイサー®〔JMS〕）を挿入し，位置の修復を行う（熟練が必要）．実施時には静脈路の確保を行い，ペンタゾシンによる鎮痛を行う．終了後にチューブ交換を行い，予防的に腹膜炎の初期治療で用いる抗菌薬を投与する（p. 57 参照）．

B カテーテルへの大網巻絡

1. 乳幼児のカテーテルトラブルでは，カテーテル位置異常とともに大網によるカテーテル閉塞の頻度が高い．
2. 大網巻絡が疑われる場合には，CAPD による試験注排液や，超音波検査でカテーテル先端周囲の観察を行う．
3. 注液ができても，排液困難の場合にはチェックバルブのように大網が絡んでいる場合がある．
4. 注排液不良がなければ，経過観察でよい．
5. 大網切除は，カテーテルへの大網巻絡による閉塞が生じたときに行っている（留置時の積極的な大網切除は行っていない）．

［診断法と対処法］
1. 透視下にイオパミロン® やオムニパーク® などの血管造影用造影剤 20 mL を 20 mL シリ

ンジに充塡し，チタンコネクター部から注液して，カテーテル先端部からの造影剤の流出を確認する．閉塞のない場合にはカテーテル先端孔と側孔から造影剤の流出を認め，腹腔内全体が造影される．大網巻絡のある場合は造影剤の注入が可能であっても，カテーテル周囲のみしか造影されない．
2. 腹部超音波検査によりカテーテル先端周囲付近に，カテーテルを覆う構造物が確認できることがある．
3. 注排液が困難な場合には，小開腹でカテーテル先端を観察し，できる範囲で大網を切除したうえで位置修復を行う．閉腹時には密な腹膜縫合が重要である．

C カテーテル閉塞

[診断法]
1. フィブリンによるカテーテル閉塞は腹膜炎に伴う場合があるため，腹水細胞数の確認を行う．
2. 温生理食塩水を充塡した注射器を用いてチタンコネクター部から pull & push を行うことで閉塞を確認する（push できない場合には，2.5 mL シリンジを用いて圧力を加え注入することで，閉塞が解除できることもある）．
3. 大網巻絡の際と同様に，透視下で血管造影用造影剤をチタンコネクター部から注液することで閉塞の有無を確認できる．
4. フィブリンによるチューブ閉塞が疑われる場合には，ウロキナーゼ溶解液をカテーテルチューブ内に充塡する．
5. 具体的なウロキナーゼ充塡の方法は，ウロキナーゼを生理食塩水 1 mL 当たり 5,000 単位になるように調製し，カテーテルの死腔量分を注入し 3 時間充塡する（p. 21 表 1，p. 42 表 2 参照）．その後，注射器を用いて pull & push を試みる（経験的には奏効する可能性が低い）．

[対処法]
1. 注排液が困難な場合には，小開腹でカテーテルの先端を観察し，異物除去および位置修復を試みる．

[予防法（ヘパリン注入）]
1. 排液に明らかなフィブリン（フィブリンによる混濁を含む）を認めた際には，フィブリンによるチューブ閉塞が起こりうるため PD 液にヘパリンを混和し，フィブリンの溶解を図る．
2. カテーテル挿入時，入れ替え時の洗浄時（当日，1 週間後，2 週間後）には必ずヘパリン注入を行う．
3. 腹膜炎の際は，症状が消失し排液混濁がなくなるまでは連日ヘパリン注入を行う．具体的には，PD 液 1 L 当たりヘパリン 1 mL を混注する（表 2）．

■ 透析液リーク

1. 透析液の皮下リークにより陰囊水腫ではない陰囊の浮腫や陰唇，腹壁の浮腫を起こす．
2. 腹膜鞘状突起からの皮下リークが多い．

[診断法と対処法]
1. 腹腔シンチグラフィ（^{99m}Tc-MAA：テクネシウム・大凝集アルブミンを腹腔内に注入）や造影 CT で診断できる．

表2 各透析法によるヘパリン注入開始基準，中止基準

	ヘパリン注入開始基準	注入法	中止基準
CAPD	・1日のCAPDの半分以上の回数でフィブリンを認める場合 ・1回でも大きなフィブリン塊を認める場合も考慮	貯留時間が一番長いCAPD時に1日1回注入	ヘパリン注入の翌日のCAPD全てでフィブリンを認めない場合に注入を中止
NPD	APDの排液バケツに2日間連続してフィブリンを認める場合	すべての透析液バッグに混注	APDの排液バケツに2日間連続してフィブリンを認めない場合
CCPD	NPD時と同様	最終注液に注入	NPD時と同様
NPD＋CAPD CCPD＋CAPD	CAPDか，APDの排液バケツのどちらか一方に2日間連続してフィブリンを認める場合	CAPD時にヘパリンを注入	CAPDか，APDの排液バケツで2日間連続フィブリンを認めない場合

2．カテーテル挿入術後に出口部から滲出液のリークを認めた場合には，簡易血糖測定装置で滲出液の糖度を測り，高い場合に透析液のリークと診断する（p.53参照）．
3．鼠径ヘルニアと同様の手術を行い修復する．

■ 横隔膜交通症

1．小児・成人ともに，横隔膜交通症の頻度は2％前後である．
2．胸水貯留は右側に多い．
3．腹腔内へ透析液を注液開始したあとに発見されやすい．
4．透析開始後に呼吸困難を認めた場合には，横隔膜交通症を疑う．

［診断法］
1．胸部X線で胸水を認める場合．
2．胸腔穿刺による胸水の分析（蛋白が1 g/dL以下，糖濃度300〜400 mg/dL以上）．
3．カテーテルから腹腔内に血管造影用造影剤を注液したあと，胸部X線もしくは胸部CTで造影剤の貯留を確認する（成人では，造影剤を含んだ透析液を2 L腹腔内に注入したあと，CTを撮影する報告がある）．
4．ラジオアイソトープ（^{99m}Tc-MAA）を腹腔内に注入したあとに肺のシンチグラフィを撮影する．

［対処法］
1．呼吸困難を認める場合，PDを中止する．
2．透析液の貯留中に上体を挙上させる．呼吸困難が強い場合には，胸腔ドレナージを行う．
3．PDの一時的中断，もしくは透析液の貯留量を少なくしてNPD（夜間腹膜透析）に変更する．2〜4週間を目処にPDを一時的に中止することで，PDを再開できることも多い．
4．胸膜癒着術を行う（ただし小児の報告はなく非現実的）．

■ 除水不全

1．除水量の低下が出現した場合には，除水不全を疑う前に，カテーテル位置異常などの排液

表3　除水量の検査法

使用する透析液		すべて糖濃度2.5%の透析液
1回注液量		通常どおり
透析処方	APDの場合	8時間4サイクルか10時間5サイクル 最終注液なし 終了後，20分以上かけてYセットで排液
	CAPDの場合	1日4回か5回の交換 排液は毎回20分以上かけて行う

表4　除水量の評価（当院の基準）

1日4回交換の場合（CAPD，APDとも）	総除水量が300 mL/m²以下の場合
1日5回交換の場合（CAPD，APDとも）	総除水量が375 mL/m²以下の場合

除水量評価はCAPDを行った場合の除水量で評価を行うことが標準である．しかし小児ではAPDが多いことから，当院では同じ基準を準用した方法を用いている．ただしAPDは短時間貯留であり除水量が増加することがあるため，除水不全を見逃す可能性がある

不良の除外を行う．
2. カテーテル先端の位置異常による排液不良の場合には，PETの検査結果に含まれる腹腔内残液量を参考にする（p. 35参照）．通常，腹腔内残液量は1回注液量の10%程度であれば許容できる（成人の残液量は通常200〜250 mL）．
3. 残腎機能がない例で糖濃度2.5%の透析液を4回使用したときの除水量が成人では500 mL以下，小児では300 mL/m²以下の場合を除水不全と判断する．当院では表3，4に記載した方法を用いている．

血性排液

1. カテーテル挿入後，外傷，EPS，カテーテルによる腹腔内臓器損傷，腹部悪性腫瘍などが原因となりうる．
2. 透析液1 Lに血液1 mLが混じった場合でも，トマトジュース色の血性排液となりうるため，出血量の評価が重要である．
3. 女性の場合，排卵や月経などの性周期に伴い血性排液がみられることがある．出血量が多い場合には輸血が必要となる場合がある．

［対処法］
1. 一過性であれば問題はなく，経過観察を行う．大量出血の場合にはカテーテル閉塞に注意し出血の原因精査を行う．
2. カテーテル閉塞の予防のため，ヘパリンを混入した透析液で腹腔洗浄を数回実施する（出血が激しい場合にはヘパリンを混入しない透析液を用いる）．

肥満

1. 運動不足が肥満の要因である．
2. 透析液からのブドウ糖吸収により，カロリー摂取量が過剰となりうる．

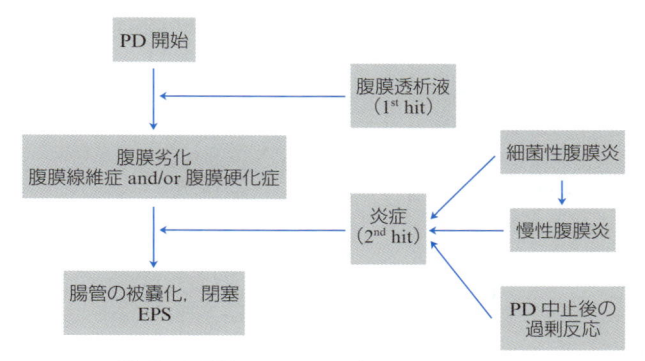

図1 EPS 進展の仮説（two-hit theory）
（Kawanishi H, Watanabe H, et al.：Successful surgical management of encapsulating peritoneal sclerosis. Perit Dial Int 2005；25：S39-47 より改変）

EPS

1. EPS はびまん性に肥厚した腹膜の広汎な癒着により，持続的・間欠的あるいは反復性のイレウス症状を呈する症候群である．
2. PD における最も重篤な合併症である．
3. 形態学的には，腹膜肥厚 and/or 硬化性腹膜炎を認める．
4. 5年以上の長期 PD 例や重症腹膜炎後に発症しやすく，両者が関与する（two-hit theory）ことも多いが，5年未満で発症する経験があり，単純に PD 年数では決められない（図1）[1]．
5. 日本では透析期間が長くなる患者が多いが，現時点では8年を超えて理由なく PD を継続してはならない．
6. 腎移植後や HD 移行後に EPS を発症する場合もある．
7. EPS が疑われる場合には，PD を中止する．
8. 定期的に PET を行うことで，腹膜劣化の初期症状としての除水不全が早期発見できる．EPS を疑う場合には，PET を行い経時的な変化をみる必要がある．PET 結果の悪化は，PD の中止の時期を決定する重要な因子である．

［診断・臨床症状］
1. 臨床的診断では，腹膜の広汎な癒着に伴うイレウス症状が必発である．
2. 臨床症状として，以下があげられる．
   - 腸管運動障害・癒着に起因する閉塞性イレウスに伴う症状（悪心，嘔吐，腹痛，腹部膨満，栄養障害）
   - 体重減少，便秘，腹部腫瘤，局所的な腹部硬化，腸管蠕動音の低下
   - 血性排液
   - 除水不全（PET で high カテゴリー）
   - 炎症反応（CRP，白血球増多）の持続的陽性，低アルブミン血症

［EPS が疑われる際の検査］
1. 腹部単純 X 線写真：腸管イレウス像，石灰化など．
2. 腹部 CT 検査：腸管拡張，狭窄，癒着，腹膜肥厚，限局性腹水，腸管壁肥厚，腸間膜脂肪層の拡大，腹膜石灰化．
3. 腹部超音波検査：EPS が疑われる部位では，腸蠕動が低下している像が観察できる．

表5　当院の腹膜生検の適応

1. 除水不全，血性腹水，腹部超音波検査で限局的に腸蠕動が低下している所見がある場合，または腹部CTで腹膜石灰化がみられる例
2. PDを8年以上継続せざるをえない場合

腹膜生検時には感染予防のため，抗菌薬を用いる

表6　腹膜の経時的形態変化（平野による分類）

I期	正常腹膜
II期	腹膜線維症
III期	初期腹膜硬化症
IV期	中期腹膜硬化症
V期	後期腹膜硬化症

正常の腹膜は一層の微絨毛をもつ中皮細胞に覆われ，中皮下結合織には多数の膠原線維，線維芽細胞，腹膜毛細血管がみられる．腹膜硬化症では中皮細胞は萎縮，剥離，消失し，腹膜表面はフィブリン塊で覆われ，中皮下結合織は変性膠原線維で肥厚し，細胞成分に乏しく浮腫状で，血管は壁肥厚，内腔狭窄，基底膜の肥厚と層状化がみられる

4. 腹膜生検で腹膜線維症もしくは腹膜硬化症を認める（表5，6）．

［治療法］
1. 最大の治療は発症予防である．
2. PDの中止（カテーテル抜去時に腹膜生検を行う）．
3. 腸管安静のため中心静脈栄養管理を行う．
4. 半年間ステロイドを使用する．プレドニゾロン1 mg/kg/日から開始し，半年かけて漸減中止する．
5. 腹膜癒着剝離術（癒着が重篤な場合に考慮するが，習熟した術者が行う）．
6. 腹腔洗浄の効果は明らかではなく，当院では行わない．

［発症要因］
1. 長期間のPD継続．
2. 腹膜炎（黄色ブドウ球菌，緑膿菌，真菌など），特に長期PD例では腹膜炎がEPS発症の契機になる．
3. 透析液の糖およびAGE（終末糖化産物）．
4. 透析液の生体適合性（低pH，高浸透圧，乳酸）．

［発症予防］
1. PETを半年ごとに実施し，腹膜機能の低下の有無を確認する．
2. 除水量を定期的に評価し，除水不全の場合にはPDを中止する．
3. 腹膜石灰化などEPSが疑われる患者や長期PD例では腹膜生検を考慮し，腹膜硬化症と診断された場合にはPDの中止を検討する（表5）．
4. 生体適合性の悪い酸性透析液を中止し，中性透析液へ変更する．
5. できるだけ早期に腎移植を実施する．やむをえず8年を超えてPDを継続する場合には，HDへの移行を考慮する．

【文献】
1) Kawanishi H, Watanabe H, et al.：Successful surgical management of encapsulating peritoneal sclerosis. Perit Dial Int 2005：25：S39-47

（東京都立小児総合医療センター　腎臓内科）

Chapter 3 HD（血液透析）

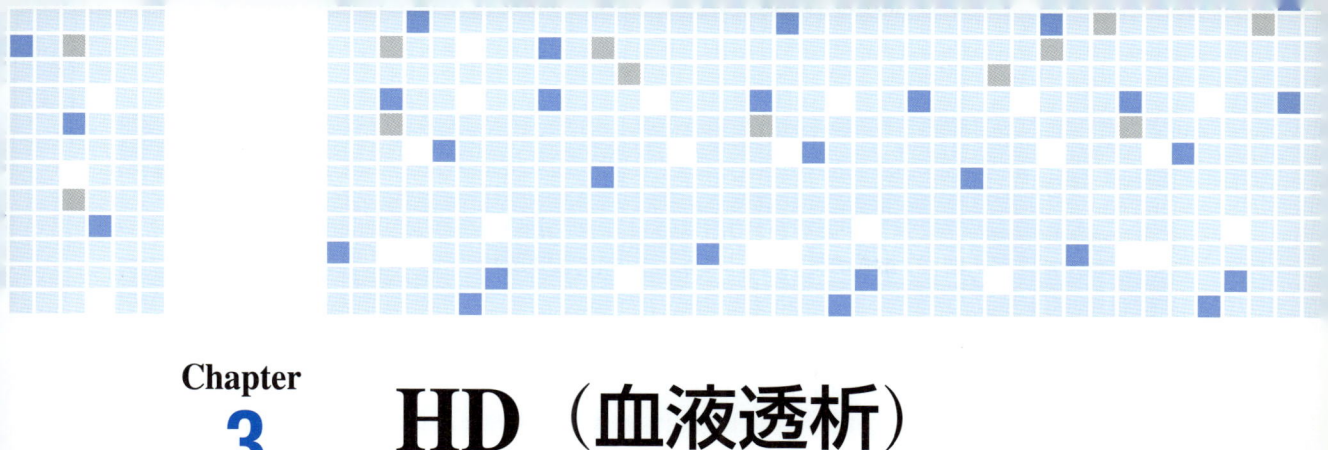

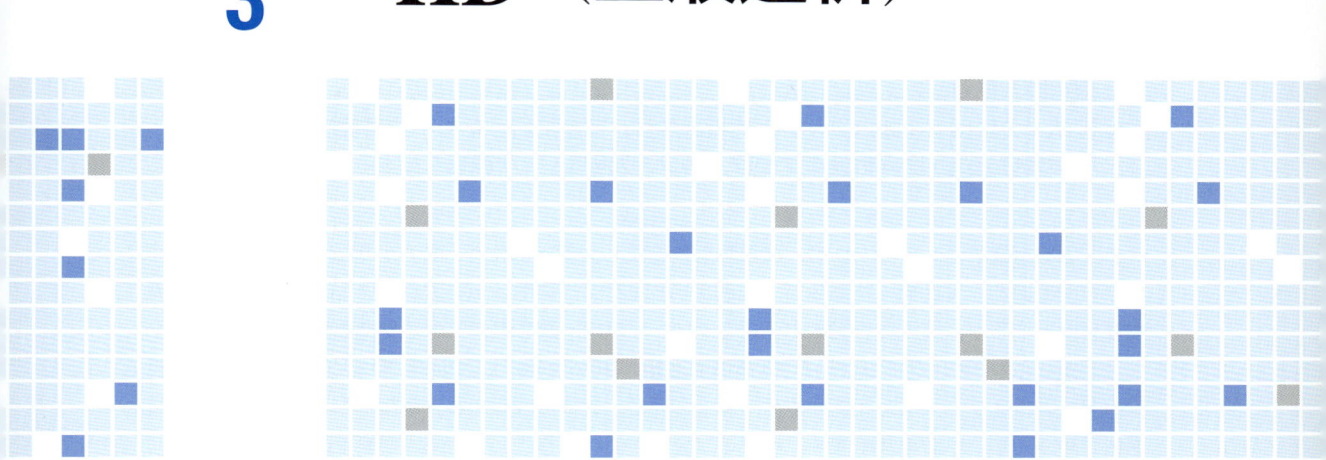

Chapter 3　HD（血液透析）

1　方法と特徴

- 小児の維持透析は，学校生活などの QOL を考慮し，PD が主流である．
- 腹部手術歴，腹腔内臓器の疾患，腹膜炎罹患時，PD 歴が長く EPS（被嚢性腹膜硬化症）が懸念されるなど，PD が困難な患者では HD が行われる．
- 年長児で学校生活に支障がなく，食事制限を守れる場合には，維持透析として HD も選択肢となる．
- 乳幼児の維持 HD はカテーテル透析となり，安全に行うために残腎機能によっては長時間透析や週 5 回透析などが必要であり，児の QOL が犠牲となる．

　小児の維持透析としての HD は，循環動態が安定し大量の除水が必要ない患者では安定して行うことが可能である．乳幼児，特に体重 10 kg 以下の児ではバスキュラーアクセス（p. 81 参照）も含めた工夫が必要となるが，腹膜炎や EPS などのため PD が継続困難な患者では，維持透析として HD を行う．

　充填量（プライミングボリューム）は循環血液量の 10%（8 mL/kg）以内に抑える必要があるが，低容量のダイアライザー，回路を使用すれば多くの場合，達成可能である．またやむをえず 10% を超える場合であっても，赤血球濃厚液やアルブミン製剤を使用することで対応は可能である．

　小児では，必要栄養量を考えると最低限の水分，塩分を制限しても低体重であるほど体重当たりの水分摂取量は多くなる．週 3 回の透析では，無尿の場合には 1 回 50 mL/kg 以上の除水が必要となり，透析中に腹痛，悪心・嘔吐，低血圧などの症状が出現しやすくなる．成長発達のために，必要なエネルギーを制限せず，特に体重当たりの必要エネルギーが多い乳幼児では週 5 回〜連日と回数・時間を増やし管理する．また乳幼児の HD はカテーテル透析維持のため入院透析が原則である．本項は小児に特化したものであり，成人については参考文献を参照されたい．

■ 抗凝固

1. 基本はヘパリン使用とし，下記の初期量から ACT（活性化凝固時間）をみながら決定する．
    - 初回ヘパリン　20〜30 IU/kg をワンショット
    - 維持ヘパリン　20〜30 IU/kg/hr（成人 800〜1,000 IU）で持続投与
    - 終了 30〜60 分前に中止
2. 出血性疾患，手術後などでヘパリンを使いにくい場合は，ナファモスタット（フサン®）を使用する．
    - ナファモスタット 1.0 mg/kg/hr（新生児 5〜10 mg/hr，幼児 15〜20 mg/hr，学童 20〜40 mg/hr）
3. ナファモスタット単独では，回路内凝血を認めたり，低体重児で Q_B（血〔液〕流量）が小さい場合には凝固しやすいため，少量のヘパリンを併用する．
    - 2 のナファモスタット使用量＋ヘパリン 5〜10 IU/kg/hr

表1 ダイアライザーおよび Q_B の目安

体重(kg)	ダイアライザー膜面積(m^2)	Q_B(mL/min)
<10	0.2	10〜50
10〜15	0.4	50〜80
15〜30	0.6	80〜120
30<	0.8〜1.2	120〜200

(池田昌弘：小児期急性腎不全の治療 3. 透析方法の選択. 小児科 2002；43：1006-13 より改変)

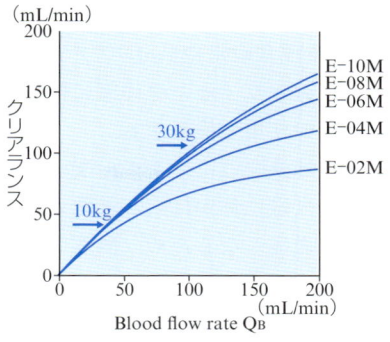

図1 各透析器の尿素クリアランス(クラレによる)

4. ナファモスタットは半減期が短いため，Q_B の小さい低体重児の血液浄化では回路内で失活してしまう．血液浄化器の前後に分割して(膜前・膜後)使用する．
5. 実際には ACT，回路内凝血，TMP(膜間圧力差)をみながら抗凝固量を調整する．ACT をモニターするために，低分子ヘパリンは使っていない．
6. ACT は 150〜200 秒または，0 分値の 1.5 倍になるように調整する．
7. ヘパリン使用時は「0 分，5 分，120 分」，ナファモスタット使用時は「0 分，30 分，120 分」で ACT を計測する．
8. ヘパリンを増量しても抗凝固が不十分な場合には，アンチトロンビン III 欠乏や HIT(ヘパリン起因〔惹起〕性血小板減少症)の可能性を検索する．

ダイアライザーの選択

1. 体表面積からダイアライザーを選択する(表1[1]，p. 193 付表 3 参照)．効率を上げる必要がある場合には，膜面積を上げるより Q_B を上げるほうが有効である(図1)．
2. 実際には，透析前の尿素窒素が 100 mg/dL で，透析後が 25〜35 mg/dL 前後(URR〔尿素除去率〕65〜75%)を目標に設定する．
3. 導入時の透析では，不均衡症候群(後述)予防のため，Q_B を下げるとともにダイアライザーの膜面積が一段階小さいものを用い，URR 30% を目安にする．

充填量

1. 充填量は循環血液量の 10% 以内(8 mL/kg)に抑える．体重 20 kg ならダイアライザーを含めて 160 mL までとする．そのためには 100 mL 以内の回路が必要である．体重 10 kg なら合計 80 mL までとする．
2. 循環血液量の 10% 以上になるときは，赤血球濃厚液と Alb(アルブミン)添加サブラッド® BSG でプライミングをする．このときは最後に返血しないで終了する．
3. できるだけ本人の Alb(実測 Alb +0.5 g/dL)，Hct(ヘマトクリット，30〜35%)を目標にプライミングを作る．
   - 10 kg の児に 120 mL のプライミングが必要な場合

赤血球濃厚液 75 mL（輸血用赤血球の Hct 55〜60％）+20%Alb 20 mL + サブラッド® BSG（生理食塩水）25 mL でプライミングを作る（Hct 35％，Alb 3.3 g/dL の計算になる）．
4．一度のプライミング作製に使用する赤血球濃厚液の量が少ないため，輸血部と相談し分割製剤の使用も検討する．
5．赤血球濃厚液にはクエン酸ナトリウム，カリウムが多く含まれている．クエン酸ナトリウムが大量に体内に入ると低カルシウム血症となり，腎不全患児にカリウムが入ると高カリウム血症となるため，血液プライミングを行う場合にはあらかじめ血液洗浄を行う．

DW（ドライウエイト）の設定

1．DW とは体液量が適正なときの体重である．（PD とは異なり）HD では透析終了時にこの体重を目標とする．
2．血圧，CTR（心胸比），臨床症状（浮腫，心不全，肺うっ血の有無など）を参考に決定する．ECUM（体外限外濾過法，後述）のみで除水し，無症状で低血圧がない場合の体重は参考になる．また透析中除水量が多いにもかかわらず，まったく無症状の場合は DW はより少ないことが考えられる．
3．hANP（ヒト心房性ナトリウム利尿ペプチド，正常値は 5 歳以上では 40 pg/mL 未満）や超音波検査での LVDd（左室拡張末期径）や下大静脈径の経時的測定も参考になる．
4．循環血液量の絶対量が少ないため，簡単に肺水腫，心不全や脱水を起こしやすい．また成長や栄養摂取状況に伴い，DW の再調整は頻繁に必要である．
5．一般に除水量が少ないにもかかわらず低血圧になる場合や透析前体重増加にもかかわらず血圧が低い場合は DW を上昇させる．
6．透析間体重増加，除水量が多い，透析前高血圧，透析中低血圧は食事制限か透析回数の増加で対処する．

除水量，除水速度

1．透析間の体重増加は，基本的に体重の 5％ 未満に抑えるように心掛けるが，残腎機能によるが乳児では困難なことが多い．除水速度は 10 mL/kg/hr 以下とする．
2．これ以上除水が必要なときには，ECUM を併用する．ECUM は透析液を流さず除水のみを行うものであり，20〜30 mL/kg/hr 程度の除水まで可能である．
3．小児では，低体重であるほど体重当たりの水分摂取量が多くなり，大量の除水が必要である．このため，長時間透析や連日の透析が必要になることが多い．

HD の条件設定

- Q_B = 3〜5 mL/kg/min とする（成人 200〜250 mL/min）．導入初期は不均衡症候群を回避するために 2 mL/kg/min．
- Q_D（透析液流量）= Q_B×2（成人 500 mL/min）とする．
- 回路，およびダイアライザーの充填量は循環血液量の 10％ 未満（8 mL/kg）とする．
- 除水速度は＜10 mL/kg/hr，もしくは＜0.2 mL/kg/min とする．

安全な除水のために，1回の除水量の基本は体重の5%までにする．ミルク・経管栄養使用例では，上記の基準で週3回HDを実施するのは困難なため，上記除水速度を超えないように透析時間の延長や連日透析で対応する．

HDF（血液濾過透析）の条件設定

1. 小児の維持透析で最初からHDFを選択することはまずない．
2. 皮膚瘙痒感が強い患者や，血清 β_2 MG（β_2-ミクログロブリン）が高値（50 mg/L 以上）の患者，透析アミロイド症では，大分子量尿毒素を除去するため HDF を選択することがある．
   - $Q_B = 3〜5$ mL/kg/min とする（導入初期は不均衡症候群を回避するために 2 mL/kg/min）．
   - $Q_D = Q_B \times 2$ とする．
   - $Q_F = Q_B \times 1〜2$（前希釈），$Q_B \times 1/4$（後希釈）．
     基本的には後希釈で行う．前希釈では濾過流量を増加させればその分だけ効率が上がるが，莫大な透析液量を必要とする．オンライン HDF であれば実施可能である．後希釈では，この設定以上に濃縮すると血栓形成，溶血などの問題が生じかねない．
   - 抗凝固，ダイアライザー，プライミングに関しては前述の各項目を参照．

ECUM の条件設定

1. 通常の HD での除水では不十分であり，患児が長時間透析に耐えられない場合には ECUM を併用する．
2. ECUM は透析液を流さず除水のみを行うものであり，安全に 20〜30 mL/kg/hr 程度の除水まで可能である．HD 終了後に目標除水まで到達しなかったときに ECUM を追加することで，不均衡症候群などを起こさずに除水を行うことも可能である．
3. ECUM 実施時には加温された透析液が流れないため，低体温に十分留意する．
   - $Q_B = 3〜4$ mL/kg/min とする（成人 200 mL/min）．
   - 回路，およびダイアライザーの充填量は循環血液量の 10% 未満（8 mL/kg）とする．
   - 除水速度は 20〜30 mL/kg/hr まで可能である．

連日透析時の注意事項

1. 連日透析の目的は，十分なエネルギー摂取のために十分な除水を行うことである．
2. 連日透析では，アミノ酸が抜けやすい．
3. 週3回透析から連日透析に切り替えるときには，条件を下げる．
4. 連日透析の主たる目的は水分管理であり，透析効率は透析前のデータが許容できる範囲に収まる程度で十分である（無尿の場合，1回の透析当たりの spKt/V が週3回の透析で 1.2/回，週4回で 0.8，週5回で 0.5 あれば，推測化 Kt/V [std-Kt/V]〔週当たり〕を目標の2前後に到達できる）．

血液浄化療法指示票

成人 Q_B 200〜250 mL/min
成人 Q_D 500 mL/min

診断名	
主治医	
血型　　A・B・O・AB（RH＋・－）	
感染症　　　　　　　　有・無（　　　　）	
アレルギー・禁止薬品　有・無（　　　　）	
治療方法　HD　　HF　　HDF　　ECUM	
（持続C記入）　PEX　　その他（　　　）	
血液浄化器　膜面積1/2〜2/3×BSA(m²)	
ブラッドアクセス	
シャント・カテーテル（　　　　　　）	
穿刺針（A側　　　G・V側　　　G）	
包交　有・無　週　回　曜日（ネグミン・ヒビデン）	
血液浄化日　　週　回　　　曜日	
血液浄化時間　　　　時間	
除水加算　回収量・食事量・輸液量（　　）	
回収液・量　　　生食　回路充填量　mL	
DW　　　　　kg	

血液透析
　透析液種類　　　AF-3　　その他
　血液ポンプ流量　　Q_B 3〜5 mL/kg/min

血液濾過透析（前・後希釈法）　目標置換液量　　mL
　血液ポンプ流量　　Q_B 3〜5 mL/kg/min
　透析液ポンプ流量　Q_D Q_B×1〜2
　補液ポンプ流量　　Q_F前希釈 Q_B×-2
　濾液ポンプ流量　　　　後希釈 Q_B×-1/4

血漿交換　　　　　目標処理量　1〜2 PV
　血液ポンプ流量　　Q_B 3〜4 mL/kg/min
　返漿ポンプ流量　　Q_S Q_B×20〜25% or 1/3
　分離ポンプ流量　　　　　　　　　　mL/min

直接血液灌流　　　目標処理量　　　mL
　血液ポンプ流量　　　　　　　　　mL/min
　灌流時間　　　　　　　　　　hr

その他特記事項（置換液組成など）		初回ヘパリン	20〜30 IU/kg	
血漿交換時　血漿量　50mL/kg or　0.07×(1-Hct)mL/kg　1血漿量の置換で 50%交換　2血漿量の置換で 75%交換　置換液　血清Alb＋0.5の濃度	ナファモスタット併用時はなし or 5〜10 IU/kg/hr　0.1〜1.0 mg/kg/hr　新生児　5〜10 mg/hr　乳児　10〜15 mg/hr　幼児　15〜20 mg/hr　学童　20〜40 mg/hr	ヘパリン　　　mL　　生食	全量10 mL　mL	
		持続ヘパリン 2 mL/hr	20〜30 IU/kg/hr	
		ヘパリン　　mL　　生食	全量20 mL　mL	
		持続ナファモスタット 2 mL/hr	10〜20 mg/hr	
		ナファモスタット　mg　5%GL	全量20 mL　mL	
		持続ナファモスタット 2 mL/hr　（　mg/hr）　膜後		
		ナファモスタット　mg　5%GL　　　　　mL		
心電図・SaO₂モニター装着　　要・不要		血液充填　Total PV　mL　予想HT　％		
血液浄化中の食事摂取　　　可・不可		RCC　mL　20%Alb　mL　ヘパリン　mL		
血液浄化中の座位　　　　　可・不可				

指示日	開始日	指示	医師サイン	受けサイン	実施サイン
		上記指示開始　　除水量＜BW×5%が安全　除水速度は　＜10 mL/kg/hr　＜0.2 mL/kg/min	回路充填量が循環血液量の10%以上（8 mL/kg以上）の場合 RCC＋20%Alb＋NSで充填する 患者血液データを参考にHct30%, Alb3.0〜3.5を目指す（RCCはHct 55〜60%）		

図2　血液浄化療法指示票の例

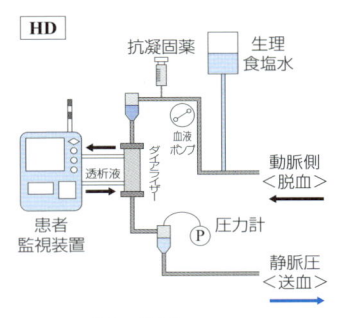

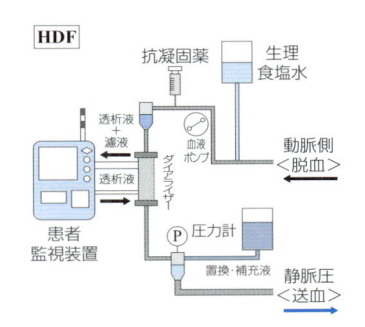

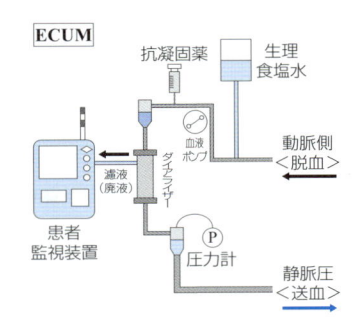

図3 透析の機械

■ その他

1. 初回は不均衡症候群予防のため，Q_Bを通常の1/2〜2/3程度に抑える．ダイアライザーは1ランク小さなもので開始し，2〜3時間程度の短時間の透析にする．
2. Q_Bをしっかりとらないと，どんなに膜面積を上げても透析効率は上がらない．十分な透析効率を得るためには，十分なQ_Bをとることが大切である．
3. 低体重児ほど血圧の変動を起こしやすいため，返血には時間をかける．Q_Bを上げるときにも，ゆっくり時間をかけて上げていく．
4. 低体重児のHDではCrit-Line®（連続的ヘマトクリットモニタ，p.107 図5 参照）を用い，HD中の患児の循環血液量の変化を監視しながら除水速度を調整することが可能である．急激な除水による血圧低下を防止する．
5. 乳幼児の透析ではQ_Bが遅いため，特に低体温になりやすい．回路の保温をしっかり行う．
6. 参考として当院での透析指示書を図2に，HD，HDF，ECUMの模式図を図3に示す．

■ 小児血液透析治療に特に多い合併症

[血圧低下]
1. 小児では体重当たりの除水量が多くなるため，透析中，除水に伴う低血圧が出現しやすい．
2. 血圧が下がると，あくび，頭痛，動悸，腹痛，悪心・嘔吐，冷汗などが症状としてみられ，時に失神を起こすことがある．
3. 体重の軽い小児，および10 mL/kg/hr以上の除水を要する場合に，症状の出現頻度が高くなる（図4）．
4. 対処法：除水速度を下げる，もしくは除水を中止する．改善がなければ，生理食塩水を急速点滴する．

[不均衡症候群]
1. 透析導入期にみられやすい．症状は透析中から透析終了後12時間以内に生じる頭痛，悪心・嘔吐などである．
2. 透析により血液中の尿毒素は取り除かれるが，尿毒素が取り除かれにくい脳との間に濃度差が生じ，脳浮腫が起きるためと考えられている．透析に慣れてくると起こりにくくなる．
3. 対処法：透析導入期はQ_Bを小さくし，膜面積を小さくして，ハイパフォーマンス膜の使用を避ける．

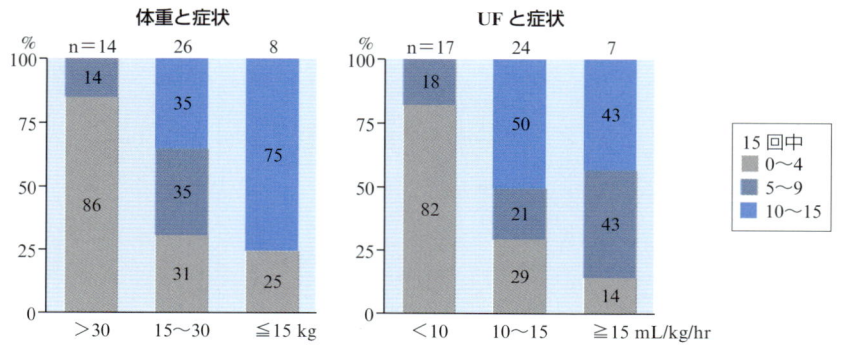

図4 HD中の症状出現頻度（週3回，15回中の回数）
1987年，清瀬小児病院データ

[筋けいれん]
1. 透析中に足がつったり，筋肉がこわばったりすることがある．
2. 透析導入期や除水量が多い場合に生じやすい．
3. 対処法：生理食塩水を急速点滴する．DWを見直す．

【文献】
1) 池田昌弘：小児期急性腎不全の治療 3. 透析方法の選択. 小児科 2002；43：1006-13

（東京都立小児総合医療センター　腎臓内科）

COLUMN 2　在宅夜間血液透析

　週3回に比較して，連日の透析療法のほうが水分や溶質・電解質バランスを保つことにすぐれているのは言を俟たない．PDよりHDのほうが溶質除去能にすぐれており，連日HDを行うのが最もすぐれている治療法ではないか，という推論に到達する．
　透析センターの夜間透析は，ほとんどの場合17時までに透析センターに入らなくてはならず，課外活動や塾などの日常生活を制限せざるをえない．そのため，時間的制限が最も少ない透析療法として，在宅夜間HDが最近注目を集めている．しかし，在宅透析を行うための準備・病院側の管理体制の確立，および穿刺を行うための本人・家族の負担が大きな壁となっており，在宅夜間HDを行っているのは全国で300人に満たない（2010年末）．
　この透析法は，連日HDを行うため透析効率もすぐれており，様々な薬剤を減量・中止できることが報告されている．今後，期待される治療法の一つであり，上記の問題さえ解決できれば，思春期以降では在宅PDを超える治療法と思われる．

Chapter 3-2　HD（血液透析）
バスキュラーアクセス（カテーテル選択）

<バスキュラーアクセス選択>
- 長期 HD を行う場合，可能であれば内シャントを作製することが望ましい．
- 長期 HD のカテーテルはカフ付きが望ましく，体格にあわせて長さや太さを選択する．

急性血液浄化療法を行う場合は，一般に透析用カテーテルを用いる．3 週間以内の透析であれば，カフなしのカテーテルで対応する．一方，慢性（維持）HD を行う場合は，管理および QOL の面から考えて内シャントを作製することが望ましい．しかし，体格の小さい小児では内シャント作製が困難であるため，カテーテルによる慢性 HD を強いられる．

■ 内シャント

1. 利き腕と反対側の前腕に作製するのが一般的である．内シャント作製予定の腕からは採血を行わないようにする．
2. 内シャント作製にあたっては，あらかじめ超音波検査などで吻合可能な動脈と静脈が存在することを確認する．
3. 慢性 HD では，まず内シャント作製ができるかどうかを判断し，可能ならば内シャント作製を依頼する．
4. 特に学校や仕事に通う場合は内シャントを用いた透析が第一選択となる．
5. 吻合可能な血管がない場合，人工血管を用いることもあるが，人工血管は血栓や吻合部狭窄などをきたしやすく，透析終了時の止血にも熟練を要する．

■ 透析カテーテル

1. 20 kg 以下の児の場合は内シャント作製が困難であり，多くの場合カテーテルによる透析で対応する．
2. 患児の特質上，内シャント穿刺が困難である場合や，透析中に内シャント肢を維持するのが困難な児にはカテーテルを選択する．
3. カテーテル透析を行える施設は限られており，日々のカテーテル管理の面からも長期間入院生活となってしまうというデメリットがある．

> **＜カテーテル選択＞**
> - 小児の血液浄化療法では，バスキュラーアクセスの確保が困難であり，トラブルも多い（脱返血不良，カテーテル感染など）．
> - 十分なQ_B（血〔液〕流量）を確保するためには，太く，短いカテーテルが必要だが，太いカテーテルは血管への影響もあり，バランスを考慮しながらカテーテルを選択する．
> - カテーテル留置血管の第一選択は右内頸静脈である．将来の腎移植を考慮し，緊急時以外は大腿静脈の使用は避ける．
> - 十分な血液流量を確保するため，カテーテル先端は右房内に留置する．不整脈，弁の損傷には常に注意する．

近年，小児の血液浄化療法を取り巻く環境は大きく変化しつつあり，小児用バスキュラーカテーテルの開発により，非常に小さい児においても体外循環を行うことが可能となっている．しかし実際は，依然としてバスキュラーアクセスの確保は困難であり，トラブルも多い（脱返血不良，カテーテル感染など）．トラブルをできるだけ回避するために，カテーテルの選択とその管理は極めて重要となる．また，腎不全医療は一生涯にわたる長い治療であり，留置血管は長期的な視点で選択する．

カテーテルの選択

1. 近い将来に移植予定がある場合や，テンコフカテーテル感染のための一時的なHDの場合など，短期間の血液浄化療法に用いるバスキュラーアクセスには，非カフ型のカテーテルを選択する．
2. 長期間の透析が必要な場合は，内シャントがカテーテルに比べてすぐれているが，PDが困難かつ内シャントやグラフトが作製できない乳幼児ではカフ型のカテーテルを選択する．
3. 小児に対して体外循環による血液浄化療法を行う場合のバスキュラーアクセスは，ダブルルーメンカテーテルを使用する．表1に当院の一覧を示す．
   - 20kg以上になるとカテーテルの寿命を考慮してシングルルーメンを2本挿入することも推奨されているが，当院では行っていない．
   - 新生児では動脈直接穿刺とシングルルーメンカテーテルを用いることもある．
4. 断面形状は，隔壁2層型（ダブルアクシャル）と同軸2層型（コアクシャル）の2種類があり，先端部はエンドホールのみのエンドホール型と，それにサイドホールの付いているサイドホール型の2種類があり，組み合わせることにより4種類の形状があることになる（図1）．
5. 表2に体重ごとのカテーテルサイズ（径）の目安を示す．
6. 十分なQ_Bの確保には太く，短いカテーテルが不可欠だが，血管への影響を考えると血管内腔とカテーテルの間に余裕があるほうが望ましいため，バランスを考慮し，必要なQ_Bが確保可能な細いカテーテルを選択する．
7. カテーテル長は，胸部X線で事前に計測しておく．

カテーテルの留置血管

1. 右房までの距離が最も短く，直線的に挿入できるため，第一選択は右内頸静脈である．

表1 当院の小児用ダブルルーメンカテーテル一覧

商品名	製造元	材質	カテーテルタイプ	太さ(Fr)	長さ(cm)	備考
ベビーフロー	ユニチカ	ポリウレタン	サイドホール/ダブルアクシャル	6	10	
トルネードフロー™	日本シャーウッド	ポリウレタン	エンドホール/ダブルアクシャル	12	13	
GamCath®	ガンブロ	ポリウレタン	サイドホール/ダブルアクシャル	6.5	10/12.5/15	
				8	10/12.5/15	
				9.5	15/20	
				12	15/20	トリプル
バスキャス®	メディコン	ポリウレタン	サイドホール/ダブルアクシャル	12.5	19/23	カフ型
Hemo-Cath®	MEDCOMP	シリコン	エンドホール/ダブルアクシャル	8	18	カフ型
				12.5	28	カフ型

皮下に固定されるカフ型と非カフ型があるが，3週間を目処とすれば非カフ型を選択する

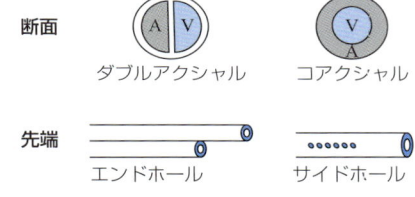

図1 カテーテルの基本構造
先端がエンドホールのカテーテルは，脱血の安定性と送血圧の低さが保たれ，使いやすいため，当院ではおもにダブルアクシャルを選択している

表2 体重とダブルルーメンカテーテルサイズの目安

体重(kg)	カテーテルサイズ(Fr)
2〜10	6〜8
10〜20	8
20〜40	10
40〜	12

2．QOLを考慮すると鎖骨下静脈がよいが，静脈の閉塞により，内シャントが将来作製できなくなる可能性があり，第一選択とはならない．
3．急性血液浄化では大腿静脈も選択されるが，閉塞によって腎移植手術時の血管吻合が困難になるため，緊急時以外の留置は避ける．さらに，カテーテルが長くなるため，脱返血不良になりやすい．

カテーテル挿入の実際

1．複数のサイズのカテーテルを準備する．
2．十分なQ_Bを確保するため，X線透視装置を用いて先端を右房内に留置する．不整脈，弁の損傷には常に注意する．
3．先端位置は首や上肢の動きにより「ずれ」が生じるため，カテーテルを固定する前に肩枕をはずし，用手にて pull & push を確認する．
4．pull & push が確認できたら，帰室まで，ヘパリンナトリウム(以下ヘパリン)の持続投与(20単位/hr/route)，もしくは原液ヘパリン(1,000単位/mL)の充填を行う．

(東京都立小児総合医療センター 腎臓内科)

Chapter 3-3 HD（血液透析） カテーテル関連合併症

- カテーテル関連感染症の場合，出口部感染かカテーテル内感染かを見極め，治療を行う．
- 透析終了後に高熱がみられる場合には，カテーテル感染を疑い検査を進める．
- 感染に対しては，早期発見・早期対処が重要である．
- 脱返血不良は比較的早期から現れるトラブルであり，ウロキナーゼを使用する．

　バスキュラーアクセス（内シャント）作製が困難である小児の HD においては，バスキュラーアクセスカテーテル（以下カテーテル）の維持が最大の問題となる．カテーテルを用いた HD では，カテーテル関連感染症，血栓症を含む脱返血不良および閉塞などの合併症に悩まされることが多い．長期の腎不全管理においては，カテーテル入れ替えの回数を可能な限り少なくするための合併症に対する予防策と，早期発見・早期対処が重要である．

　HD 施行中の合併症としては，血圧低下や不均衡症候群があげられる．症状は除水速度や除水量に伴ってみられることが多く，特に乳幼児では低血圧を起こさずに除水をするために透析時間を長くするなどの対応が必要になる．

カテーテルの管理

1. 出口部消毒は，0.5％ 以上のグルコン酸クロルヘキシジン水溶液（ヘキザック®AL 液 1％ など）で行う．
2. 汚染がなければ消毒は連日行う必要はない．当院では 1 回/週程度行っている．
3. 出口部の保護には，テガダーム™もしくはガーゼを使用する．
4. カテーテル閉塞を防ぐために，抗凝固としてヘパリンナトリウム持続投与（20 単位/hr/route），または原液ヘパリンロック（1,000 単位/mL）を行う．
   - ソリタ® T 1/5％ グルコース 500 mL ＋原液ヘパリンナトリウム 1 mL　10 mL/hr/route．
   - 水分負荷が許容できない場合は，5 mL/hr/route とする．
   - 流量依存性に血栓形成予防が可能であるが，水分負荷が許容できなければヘパリン濃度を上げるか，もしくはウロキナーゼを定時で投与する．
5. 1 日 1 回はカテーテル内の pull & push を行い，カテーテルに閉塞徴候がないかどうかを確かめることが望ましい．
6. 当院で長期に HD が必要だった 20 歳未満の 10 人（中央値 3.1 歳）におけるカテーテル留置期間の中央値は，111（5～592）日であった（図 1）[1]．

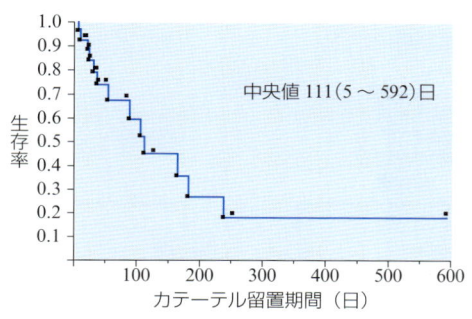

図1　カテーテル留置期間
(松本真輔, 濱崎祐子, 他：小児の血液透析における長期留置用透析カテーテルの合併症と管理. 日小児会誌 2011；115：943-7 より改変)

表1　出口部感染の診断

1. カテーテル挿入部に膿，発赤または腫脹がある
2. 透析と関連しない他の部位に明らかな感染がない．感染が限局していて血流感染に至っていない

上記すべてを満たすことで診断する
(日本透析医学会：慢性血液透析用バスキュラーアクセスの作製および修復に関するガイドライン．透析会誌 2011；44：922 より改変)

表2-1　カテーテル内感染

判定基準A 右記のすべてを満たすこと	1. 患者の1回以上の血液培養から一般の皮膚汚染菌*以外の病原体が分離される
	2. 血液から培養された微生物は，HDに関連しないほかの部位の感染と関係がない
判定基準B 右記のすべてを満たすこと	1. 患者は以下の徴候や症状を少なくとも1つ有している　発熱(38℃)／悪寒戦慄／低血圧
	2. 徴候や症状や陽性の検査結果がHDに関連しないほかの部位の感染と関係がない
	3. 一般の皮膚汚染菌が別々の機会に採取された2回以上の血液培養検体から培養される

判定基準Aまたは判定基準Bのいずれかを満たすことで診断する
＊：類ジフテリア［*Corynebacterium* 属］，バシラス属［*B. anthracis* は除く］，*Propinibacterium* 属，コアグラーゼ陰性ブドウ球菌［*S. epidermidis* を含む］，*Viridans* 群連鎖球菌，*Aerococcus* 属，*Micrococcus* 属
(日本透析医学会：慢性血液透析用バスキュラーアクセスの作製および修復に関するガイドライン．透析会誌 2011；44：922 より改変)

表2-2　カテーテル内感染

1. ほかに確認された原因がなく，以下の臨床的徴候や症状を少なくとも1つ有している　発熱(>38℃)／悪寒戦慄／低血圧
2. 血液培養がなされていない，あるいは血中に微生物は検出されない
3. 血液透析と関連しないほかの部位に明らかな感染がない

臨床的敗血症は上記すべてを満たすことで診断する
(日本透析医学会：慢性血液透析用バスキュラーアクセスの作製および修復に関するガイドライン．透析会誌 2011；44：922 より改変)

カテーテル関連感染症

1. 出口部感染，カフ手前までのトンネル感染，カテーテル内感染に区別される．
2. 出口部感染は表1[2)]のすべてを満たすこととされている．
3. 出口部感染のみであれば，静脈内抗菌薬投与なしに局所処置や抗菌薬内服投与で軽快することがある．
4. カテーテル内感染の診断は，表2-1[2)]に示す判定基準AまたはBのどちらか，または表2-2[2)]のすべてを満たすこととされる．また臨床的敗血症の診断基準も用いることができる．

5. 最重症例の場合は，カテーテルを抜去する．
6. 起因菌が不明の場合，第一選択薬は，セファゾリンである．重症例ではセファゾリン＋バンコマイシンで治療を開始する．原因菌が判明したら感受性のある抗菌薬に変更する．
7. 抗菌薬治療で治癒しない，または治療中止後再燃する場合はカテーテル抜去を行う．
8. 感染部位別の対処法を図2に示す．

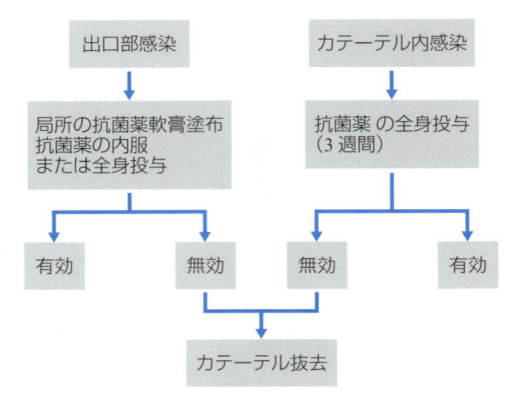

図2　感染部位別の対処法

■ カテーテル脱返血不良・血栓閉塞

1. 脱返血不良は比較的早期から生じることが多く，透析中に脱血不良や返血圧上昇が出現する．
2. 原因として，カテーテル内腔の血栓性閉塞，フィブリンシースの形成，右心房，静脈内壁への「へばりつき現象」などがある．
3. カテーテルが屈曲することによって，脱返血不良が生じることがある．頸の向きなどで解決しなければ，手術的に解除が必要となる．
4. 透析中の対応としては，以下のようなことを行う．
   - 一旦透析を中断して，不具合なほうのカテーテルの pull & push を行ってみる．
   - Pull & push 時の抵抗が強い，または pull & push 後も改善がない場合は，ウロキナーゼを使用する．
   - 例：ウロキナーゼ 1,000〜1,500 単位/kg ＋5% グルコースを 20〜30 分かけて点滴静注
     （投与時の総量は 10 mL 以内にしたほうが効果的である．ほかにウロキナーゼでカテーテルをロックする方法もあるが，静注投与のほうが開通性は良好である．ダブルルーメンカテーテルの両方にウロキナーゼを流す場合は，抗凝固が過度にならないよう時間をずらして投与する）
   - 逆接続にすれば透析できる場合は，逆接続で行うこともある．しかしこの場合は，re-circulation によって透析効率が下がる恐れがあるため，注意を要する．
5. 脱返血不良が出現した場合は，少なくとも1日1回ウロキナーゼ投与を行う．透析日は透析前に行うようにする．
6. ウロキナーゼで血栓溶解できなければ，カテーテルの入れ替えを行う．

【文献】
1) 松本真輔，濱崎祐子，他：小児の血液透析における長期留置用透析カテーテルの合併症と管理．日小児会誌 2011；115：943-7
2) 日本透析医学会：慢性血液透析用バスキュラーアクセスの作製および修復に関するガイドライン．透析会誌 2011；44：855-937

（東京都立小児総合医療センター　腎臓内科）

Chapter 3-4　HD（血液透析）

バスキュラーアクセス（内シャント）

- 術前に全身状態とともに，アレンテストなどにより末梢循環を評価する．
- 静脈のどの部位に穿刺可能になるかを想定して，動静脈吻合部を決定する．
- 術後，視診，聴診，触診でバスキュラーアクセスの変化を観察する．

　小児のESKD（末期腎不全）においては，成長・発達・社会的背景を考慮し，PDが第一選択であるが，HDが選択されることもある．

　バスキュラーアクセスは，内シャント（AVF〔動静脈瘻〕・AVG〔人工血管〕），表在化動脈，バスキュラーアクセスカテーテル（p.81参照）に大別される．外科的に作製されるバスキュラーアクセスは上肢AVFが主流であり，およそ体重20 kg以上を対象にしている．AVGはAVFを選択できない場合に選択され，表在化動脈は心不全（EF〔駆出率〕20％以下），末梢循環障害などで選択される．内シャントを作製するにあたり，上肢の動脈・表在静脈（図1）を理解したうえで，全身状態および末梢循環を評価し，術式を選択する．

　内シャント維持のために患児・家族への内シャント管理教育を行い，透析ごとの視診・触診・聴診により，合併症の早期発見に努める．

■ 全身状態の評価

1. 全身感染症の有無を評価する．特に菌血症の有無は重要である．感染症がある場合はその治療を優先させる．
2. 著明な浮腫がある場合は表在静脈の評価が困難になり，かつ創傷治癒に影響を与えるため，体液コントロールが不良な場合は，バスキュラーアクセスカテーテルでのHDを先行させる．
3. 低栄養・脱水がある場合は，創傷治癒およびAVF早期閉塞に影響を与える．また，全身麻酔により術中低血圧になりやすいため，脱水は術前に補正する．
4. 心機能低下（EF 20％以下）および冷感などの末梢循環障害がある場合は，内シャント作製を避ける．

■ 手術部位の評価

1. 利き手の対側を基本とする．
2. 駆血しない状態と，駆血した状態で上肢全体の視診・触診を行う．
3. 静脈の走行は個々に異なり，点滴などにより表在静脈が荒廃し，副側血行路が発達していることがある．術前の静脈マッピングが重要である．
4. 静脈触診の際，末梢の静脈をタッピングして，その波動が中枢の静脈に伝わるか否かを確

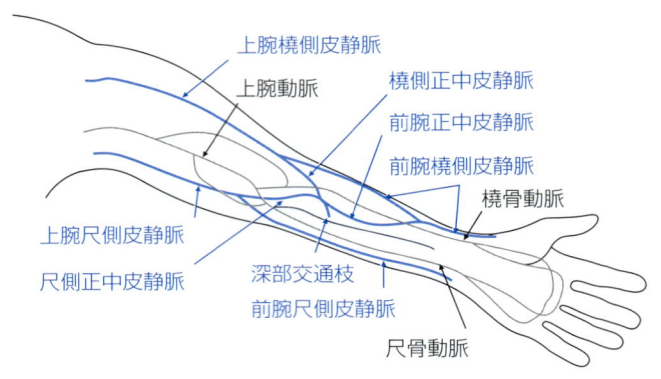

図1　上肢の動脈・皮静脈
静脈の走行は個々に違い，治療歴より表在静脈は荒廃し副側血行路が発達していることがあるため，術前の静脈マッピングが重要である

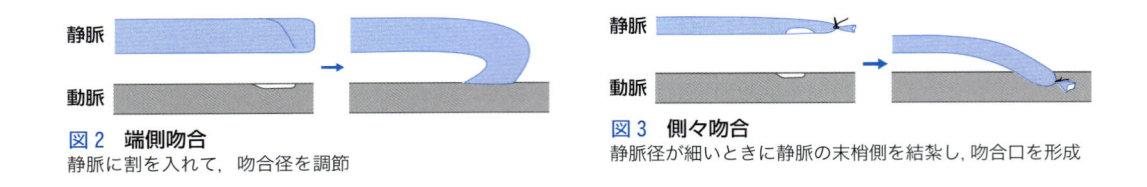

図2　端側吻合
静脈に割を入れて，吻合径を調節

図3　側々吻合
静脈径が細いときに静脈の末梢側を結紮し，吻合口を形成

認する．
- 視診・触診で評価困難な場合は超音波検査を施行する．
- 静脈径 1.3 mm 以上，動脈径 1.5 mm 以上が望ましいが，小児例ではこれらの条件を満たさない患児も少なくない．

5．AVF 作製後，どの静脈に脱血針・返血針が穿刺可能かを考慮して吻合部を決定する．

■ AVF の作製

1. 自己血管は，可能な限り末梢側で動静脈を吻合する．
2. 剝離した静脈内に静脈留置針の外套を用いてヘパリン生理食塩水を注入し，抵抗の有無を確認，および静脈の拡張程度を確認する．
   - 可能なら 19～16 G まで拡張する．
   - ヘパリン生理食塩水注入に抵抗があり，中枢での狭窄，閉塞が疑われる場合は，術式変更や動静脈吻合部位の変更を考慮する．
3. 小児では，動脈のれん縮が高頻度に認められるため，動脈の剝離は愛護的に行う．
4. 動脈吻合径は 4～6 mm が望ましい．
5. 動静脈吻合は端側吻合を基本とし，AVF メンテナンスのため，PTA（経皮経管的血管形成術）が必要になった際，ガイドワイヤーおよびバルーンカテーテルの操作性を容易にするため，静脈は末梢側にカーブを描くように吻合する（図2）．
   - 静脈径が細い場合は，上記にこだわらず，静脈の末梢側を結紮し，側々吻合を行う（図3）．
   - 縫合糸は 6-0 もしくは 7-0 プロリンを用い，1 本の連続吻合，もしくは 2 本用いて吻合部の 12・6 時に結節縫合をおき，その間を連続で運針する．

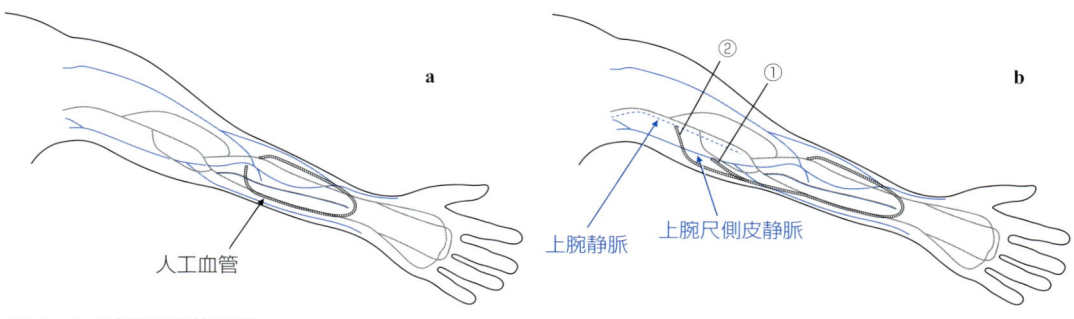

図4　人工血管の移植位置
a．前腕ループ型，b．肘部付近の前腕に太い静脈がない場合は，①上腕の尺側皮静脈に吻合する．②上腕の尺側皮静脈が使えない場合は，上腕静脈を吻合に用いる

- 縫合糸1本で連続吻合する場合は結紮の際に吻合部を締めすぎないよう留意する．
- 内膜と内膜が合うように縫合糸針を血管壁に対して直角に運針する．

6．動静脈吻合終了後，動脈のれん縮による内シャント血流低下の際には，血栓閉塞予防のため，ヘパリンの静脈注射もしくはヘパリン生理食塩水の点滴静注を行う．
- 術中：学童で1,000〜2,000単位，静脈注射（創部出血に留意する）
- 術後：10〜15 U/kg/hr

■ AVGの作製

1．可能な限り前腕に人工血管を移植する．
- ストレート型・ループ型の選択が可能であるが，血管の選択性，穿刺部位の拡大を考慮し，ループ型が望ましい（図4）．
- 静脈径は3 mm以上が望ましい．
- 動脈吻合径は6 mmを超えないよう注意し，静脈吻合径は10 mm以上にする．縫合糸は6-0プロリンを用いて連続縫合で端側吻合する．

2．下肢への移植も可能であるが将来，腎移植を控えている場合は避ける．
3．3種類の人工血管が使用可能である．
- expanded-polytetrafluoroethylene（ePTFE：ベナフロー®，ゴアテックス® など）
- polyolefin-elastomer-polyester（PEP：グラシル®）
- polyurethane（PU：ソラテック® など）

■ AVF/AVGの維持

1．患児・家族への内シャント管理教育が重要である．
- 皮膚色調の変化，血管の拡張の程度，スリルの触知，上肢・手指の腫脹の有無などについて，1日数回はチェックする．
- 内シャント肢の外傷を避けるとともに，シャント肢を長時間屈曲することや，腕枕は避ける．

2．ボールを握る運動をすることにより内シャント静脈の発達が期待できる．創部の出血がな

ければ，術翌日から行う．
3. 視診・触診・聴診を透析前後に行う．
4. AVGでは同じ穿刺部位に連続して穿刺しないなど注意が必要である．

■ 穿刺

1. 視診・聴診・触診で穿刺部位を選択する．
   - 脱血針・返血針は5 cm以上離す．
   - 穿刺部位は吻合部から5 cm以上離す．
   - 同一部位への穿刺を避ける．
   - なるべく広範囲に穿刺する．
2. 穿刺する血管の走行を把握し，深さをイメージする．
   - 駆血により静脈を拡張させ，走行を触診する．
   - 駆血前・後の血管の拡張度合いを触知する．
   - 駆血は駆血帯・手駆血を使い分ける．
3. 感染予防のため穿刺前処置を行う．
   - 透析ベッドに横になる前に患児に穿刺する上肢を石けんで洗浄してもらう．
   - 消毒は消毒用アルコール，消毒用ポビドンヨードなどを用いる．
4. 穿刺する際は，穿刺部位から針先がどの部位に留置されるかイメージする．外套・内針の長さの違いを把握し，確実に外套・内針を血管内に進めたあとに外套を速やかに挿入する．
   - セルジンガー法は用いない．
5. 術後間もない場合は，静脈壁が未発達であるため，駆血により外套刺入部から出血する場合もある．
   - 返血針をなるべく中枢に穿刺し，その末梢で駆血して，脱血針を穿刺する．

■ 止血

1. 吻合部のスリルを触知しながら止血用タンポンを用いて10分間圧迫止血する．
   - 術後早期は周囲の皮下組織が粗であるため，止血が不十分だと皮下出血が拡がりやすい．
2. 皮膚の穿刺部位と血管への刺入部位にずれが生じている場合があるため，点で止血するのではなく血管走行に沿って面で止血する．
3. 止血確認の際，穿刺部位から血がにじむ場合は，血圧上昇時の再出血や，静脈瘤形成のリスクがあるため，再止血する．

■ 合併症

1. 血流不全・血管狭窄・血栓閉塞
   - 症状・所見：Q_B低下，静脈圧上昇，再循環，止血困難，瘤形成（増大傾向を認める瘤形成では治療が必要）
   - 治療：PTA・外科的再建

2. 静脈高血圧症
   - 症状：上肢の腫脹・手指の腫脹（sore thumb syndrome）
   - 治療：PTA・外科的再建・内シャント閉鎖
3. スチール症候群
   - 症状：手指の冷感・しびれ・疼痛・チアノーゼ
   - 治療：内シャント閉鎖
4. 内シャント血流量過剰
   - 過剰とは 1,500〜2,000 mL/min 以上．通常のシャントでは 600〜1,000 mL/min．
   - 症状：上肢の腫脹・心不全症状
   - 治療：血管縫縮術・内シャント閉鎖
5. 感染
   - 原因：穿刺部位からの感染が大多数を占める
   - 症状：皮膚の発赤・熱感・腫脹，皮膚が自壊し破裂する可能性がある．透析ごとの発熱
   - 治療：抗菌薬（p. 86 図 2 参照）の加療・切迫破裂の場合は内シャント閉鎖．AVG の場合は感染した人工血管を抜去する

（東京都立小児総合医療センター 泌尿器科・臓器移植科／板橋淑裕）

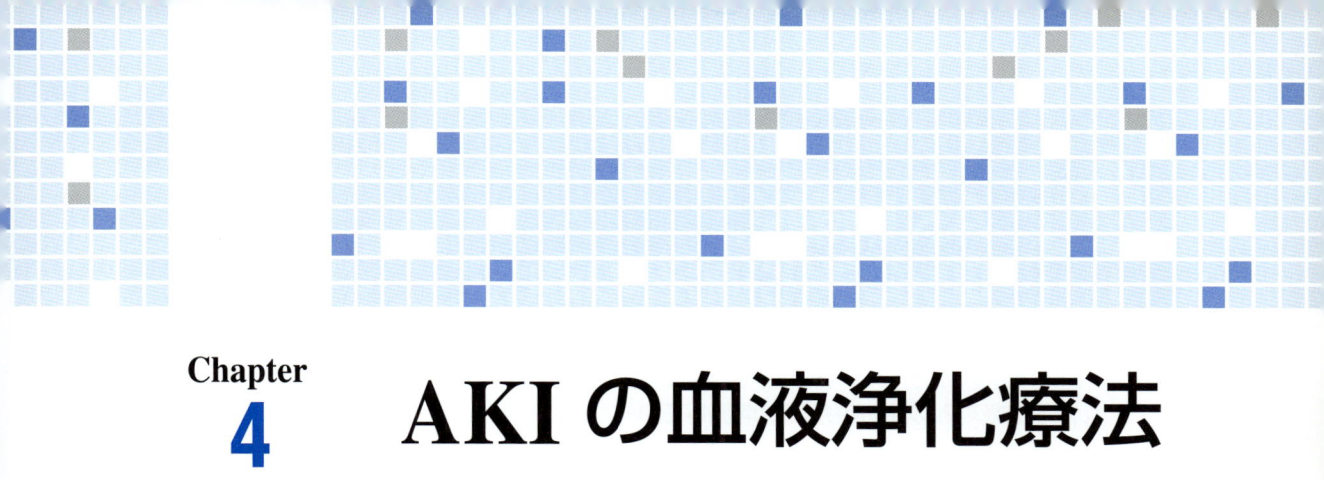

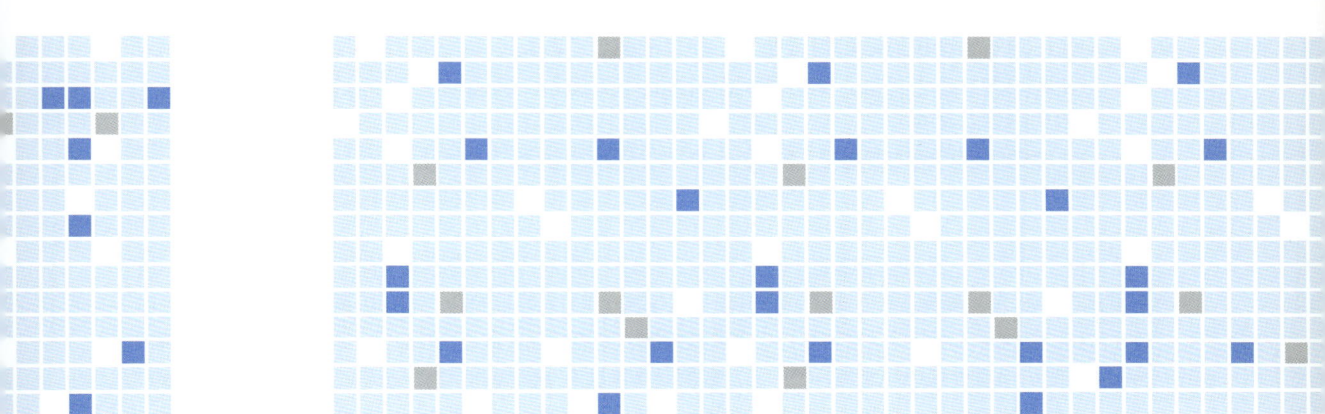

Chapter 4 AKIの血液浄化療法

Chapter 4　AKIの血液浄化療法

1　AKI概説，血液浄化療法の適応

- AKIの原因疾患として，HUS（溶血性尿毒症症候群）などの腎原性疾患の頻度は高くなく，敗血症などの全身性疾患が増加している．
- AKI診療に際して小児科医に要求されることは，超音波検査ができることと，循環血液量の評価ができることである．
- AKIに対する透析適応の目安をしっかり把握しておく．
- AKIを診療するときは，常に透析の可能性を考慮し，数値にとらわれず，臨機応変に判断すべきである．
- AKIは透析が可能な施設と連携をとりながら診療することが望ましい．

　急性腎不全とは，急激に腎機能が低下することにより腎から体内の老廃物が十分に排泄できなくなる状態であるが，早期発見の目的で，近年，急性腎傷害（AKI）と呼ばれる．AKIの原因疾患として，HUS，急性腎炎，急速進行性糸球体腎炎などの腎原性疾患の頻度は高くなく，敗血症，多臓器不全などの集中治療領域での全身性疾患が増加している．腎原性疾患は多少時間的余裕があることが多く，基本的に生命予後は良好である．しかし，全身性疾患は生命予後が悪く，時間的余裕がないため，早期に診断し，適切な治療を行う必要がある．内科的治療に反応しない場合は透析が必要になるが，その適応に関しては，その時々の状況によって判断される．

■ AKIの診断

1. KDIGOガイドラインとpRIFLE分類（表1）[1]より，以下のいずれか一つでAKIと診断する．
   - 48時間以内に月齢・年齢ごとの血清クレアチニン値が正常の25％以上の上昇．
   - 7日以内に血清クレアチニン値が既知の定常状態の50％以上の上昇．
   - 6時間で尿量が0.5 mL/kg/hr未満．
2. pRIFLE分類では以下のeGFR（推定糸球体濾過量）を用いる．現時点では，1〜16歳で男女ともk＝0.413とするが，日本人ではk＝0.35となる予定である．
   $$eGFR (mL/min/1.73m^2) = k \times 身長(cm) / 血清クレアチニン(mg/dL)$$
3. ただし，eGFRは以下のような限界がある．
   - eGFRは血清クレアチニン値が定常状態と考え計算される．AKIでは腎機能は動いており，血清クレアチニン値の動きが重要となるため，eGFRはあくまで目安である．また，血清クレアチニン値はGFR（糸球体濾過量）低下後に上昇するまでタイムラグがある．
   - 神経筋疾患を基礎疾患にもつ児などは筋肉量が少なく，血清クレアチニン値が低値のため，eGFRが過大評価となりうる．
4. これらは，AKI早期発見のための基準であり，透析の導入基準ではない．

表1 pRIFLE 分類

	eGFR 低下	尿量(十分な体液量管理がなされた状態での値)基準
Risk	＞25%	＜0.5 mL/kg/hr が 8 時間以上持続
Injury	＞50%	＜0.5 mL/kg/hr が 16 時間以上持続
Failure	＞75% または eGFR＜35 mL/min/1.73 m²	＜0.3 mL/kg/hr が 24 時間以上持続 または無尿が 12 時間以上持続
Loss	持続性の AKI(4 週間以上腎機能喪失，腎代替療法を要する)	
ESKD	ESKD(3 か月以上腎機能喪失，腎代替療法を要する)	

小児では年齢により血清クレアチニン値が異なること，GFR が測定しにくいことから，eGFR を使用している．14 日間でステージ決定を行う
(Akcan-Arikan A, Zappitelli M, et al.: Modified RIFLE criteria in critically ill children with acute kidney injury. Kidney Int 2007；71：1028-35 より改変)

AKI の原因による分類

1. 原因によって初期の治療方針がまったく異なるため，その病態を把握し，原因で分類することは極めて重要である．腎前性，腎性，腎後性の 3 つに分類する方法がわかりやすい．
2. 最初に超音波検査を行い，腎後性の鑑別，腎臓の大きさ・血流，膀胱への尿貯留の有無，循環血液量の評価(IVC〔下大静脈〕径の計測)などを行う．
3. 腎後性 AKI は，泌尿器科的処置が必要になることが多い．

表2 腎前性・腎性腎不全の鑑別

	腎前性	腎性
尿浸透圧(mOsm/L)	＞500	＜350
尿中 Na(mEq/L)	＜20	＞40
尿/血漿尿素窒素比	＞8	＜3
尿/血漿クレアチニン比	＞40	＜20
FE_{Na}(%)	＜1	＞2
RFI(renal failure index)	＜1	＞1

FE_{Na}＝(尿ナトリウム×血清クレアチニン)/(血清ナトリウム×尿クレアチニン)×100，RFI＝(尿ナトリウム×血清クレアチニン)/尿クレアチニン

4. 次に循環血液量の評価を行う．超音波検査に加え，体重，血圧・心拍数，CTR(心胸比)，血液，尿などで評価する．
5. 腎前性と腎性腎不全の鑑別に用いられる腎不全の諸指標(表2)は，尿細管機能を評価しており，急性尿細管壊死と尿細管機能が正常な腎前性腎不全との鑑別に有用である．
6. 小児の場合，広義の腎前性 AKI(脱水などによる真の循環血液量減少，ならびに敗血症などによる normotensive ischemic AKI)の頻度は依然として高く，疑った場合には fluid challenge を行う．

   ⓐ normotensive ischemic AKI
   - 通常では，血圧が変動しても輸入細動脈と輸出細動脈のトーヌスがバランスをとり，糸球体内圧が維持されるため GFR が保たれる(腎灌流の autoregulation)が，このバランスが破綻すると AKI となる．
   - 敗血症発症時は，明らかな血圧低下のエピソードがなくても AKI を発症するが，輸入細動脈以上に輸出細動脈が拡張し，糸球体内圧が低下し，GFR が低下すると推測されている．
   - 敗血症などによる上記のような明らかな血圧低下のエピソードを認めない虚血性 AKI のことを「normotensive ischemic AKI」とよぶ．
7. 腎後性，腎前性が否定されれば，腎性 AKI である．

表3 透析適応の目安

1.	利尿薬に反応しない循環血液量の著明な増加（心不全，肺水腫，重症高血圧）
2.	尿毒症症状（意識障害・けいれんなどの中枢神経症状，悪心・嘔吐・食欲不振などの消化器症状など）の出現
3.	高カリウム血症（K≧7.5 mEq/L あるいは心電図上 wide QRS）
4.	BUN 100 mg/dL 以上で改善が見込めないとき（無尿時など）
5.	炭酸水素ナトリウム投与に不応ないしは投与できない重症代謝性アシドーシス（HCO_3^-≦12 mEq/L）

血清クレアチニン値は，基準値が年齢や体格によって異なるため使用しない

■ 透析適応の目安

1. 心不全・肺水腫・重症高血圧に対する利尿薬・水分管理・塩分管理，高カリウム血症に対する内科的治療，代謝性アシドーシスに対する内科的治療に反応しない場合は，透析へと移行する．
2. 透析適応の目安を表3に示す．

■ 実際の透析適応

1. AKI を診療するときは，常に透析の可能性を考慮する．
2. 治療のために輸液（薬剤投与，最低限の栄養維持など），輸血を行う必要があるが，循環血液量の著明な増加の危険があり，そのスペースを確保できない場合は，早期導入の適応である．
3. 透析適応の目安でなくても，小児外科医の存在など，施設ごとの人的，社会的要因を考慮し，総合的判断で透析を行うことがある．
4. 透析適応の目安であっても，出血などの透析合併症を考慮し，総合的判断で内科的治療で待機することもある（例えば，HUS は自然軽快傾向を有する疾患であり，病勢の目安となる血小板数や LDH〔乳酸デヒドロゲナーゼ〕の改善が認められる場合には，尿素窒素が 100 mg/dL を超える場合でも透析を待機できる場合もある）．
5. AKI は透析が可能な施設で診療することが望ましいが，やむをえず透析できない施設で診療する際は，透析が可能な施設と連携をとりながら行う．
6. HD と PD で，循環動態や効率などの違いはあるが，一般的には施設で慣れた方法を選択する．

【文献】

1) Akcan-Arikan A, Zappitelli M, et al.：Modified RIFLE criteria in critically ill children with acute kidney injury. Kidney Int 2007；71：1028-35

（東京都立小児総合医療センター 腎臓内科）

Chapter 4　AKIの血液浄化療法

2　支持療法

- AKIの予防ならびに進行阻止のために，腎保護が重要である．
- 腎保護の基本は，AKIの早期発見，適切な循環血液量管理，腎毒性薬物の回避，腎排泄薬物の投与量調整である．
- 特に循環血液量過多は透析療法導入時の予後不良の単独リスク因子であるため，適切な循環血液量管理（eu-volumeの維持）は重要である．
- 現時点でAKIに対する根本治療は存在せず，治療の基本は対症療法である．
- 急性期に生じる種々の代謝異常（電解質異常，酸塩基平衡異常など）に対して速やかに内科的介入を行う．
- 内科的介入で管理困難なものが透析療法の適応であり，pRIFLE分類のF（Failure）では透析療法が唯一の対症療法である．

　小児AKIは，原因の変遷（腎疾患によるAKIから全身性疾患によるAKIへ）を経ながら確実に頻度が高くなっている．その治療は，医療技術が進歩しているにもかかわらず対症療法のみであり，根本的治療の開発には至っていない．

　近年の各種医療技術の進歩により，小児の透析療法は安全に行えるようになってきた．それでもなお，バスキュラーアクセスの確保，充填量（プライミング），低体温など重症小児に対する透析療法は様々なリスクを伴い，また患児・医療従事者にとっても大きな負担となる．そのため，いかにして不要な透析療法導入を避けるかという管理も重要となる．

　AKI治療の原則は，時間を追って起こる急性期の代謝異常に対症療法を行いながら，AKIの原因検索ならびに原因治療を行うことである．近年，これまでのAKI管理における標準治療であった少量ドパミン投与（いわゆるrenal doseでの低用量ドパミン），フロセミド投与に腎予後改善効果がないことが報告されている．また，透析導入を要した小児において，その生命予後に直結する因子は透析導入時の循環血液量過多の存在であることも，様々な疫学研究から判明している．

　本項ではAKIの早期発見・進展阻止という面から現時点での腎保護管理について，対症療法の基本として，循環血液量の管理，電解質・酸塩基平衡の管理，適切な栄養補給，合併症の予防について記す．透析療法は究極の対症療法であり，内科的な対症療法で管理困難な場合に適応となる．

■ AKI予防

1. AKIの予防ならびに早期発見のために，ハイリスク患児（早産児，低出生体重児，基礎の腎疾患の存在，心疾患をはじめとする先天性疾患の合併，全身麻酔術後〔特に先天性心疾患術後〕など）を同定することが重要である．
2. 成人とは異なる小児腎機能検査（血清クレアチニン）の基準値を把握し，早期に異常に気づ

くことが必要である．クレアチニンは AKI における腎傷害を鋭敏には反映しないが，実臨床で利用可能な唯一のマーカーである（p. 191 付表 1 参照）．
3. 筋肉量が少ない患児においては，クレアチニン値を過小評価する恐れがあるため注意する．
4. 2011 年に保険収載となった L-FABP をはじめとするバイオマーカーの実用化が期待される．
5. 血中濃度依存性に腎機能障害を惹起する薬物の TDM（薬物血中濃度モニタリング）を定期的に行う（アミノグリコシド系抗菌薬，塩酸バンコマイシン，CNI〔カルシニューリン阻害薬〕など）．
6. 化学療法時に，十分な補液ならびに尿のアルカリ化を行う（腫瘍崩壊症候群による AKI の予防）．

■ 腎毒性薬物の回避

1. 現在使用中の腎毒性を惹起する可能性のある薬物を中止・変更，もしくは減量する．
2. 腎毒性薬物として有名なものには以下がある．
   - アムホテリシン B，アミノグリコシド系抗菌薬．
   - NSAIDs（非ステロイド性抗炎症薬），RA 系（レニン-アンジオテンシン系）阻害薬．
   - CNI，抗悪性腫瘍薬（シスプラチンなど）．
   - ヨード造影剤．
3. 2 の中でも，直接的腎毒性作用を有するアミノグリコシド系抗菌薬，抗悪性腫瘍薬，ヨード造影剤の中止，代替薬剤への変更は，特に重要である．
4. 薬剤により想定される腎傷害の機序および対策については，p. 151 表 1 参照．
5. 直接の腎毒性薬物ではないが，AKI 患児ではガドリニウム造影剤の使用を避ける（NSF〔腎性全身性線維症〕を予防するため）．

■ 循環血液量管理

1. 循環血液量の増加は，AKI 患児において生命予後を悪化させる単独の因子である．
2. 循環血液量の減少は，AKI 患児において腎血流量の低下から腎機能回復を遷延させ腎予後を悪化させる．
3. 適切な循環血液量の評価ならびに介入は，腎保護のためにも最重要課題である．

［評価］
1. 臨床症状，バイタルサイン，各種検査結果を総合的に判断する．
   - 臨床症状：浮腫の有無，毛細血管再充満時間，頭痛，消化器症状（循環血液量増加ならびに減少双方の参考所見となる）など（AKI では capillary leak syndrome やイレウス，重症感染症など血管内からの水分移動を起こす病態を合併していることがあり，必ずしも体液量過多〔浮腫など〕が循環血液量過多とは一致しないことに注意する）．
   - バイタルサイン：体重の変化，血圧・脈拍（小児の年齢ごとの基準値を把握しておく，表 1）．
   - 検査所見：Hb（ヘモグロビン）/Hct（ヘマトクリット）/Alb（アルブミン）の推移を用いた血液濃縮の有無，hANP（ヒト心房性ナトリウム利尿ペプチド），胸部 X 線での CTR（心胸比），心臓超音波での下大静脈径・LVDd（左室拡張末期径）．

表1 年齢別安静時心拍数基準値

年齢	平均値	範囲
〜7日	135	80〜165
8日〜1か月	150	120〜200
1〜6か月	120	100〜150
7か月〜1歳	125	80〜150
2歳	110	80〜130
4歳	100	80〜120
6歳	95	75〜115
8歳	90	70〜110
10歳	85	65〜110
14歳	75	60〜110

表2 健常児におけるLVDdの標準値

身長	男児（LVDd：mm）	女児（LVDd：mm）
75 cm 未満	0.40×身長(cm)−1.1	0.39×身長(cm)−3.0
75 cm 以上	0.22×身長(cm)+12.2	0.20×身長(cm)+13.3

(Nagasawa H, Arakaki Y, et al.：Longitudinal observations of left ventricular end-diastolic dimension in children using echocardiography. Pediatr Cardiol 1996；17：169-74 より改変)

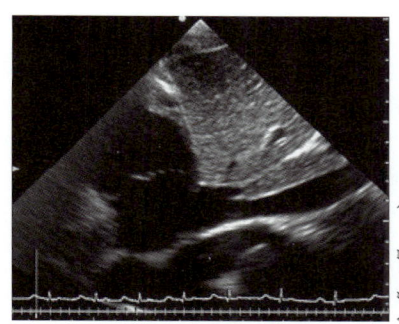

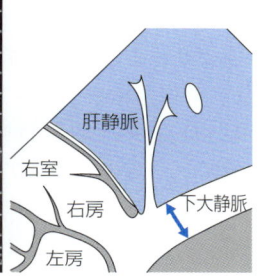

図1 IVCへの肝静脈流入部直下

ⓐ LVDd
- LVDd（% normal）＝LVDd（実測値）/LVDd（標準値）×100（%）を算出（表2）[1]．
- LVDd（% normal）＞110% の場合に左室拡張と判定し循環血液量過多を疑う．

ⓑ IVCd（下大静脈径）
- IVCd＞11 mm/m^{2}の場合に循環血液量過多を疑う．
- 呼吸性変動の有無を評価する（CI〔虚脱指数〕＞0.8 の場合に循環血液量過剰を疑う）．
  CI＝（IVC〔下大静脈〕呼気−IVC 吸気）/IVC 呼気
- IVCへの肝静脈流入部直下（図1）を目安とし，同一患児において同一部位での経時的評価が重要である．

2. これらの各パラメータは個体間差があるため，基準値との比較とともに，同一患児での経過を追った比較・評価が重要である．

[対応]
1. 腎性腎不全であっても，循環血液量増加を避けた管理や経口摂取不良のために脱水になる場合があり，脱水を疑った場合は"fluid challenge"を行う．
   - 生理食塩水 10 mL/kg，30〜60 分で静注．
2. 正常循環血液量と判断した場合は，"前日尿量＋不感蒸泄（300〜400 mL/m^2）を基本"とし

て，in-outバランス，バイタルサインを観察していく．
3. 循環血液量増加の際は，"前日尿量＋不感蒸泄（300〜400 mL/m²）も不要"であり，積極的な水分制限，利尿薬投与を行う．
    - フロセミド（ラシックス®）1〜5 mg/kg/回（最大 10 mg/kg/日）．
4. 水分制限を行う場合は，常に低血糖に留意する．
5. 薬剤，輸血，高カロリー輸液などのための必要な補液スペースが確保できない場合には，透析導入となる．
6. いずれの場合においても，クレアチニンの上昇がおさまり利尿期に移行するポイントを見逃さないことが重要であり，利尿期に不要な腎前性腎不全をつくらない注意が必要である．

■ 高血圧緊急症

1. 年齢・性別による高血圧基準値のステージ2（99パーセンタイル＋5 mmHg）以上を認めるものは，緊急降圧治療の適応である．
2. 短時間作動型の経静脈的降圧薬を使用し，注意深く降圧を図る．
    - ニカルジピン塩酸塩注射液（ペルジピン®）0.5〜5.0 μg/kg/min，持続静注．
    - ニトロプルシドナトリウム水和物（ニトプロ® 持続静注液）0.25〜10.0 μg/kg/min，持続静注（常にシアン化合物やチオシアン酸塩の蓄積毒性に注意する．72時間以上の長期使用，総投与量500 μg/kg以上，腎機能障害・肝機能障害での使用は，中毒のハイリスクである．中毒徴候としての代謝性アシドーシスやチオシアン濃度をモニタリングしながら使用する）．
3. 最初の2〜3時間で20〜30％もしくは年齢・性別による高血圧基準値の99パーセンタイルまで降圧を図る．
4. 以後は，数日以上の時間をかけてステージ1（95パーセンタイル）まで降圧する．
5. AKI急性期には好まれないが，原疾患が腎動脈狭窄による場合は，短時間作動型ACEI（アンジオテンシン変換酵素阻害薬）の使用が必要となることもある．
    - カプトプリル（カプトリル®）0.05〜0.2 mg/kg/日，分3で開始．
    - 腎機能，高カリウム血症をモニタリングしながら3〜5日ごとに増量．
6. PRES（可逆性後頭葉白質脳症）の合併に注意する（p. 102 COLUMN 3 参照）．

■ 高カリウム血症

1. 心膜保護，細胞内へのカリウム移行，体外への除去に分けられる．
2. 血清カリウム7.0 mEq/L以上，心電図で不整脈を認める場合，神経・筋症状を認める場合が緊急治療の適応とされる．
3. 心膜保護作用を期待して，カルシウム製剤の投与を検討する．
    - グルコン酸カルシウム（カルチコール®）0.5 mL/kg，5〜15分かけて静注．
4. 細胞内へのカリウム移行を目的として，以下の薬剤を投与する．効果発現は早いが根本的なカリウム除去とはならないことに注意する．
    - ⓐグルコース-インスリン療法（GI療法）　[効果発現 15〜30分]
        - 単回投与：速効型インスリン 0.1単位/kg＋20％グルコース 2.5〜5 mL/kg，1時間かけて

　　　　　投与（GI 比 5〜10）．
　　・持続投与：速効型インスリン 0.5〜1 単位/kg/日＋10% グルコース 25〜50 mL/kg/日，24 時間かけて投与（GI 比 2.5〜10）．
　　・低血糖に注意が必要．腎不全治療時には水分制限を行っていることが少なくなく，補液量の面で使用しづらいときがある．
　ⓑ炭酸水素ナトリウム（メイロン®）［効果発現 15〜30 分］
　　・1〜2 mEq/kg，30 分かけて静注．
　　・アシドーシス改善に伴う低カルシウム血症の出現に注意が必要．
　ⓒβ_2刺激薬吸入　［効果発現 20〜30 分］
　　・単回吸入：サルブタモール 0.02 mL/kg（最大 1 mL）．
　　・持続吸入：サルブタモール 0.02〜0.06 mL/kg/hr．
5．体外へのカリウム除去のために，以下の薬剤を投与する．
　ⓐイオン交換樹脂　［効果発現 1〜2 時間］
　　・ポリスチレンスルホン酸カルシウム（カリメート®），経口もしくは注腸．
　　・経口：1 g/kg/日（最大 30 g/日），分 4（D-ソルビトールを併用することが多い）．
　　・注腸：1 g/kg/回，1 時間後に洗腸，3〜6 時間ごと（D-ソルビトールの併用は禁忌）．
　ⓑ利尿薬
　　・フロセミド（ラシックス®）1〜2 mg/kg/回，静注．
　ⓒ透析療法
　　・内科的治療に反応不良の際には速やかに透析導入を行う．
6．3，4 は根本的な治療にはならないため，5 の併用が必要である．
7．基本事項として，補液や食事のカリウム制限が大前提となる．

代謝性アシドーシス

1．呼吸性代償が不十分で生命にかかわる場合，高カリウム血症の原因となっている場合に，pH 7.2 を目標に補正を行う．
　ⓐ炭酸水素ナトリウム（メイロン®）
　　・1〜2 mEq/kg，もしくは不足塩基量×体重×0.3×0.5 mEq を 30 分かけて静注．
　　　［7% 製剤 Na^+：0.833 mEq/mL，8.4% 製剤 Na^+：1.0 mEq/mL］
　ⓑアシドーシス治療薬（サム® 点滴静注セット）　不足塩基量×体重×0.5 mL
　　・0.2 mL/kg/min 以下の速度で静注する．
　　　［Na^+：0.03 mEq/mL］
　　（炭酸水素ナトリウムがナトリウム負荷で使用しづらい場合に用いる．副作用としての高カリウム血症に注意が必要）
2．pH 7.2 以上もしくは，HCO_3^- 14 mEq/L 以上の場合は適応にならない．

栄養管理

1．AKI は異化が亢進している状態にあり，不十分な栄養は腎機能の回復を妨げる．
2．乳児では 120 kcal/kg/日，ほかの小児では年齢相応のカロリー摂取が推奨されている．

3. 短期であれば低たんぱく食も考慮する．
4. 経腸栄養が行えない場合（HUS〔溶血性尿毒症症候群〕，消化管出血など）には，早期からの経静脈栄養を考慮すべきである（経口推奨量の約80％を目標とし，循環血液量管理ができていることが前提）．経静脈栄養でのNPC/N比（非たんぱくカロリー窒素比）は400〜500以上とされている．
5. 栄養管理の詳細（CKDも含めた）は，p. 120参照．

腎排泄薬物の投与量調整

1. 余計な副作用・多臓器傷害の発症を予防するため，腎排泄性薬剤の変更や用量調整を行う．
2. 用量調整を要する薬剤には，抗菌薬，ファモチジンなどがある．
3. 尿中未変化体排泄率の多いもの，代謝産物も活性を有する腎排泄性薬剤について調整が必要である．一部薬剤を除いて基本的には1回投与量は変更せず，腎機能障害に応じた投与間隔の延長で対応する．腎機能低下時の医薬品使用方法の詳細はp. 153 表1参照．

【文献】
1) Nagasawa H, Arakaki Y, et al.：Longitudinal observations of left ventricular end-diastolic dimension in children using echocardiography. Pediatr Cardiol 1996；17：169-74

（東京都立小児総合医療センター　腎臓内科）

COLUMN 3　PRES（posterior reversible encephalopathy syndrome）

高血圧を呈している，CNI（カルシニューリン阻害薬）を投与されている，子癇・子癇前駆症の患者などに発症する中枢神経合併症である．症状として，視覚障害，激しい頭痛，けいれん，意識障害などを呈する．画像上，後頭領域有意の病変を認めることが多く，血管原性浮腫を反映しMRI拡散強調画像のDWIで低信号（時に高信号），ADC mapsで高信号を特徴とする．

高血圧，CNIが主要なリスク因子として知られ，そのほかのリスク因子の中に各種腎疾患（HUS〔溶血性尿毒症症候群〕，急性腎炎，ネフローゼ症候群，急性・慢性腎不全）も含まれる．

適切な管理による可逆性が期待できる病態であり，管理の基本は高血圧の管理（p. 130参照），けいれんのコントロール（ミダゾラム持続静注，人工呼吸管理など），原因の除去である．近年，頭蓋内出血や後遺症を伴う重症例の報告もみられ，症状からの早期発見・早期介入が不可欠である．

Chapter 4-3 AKIの血液浄化療法

新生児・乳児のAKI

- 新生児・乳児は体重に占める水分量が多いため，潜在的に脱水による腎前性AKIを生じやすい．
- CAKUT（先天性腎尿路異常）の有無は重要であり，閉塞性尿路障害による腎後性AKIを除外する．
- 急性血液浄化法の選択は，それぞれの利点，欠点を考慮した後，各施設で最も慣れた方法を採用することが望ましい．
- 慢性透析へ移行する可能性を考慮し，透析適応を慎重かつ迅速に判断する．

　新生児期のAKIはほかの年齢に比して頻度が高く，死亡率も高い．近年，医療機器や医療技術の発展に伴い，低体重である新生児・乳児にも急性血液浄化療法の選択肢が広がり，飛躍的な進歩を遂げている．特に，急性期予後不良な敗血症を含む重症感染症，心疾患術後，血液腫瘍関連など，non-renal indicationに対する急性血液浄化療法が増加していることが特徴である．一方，renal indicationとして急性血液浄化を行う頻度は低く，急性期の予後も良好なことが多いが，遠隔期にCKDへ進展することが問題となっている．

　急性血液浄化療法にはPDによる方法と，体外循環による狭義の急性血液浄化法とがある．前者はAPD（自動腹膜透析）システムないし手動により貯留を行う方法，CFPD（持続腹膜灌流）があり，後者はCRRT（持続的腎代替療法），すなわちCHD（持続的血液透析），CHF（持続的血液濾過），CHDF（持続的血液濾過透析）が含まれ，各病態に応じて選択する．

　本項では小児一般に共通する部分は割愛し，新生児・乳児のAKIおよび急性血液浄化における特徴と，各透析法をどのように選択すべきかについて概説する．

■ 新生児・乳児の特徴，AKIの原因

1. 新生児・乳児の糸球体および尿細管機能は発達途上にあり，傷害を受けやすい．
   - GFR（糸球体濾過量，$mL/min/1.73\ m^2$）出生直後20，生後2週50，1〜2歳120
2. 新生児では新生児仮死による腎前性AKIが多く（新生児仮死の30〜56％），これに続発して尿細管壊死などを起こしうる（表1）．
3. 乳児ではHUS（溶血性尿毒症症候群）による腎性AKIの割合が増加する．
4. CAKUT（後部尿道弁，低形成・異形成腎など）がAKIの直接要因や増悪因子になっていることがあり，注意を要する．
5. 体格に比して細胞外液量の多い新生児・乳児は脱水になりやすく，腎前性AKIが多い．
6. 近年，心疾患術後のAKIに対して，PDないしCRRTを要する患者が増加している．

表1 新生児期・乳児期のAKIの原因

分類	機序	疾患
腎前性	血管内容量の減少	脱水, 下痢, 尿崩症, 敗血症, 出血性ショック
	有効腎血流量の減少	新生児仮死, 心不全
腎性	急性尿細管壊死	虚血, 低酸素, 薬剤性
	間質性腎炎	薬剤性, 特発性
	血管病変	腎皮質壊死, 腎動静脈血栓, HUS
	感染症	敗血症, 腎盂腎炎
	先天性腎疾患	低形成・異形成腎, PKD, 先天性ネフローゼ症候群
		妊婦へのRA系阻害薬投与
腎後性	閉塞性腎尿路疾患	両側尿管閉塞, 後部尿道弁, 神経因性膀胱

■ 新生児・乳児AKIの診断

1. 小児AKIの診断(p.94参照)に準じるが, 新生児・乳児の特徴として, 以下をあげる.

   ⓐ 問診・診察所見
   - 周産期の情報(Apgar score, 臍カテーテルの使用, 人工呼吸管理の有無, 羊水過少, 胎盤重量, 胎児超音波, 母体投与薬剤など)
   - 家族歴(先天性ネフローゼ症候群, 囊胞腎, 尿崩症など)
   - 男児では尿線(包茎, 尿道狭窄など)
   - 尿性腹水
   - 他の合併奇形

   ⓑ 臨床所見
   - 血清クレアチニン
     出生直後は母体クレアチニンの影響を受ける(通常1.0 mg/dL未満).
     新生児は1.5 mg/dL以上ないし1日0.2〜0.3 mg/dLの上昇でAKIと診断.
   - 無尿/乏尿(1 mL/kg/hr未満)
     排尿があってもAKIを否定できない.
     新生児AKIの50〜60%は非乏尿性.
   - FE_{Na}(ナトリウム排泄分画)
     尿細管でのナトリウム再吸収能が低いため, 一般小児と比べてFE_{Na}は高い.
     特に新生児では, 2%未満なら腎前性AKI, 2.5〜3%以上なら腎性AKI.
   - 超音波所見
     腎腫大, 腎形成異常(低形成・異形成), 水腎症, 膀胱機能異常など.
     腎静脈血栓症ではechogenic streak(線状の高エコー)が特徴(図1).

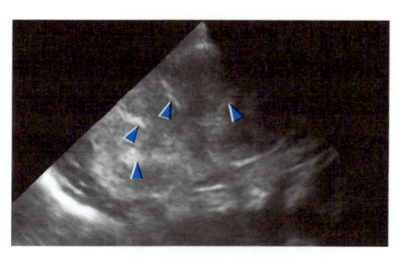

図1 echogenic streak

表2 PDとCRRTとの比較

	利点	欠点
PD	・バスキュラーアクセスが不要 ・必要機器が少なく手技が容易 ・慢性透析への移行が容易 ・心疾患では腹水ドレナージも可能 ・全身ヘパリン化が不要	・透析量が不正確 ・腹部膨満による呼吸障害 ・高血糖，高乳酸血症に注意が必要
CRRT	・透析量が正確 ・エンドトキシン吸着の併用が可能	・バスキュラーアクセスが必要 ・体外循環が必要

■ 急性血液浄化法の選択

1. 重篤な肺合併症や多発奇形症候群を伴う場合は，予後不良のため，家族と十分に情報を共有したうえで透析適応を吟味する必要がある（p. 15 参照）.
2. 基本的には，各施設で慣れた方法を選択することが望ましい.
3. バスキュラーアクセスが容易ではなく，腹部使用が可能な場合，特に長期透析が予想される場合には PD を検討する（表2）.
4. 急性薬物障害や代謝性疾患の高アンモニア血症など早期に高いクリアランスを要する場合，腹部疾患などで腹膜が使用できない場合，ショックで血圧が保てない場合には，CRRT を選択する.

■ 各方法の特徴と実際の治療例

Ⓐ PD

1. 除水のためには貯留時間を 30～40 分程度に短く設定する.
2. 除水のためには高糖濃度の液選択が必要なことが多く，高血糖の出現に注意する.
3. 自動腹膜透析システムを利用する場合は，機種によって最小注液量，変更単位，死腔などが異なるため注意する（p. 42 表2 参照）.
   - マイホーム PD®（テルモ）：最小注液量 30 mL，変更単位 10 mL，死腔 8.6 mL.
   - ホーム APD システム ゆめ（バクスター）：（少液量）最小注液量 60 mL，変更単位 1 mL，死腔 17 mL.
4. 治療例（体重 3 kg）を以下に示す.
   - マイホーム PD®，ミッドペリック®L 250，1 回 30 mL
     A（治療優先）モード：貯留時間 30 分，9 サイクル → 透析時間 6 時間程度
     B（時間優先）モード：透析時間 6 時間 → 9 サイクル程度
     （初回 10 mL/kg で開始し，リークがなければ徐々に 50 mL/kg まで増量．除水不十分なら，高張糖液〔ダイアニール® PD-4 4.25/ミッドペリック®L 400〕を使用．手動でも可能〔注液 10 分，貯留 35 分，排液 15 分，計 1 時間を 1 サイクル〕）

Ⓑ CFPD（図2）

1. カテーテル 2 本で行う場合（カフなし腹膜透析カテーテル）と，1 本で行う場合（中心静脈用のダブルルーメンカテーテル）がある.

2. 灌流液は市販のものを基本に，必要に応じて電解質などの調節を行う．
3. 患児の体温低下を防ぐため，注液側は加温槽を通す．
4. 高血糖予防のため，灌流液にアミノ酸を1〜2%加え，浸透圧を調整してもよい．
5. 治療例（体重3 kg）を以下に示す．
    - ダイアニール-N® PD-4 2.5，30 mL/hr（初回10 mL/kg/hrで開始し，30〜50 mL/kg/hrまで増量）

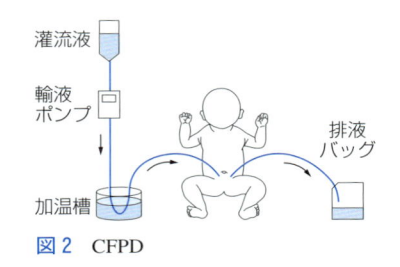

図2　CFPD

ⓒ CRRT（図3）

[バスキュラーアクセス]
1. 体重2〜8 kgで6 Fr，5〜10 kgで7 Frを目安にダブルルーメンカテーテルを選択する．
    - ベビーフロー®（ユニチカ）6 Fr 10 cm
    - トルネードフロー™（日本シャーウッド）7 Fr 10 cm

[体外循環と使用機材]
1. ダイアライザは5 kg未満で0.1 m^2，5〜20 kgで0.3 m^2を目安に選択する．
    - レナフロー®II HFジュニア（メディカルタウン）PS膜 0.09 m^2
    - ヘモフィール®CH CH-0.3N（東レ・メディカル）PMMA膜 0.3 m^2
    - UTフィルター® UT-300（ニプロ）CTA膜 0.3 m^2
2. コンソールは血液流量1 mL/minから対応可能な機種を使用する．
3. 体外循環量が循環血液量の10%以上（8 mL/kg）の時は，赤血球濃厚液やアルブミン（ないしFFP〔新鮮凍結血漿〕）でプライミングし，最後に返血しないで終了する．

[低体温対策]（図4）
1. 新生児・乳児は特に低体温になりやすいため，インファントウォーマーの使用や，アルミホイル，ラップで回路の保温を確実に行う．

[抗凝固]
1. ナファモスタット0.5〜1 mg/kg/hrで開始し，ACT（活性化凝固時間）を測定して調節する．
2. ナファモスタットはダイアライザへの吸着性により，透析膜の前後に分けて投与することもある（PMMA〔ポリメチルメタクリレート〕膜：吸着性が高い，CTA〔セルローストリアセテート〕膜：吸着性が低い）．
3. 状況に応じてヘパリンの併用を考慮する（併用時のヘパリン5〜10 U/kg/hr）．
4. 新生児はPIカテーテル維持のため，ヘパリン使用例も多く，総ヘパリン投与量を把握しておく（5〜10 U/kg/hrであれば抗凝固薬の追加が不要なこともある）．

[治療の実際]
1. Q_B（血〔液〕流量），Q_D（透析液流量），Q_F（濾過流量）は各病態に応じて調節する（表3）．
2. 新生児やチアノーゼ性心疾患患児ではヘマトクリット（Hct）が高く，Q_Fを多くするとダイアライザが閉塞しやすい．
3. 長時間のCRRT，特に代謝異常症に対するhigh dose CRRTでは，低カリウム血症，低リン血症に注意する．
4. Hct持続監視装置（Crit-Line®，図5）により，Hctの変動（ΔBV）から循環血液量の変動をリアルタイムでモニターし，除水量の調節を行う．

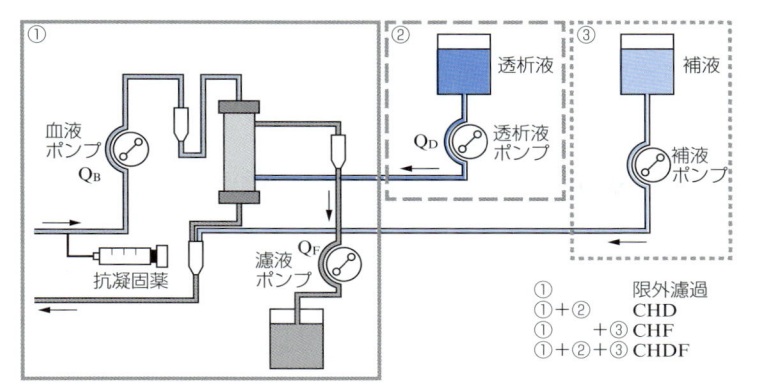

図3 CHD，CHF，CHDF の回路

① 限外濾過
①+② CHD
① +③ CHF
①+②+③ CHDF

図4 回路保温の工夫

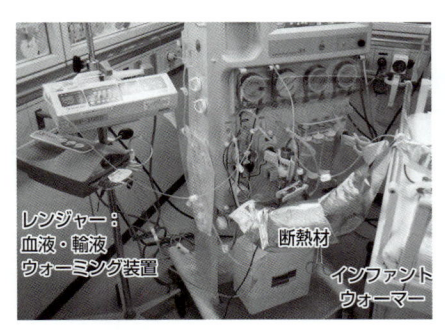

表3 Q_B，Q_D，Q_F の設定

	Q_B [mL/kg/min]	Q_D [mL/hr]	Q_F [mL/hr]
AKI	2〜5	QB×0.2〜1	QB×0〜0.05
敗血症	2〜5	QB×0.3〜1	QB×0〜0.2
高 NH$_3$	3〜10	QB×1〜2	QB×0〜0.05
肝不全	2〜5	QB×0.5〜1	QB×0.05〜0.2

5．治療例（体重3 kg，AKI）を以下に示す．
- プラソート iQ21®，レナフロー® II HF ジュニア，ベビーフロー® 6 Fr
- 最小プライミング量 63 mL（回路55 mL，ダイアライザ 8 mL）
- Q_B 10 mL/min，Q_D 600 mL/hr，Q_F 30 mL/hr
- ナファモスタット 膜前 2.5 mg/hr，膜後 2.5 mg/hr

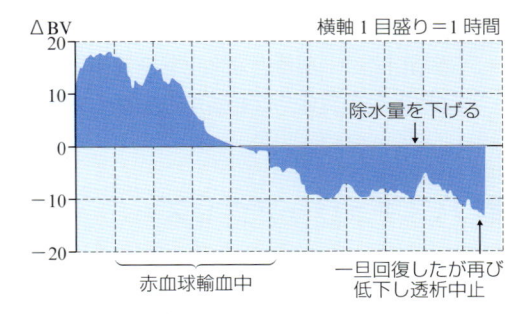

図5 Crit-Line®
ΔBV が上向きの場合，third space から血管内に水分が戻っているため，除水量アップ可能．ΔBV が下向きの場合，血管内ボリュームの低下のため，急激な低下に注意．ただし，赤血球輸血の際には参考にならない

（東京都立小児総合医療センター 腎臓内科）

Chapter 4　AKIの血液浄化療法

4　透析方法と条件

- 機材・技術の進歩により小児における急性血液浄化療法の安全性は増し，導入適応も拡大されている．
- 体外循環自体が身体にとって常に負担となるため，リスクを伴うことを前提に行う．
- 特に体重10 kg未満の患児では，児の体液量，透析に必要な体外循環量を念頭に管理を行う．

　AKIに対する根本的治療がない現状では，急性血液浄化療法は，pRIFLE分類F(Failure)での唯一のAKI対症療法である．医療技術の進歩に伴い，より細かい管理が可能な監視装置や，体格の小さい小児に利用しやすい透析機・血液浄化器の開発がなされ，より安全に急性血液浄化療法が行えるようになっている．また，敗血症の病態解明や，種々の疾患へのケミカルメディエータの関与が想定され，腎傷害以外の病態へ急性血液浄化の適応が拡大されている．

　適応拡大や近年の小児集中治療の進歩に伴い，急性血液浄化の導入は容易になっていると思われる．しかし，いくら医療技術が進歩しても，体外循環を使用することは生体にとっては負担であり，また生体適合性や体外循環量，抗凝固薬使用など常にリスクを伴う治療である．そのため，急性血液浄化療法の適応を適切に判断し(p. 94参照)，使用機材，体格の小さな小児における注意点を正確に把握し，治療を行うべきである．

　本項目では，急性血液浄化を行ううえで必要な機材の特徴を記載するとともに，小児AKI治療における当院での具体的な血液浄化処方について記載する．

■ バスキュラーアクセス

1. 急性の短期血液浄化を想定しているため，基本的にはバスキュラーアクセスカテーテル挿入で行う(カテーテル選択に関してはp. 81参照)．
2. 年長児ではV-Vアクセス(末梢静脈を脱血・返血に使用)で行うことも可能だが，毎回穿刺する負担も考慮し，可能な限り透析カテーテル挿入を行っている．

■ コンソール(bedside console)

1. 血液浄化装置には，Q_B(血〔液〕流量)の設定可能範囲や，各種アフェレーシス療法対応の有無など，それぞれに特徴がある．
2. 当院では，プラソートiQ21®(旭化成)，TR-525®(東レ・メディカル，今後TR-55X®に移行予定)，DBG-03®・DBB-27®(日機装)を準備している(表1)．
3. Q_Bの少ない体重10 kg未満では少流量を設定できるプラソートiQ21®/TR-525®を利用し，Q_Bの多い体重10 kg以上では使用透析液量の問題から通常の透析コンソールを利用している．

表1　各血液浄化装置の概要

装置名		TR-55X® (東レ・メディカル)	プラソート iQ21® (旭化成メディカル)	DBG-03® (日機装)
HD/CHD, HF/CHF HDF/CHDF, ECUM		○	○	○
PE		○	○	-
DFPP		-	○	-
PP		○	○	-
DHP		○	○	-
制御機構		容量制御	重量制御	複式ポンプ
流量設定	血液ポンプ(mL/min)	1〜250	1〜200	小児：40〜350 成人：40〜600
	透析液ポンプ(L/hr)	0.01〜4	0.01〜12	(18〜)42
	濾液ポンプ(L/hr)	0.01〜6	0.01〜12	除水ポンプ 0.00〜4.00
	補液ポンプ(L/hr)	0.01〜3	0.01〜12	0.01〜6
	最小除水調整幅 (mL/hr)	1(透析・濾液・補液ポンプ流量 が0.1 L/hr以下の設定時) 10(上記以外)	1	10
除水精度		-	-	±30 mL/時

4．上記以外にも患児の状態に応じて機材の使い分けが必要である．

■ 血液浄化回路

1．前項の血液浄化装置ごとに専用回路が設定されている．
2．各回路のプライミングボリュームを把握する．当院採用機材の特徴は p.194 付表4参照．

■ 血液浄化器

1．各血液浄化器の材質，プライミングボリュームを把握する(p.193 付表3参照)．
2．透析導入時は，膜の特性・小面積ダイアライザーの存在からFBシリーズ(CTA〔セルロ－ストリアセテート〕膜)で開始し，透析量の不足があれば大膜面積のAPSシリーズ(PS〔ポリスルホン〕膜)に変更している．
3．敗血症や多臓器不全時の血液浄化で，サイトカインなどのケミカルメディエータ除去を目的とする場合には，膜の吸着特性を利用するためにヘモフィールシリーズ(PMMA〔ポリメチルメタクリレート〕)が選択されることが多い．
4．透析膜面積の選択基準は，①[体表面積(m^2)×1/2〜2/3]，②[体重(kg)×0.025]のいずれかを目安にしている．
5．Renal indicationでの透析導入時は，不均衡症候群を防ぐために前述4よりも一段小さい膜面積で開始する．Non-renal indicationでの導入時には通常膜面積で開始する．

6. 低体重児用の血液浄化器としては，米国 Minntech 社の HF ジュニア®（0.09 m^2，プライミングボリューム 8 mL）がメディカルタウンから入手できる．

表2 循環血液量の目安

体格	循環血液量
新生児	85 mL/kg
乳児〜学童（体重 30 kg 未満）	80 mL/kg
10 歳以降（体重 30 kg 以上）〜成人	70 mL/kg

(伊藤克己(監)：小児急性血液浄化マニュアル．医学図書出版．2002；19 より改変)

■ プライミング

1. 成人の血液浄化では一律に生理食塩水でプライミングを行うが，小児では体外循環量が循環血液量の 10% を超える場合には，血液プライミングを行う．
2. 感染リスクならびに輸血回数を減少させるためには，無輸血プライミングが望ましく，患児の体外循環量，Hct(ヘマトクリット)，プライミングボリューム(血液回路＋血液浄化器)を正確に把握し，的確に判断する．
3. 小児の体重別循環血液量の目安を表2に示す．プライミングボリュームは p. 193 付表 3 を参照．
4. 血液プライミングは，赤血球濃厚液製剤および 20% アルブミンを透析液もしくは生理食塩水に添加し作製する．この際には最後に返血しないで終了する．
5. できるだけ本人の Hct，Alb(アルブミン)に類似(患児血清 Alb 値〜+0.5)したプライミングを作製する．患児が貧血，低血症を認める場合には，Hct 30〜35%，Alb 3.0〜3.5 g/dL を目標に作製する．
    - 例：10 kg の児に 120 mL のプライミングが必要なときは，以下で作製すると，Hct 35%，Alb 3.3 g/dL の計算になる．
        赤血球濃厚液　　　75 mL(赤血球濃厚液の Hct 55〜60%)
        20% アルブミン　　20 mL
        サブラッド®BSG　　25 mL
        ヘパリン原液　　　0.1〜0.2 mL
6. 一度のプライミング作製に使用する赤血球濃厚液の量が少ないため，輸血部と相談し分割製剤の使用も検討する．
7. 赤血球濃厚液にはクエン酸ナトリウム，カリウムが多く含まれている．クエン酸ナトリウムが大量に体内に入ると低カルシウム血症となり，腎不全患児にカリウムが入ると高カリウム血症となるため，血液プライミングを行った場合には血液洗浄(プライミング液を透析回路内で循環させ，同時に透析液を流しプライミング液中のカリウムをあらかじめ除去する)を行う．
8. 血漿交換時には，血漿分離器で Alb が漏出してしまうため，赤血球濃厚液＋生理食塩水でプライミングを行う．腎機能障害時には，カリウム除去フィルターを使用してプライミングする．Alb は返漿として補充を行う．
9. LCAP(白血球除去療法)，PMX-DHP(エンドトキシン吸着療法)などの血液吸着を単独で行う場合には，5% アルブミン製剤を用いるか，赤血球濃厚液プライミング時にはカリウム除去フィルターを使用する．

抗凝固

1. 基本はヘパリン使用とする．
    - 初回ヘパリン：20〜30 IU/kg をワンショット（成人 800〜1000 IU）．
    - 維持ヘパリン：20〜30 IU/kg/hr で持続投与（成人 800〜1000 IU/hr）．
    - 基本は終了 30〜60 分前に中止．カテーテル透析時は終了時まで継続．
2. 出血性疾患，多臓器不全，手術後などでヘパリンを使用しにくい（全身抗凝固を行いづらい）場合にはナファモスタット（1.0 mg/kg/hr）を使用する．
    - 新生児 5〜10 mg/hr，乳児 10〜15 mg/hr，幼児 15〜20 mg/hr，学童 30〜40 mg/hr．
3. ナファモスタット単独で回路内凝血を認めたり，低体重児で血液流量が小さい場合には，少量のヘパリンを併用する場合もある．
    - 2 のナファモスタット使用量＋ヘパリン 5〜10 IU/kg/hr．
4. ナファモスタットは半減期が短いため，Q_B の小さい低体重児の血液浄化では回路内で失活してしまう．血液浄化器の前後に分割して（膜前・膜後）使用する．
5. 実際には ACT（活性化凝固時間），回路内凝血，TMP（膜間圧力差）をみながら抗凝固量を調整する．
6. ACT は前値の 1.5 倍（150〜200 秒程度を目安）になるように調整し，ヘパリン使用時は「0 分，5 分（初回ヘパリンの効果），120 分（維持ヘパリンの効果）」，ナファモスタット使用時は「0 分，30 分，120 分」で ACT を計測する．
7. ヘパリンを増量しても抗凝固が不十分な場合には，AT-III（アンチトロンビン III）欠損や HIT（ヘパリン起因〔惹起〕性血小板減少症）の可能性を検討する．

各急性血液浄化の条件設定，特徴

1. 各治療法の特徴と問題点を表 3 に，適応を表 4 に示す．

[HD]
- Q_B：3〜4 mL/kg/min（成人 200〜250 mL/min）．
  AKI 導入初期は不均衡回避のため 1〜2 mL/kg/min で開始．
  先天性代謝異常など物質除去のためには，できるだけの Q_B を確保．
- Q_D（透析液流量）：$Q_B \times 1$〜2（成人 500 mL/min）．
- 除水速度：10 mL/kg/hr 以下，1 セッション当たり体重の 5% 以内．

[HF（血液濾過）]（HD に比較し中分子除去に優れる，不均衡を起こしにくい）
- Q_B：3〜4 mL/kg/min．
- Q_F（濾過流量）：前希釈；$Q_B \times 2$，後希釈；$Q_B \times 1/4$．
  補液を行わないものが ECUM（体外限外濾過法）となる．
- 置換液：サブラッド® BSG（長時間治療時の低カリウム血症に注意）．
- 除水速度：10 mL/kg/hr 以下，1 セッションあたり体重の 5% 以内．
    Q_F － 補液流量 ＝ 除水量

[HDF（血液濾過透析）]
- Q_B：3〜4 mL/kg/min（AKI の導入初期は 1〜2 mL/kg/min）．
- Q_D：$Q_B \times 1$〜2．

表3　各治療法の特徴と問題点

	PD	HD	CRRT	HA	PE
複雑さ	簡便	普通	普通〜高度	普通	普通〜高度
循環動態への影響	(−)	(++)	(−)〜(+)	(++)	(++)
抗凝固剤	(−)	(+)	(++)	(+)	(+)
ブラッドアクセス	(−)	(+)	(+)	(+)	(+)
効率	(±)〜(+)	(++)	(±)〜(++)		
トラブル	感染症 高血糖 横隔膜挙上 除水不安定	不均衡 低血圧 生体適合性	体動制限 低体温 抗凝固 生体適合性	凝固 低血糖	FFP 使用 低γグロブリン血症 凝固因子欠乏

- Q_F：$Q_B × 1/4$（基本的に後希釈）．
- 置換液：サブラッド®BSG（長時間治療時の低カリウム血症に注意）．
- 除水速度：10 mL/kg/時以下，1 セッションあたり体重の 5% 以内．

$$Q_F − (補液流量 + Q_D) = 除水量$$

表4　各治療の適応

AKI のみ	PD，HD，CRRT
多臓器不全	CRRT，PD
薬物中毒	HA，HD，PD，PE
肝不全	CRRT，PE，HA
先天性代謝異常	HD＞CRRT，PD，PE

[CRRT（持続的腎代替療法，CHDF〔持続的血液濾過透析〕）]

1. 病態別の各種条件の目安を表5 に，体重10 kg 児での実際例を表6 に示す．
   - 置換液：サブラッド BSG．
     置換液のカリウム濃度低値（K^+ 2 mEq/L）・リン濃度低値のためサブラッド®BSG に塩化カリウム注射液（K^+ 1 mEq/mL）やリン酸ナトリウム補正液（Na^+ 0.75 mEq/mL，$P^{2−}$ 1 mEq/mL＝0.5 mmol/mL＝15.5 mg/mL）を添加し，K^+ 3〜4 mEq/L に調整して使用．

[PE（血漿交換〔療法〕）]

- Q_B：2〜3 mL/kg/min（成人 80〜100 mL/min）．
- Q_S（血漿流量）：$Q_B × 1/5〜1/3$．
- 血漿処理量：1〜2 血漿量（50〜100 mL/kg），血漿量＝50 mL/kg．
   ① 1 血漿量の置換で除去期待物質の 50% 除去が期待できる．
   ② 2 血漿量の置換で除去期待物質の 70% 除去が期待できる．
   ③ 実際の効率は前後の IgG を測定する．
- 置換液：Alb，Alb＋FFP（新鮮凍結血漿），FFP．
   ① 凝固因子補充を必要とする疾患（肝不全，TTP〔血栓性血小板減少性紫斑病〕/非典型 HUS〔溶血性尿毒症症候群〕など）では FFP を使用．
   ② その他では大量の FFP 輸注を回避するために Alb を用いる．
   ③ PE に伴う凝固因子欠乏の補充のために，前半を Alb，後半を FFP で置換することもある．
   ④ Alb を用いる置換液は "患児血清 Alb 値＋0.5" を目標に，20% アルブミンとサブラッド®BSG で作製するか，5% アルブミンを用いる．
   ⑤ 通常の輸血の 5〜6 倍の速度で FFP が輸注されるため，じんま疹，血圧低下などの副作用が出やすい．

表5 各種病態での CRRT 条件設定

	AKI	敗血症	肝不全	代謝異常
Q_B(mL/kg/min)	2〜5	2〜5	2〜5	3〜10
Q_D(mL/kg/min)*	Q_B×0.2〜0.5	Q_B×0.3〜1.0	Q_B×0.5〜1.0	Q_B×1〜2
Q_F(mL/kg/min)*	Q_B×1/20	Q_B×1/5	Q_B×1/20〜1/5	Q_B×1/20

$Q_D + Q_F = 16$〜20 L/日まで保険認可されている.　*：Q_D,Q_Fの設定は,装置の入力は mL/時で要求されるため,その際は上記値を 60 倍する

表6 体重 10 kg 児での各種設定の目安

	AKI	敗血症	肝不全	代謝異常
Q_B(mL/min)	20〜50	20〜50	20〜50	30〜100
Q_D(mL/hr)	300〜1,500	600〜3,000	600〜3,000	1,500〜12,000
Q_F(mL/hr)	60〜150	250〜600	30〜600	60〜150

- ⑥FFP に伴う副作用には,副腎皮質ステロイド,ヒスタミン H_1 受容体拮抗薬で対応する.一度副作用を起こした患児には,次回以降前処置を考慮する.
  メチルプレドニゾロン(ソル・メドロール®)1〜2 mg/kg
  ヒドロキシジン塩酸塩(アタラックス®-P)1 mg/kg,点滴静注
- FFP 使用時は,FFP 1〜2 単位あたりグルコン酸カルシウム(カルチコール®)1 mL を静注する(4 単位＝480 mL 置換ごとに,2〜4 mL).
- 終了時に「フィブリノゲン＜100 mg/dL,IgG＜200 mg/dL」となったら,FFP ならびに γ-グロブリンの補充を行う(自尿があり容量負荷の心配のない患児には,血漿交換終了後に通常の FFP 輸注を行うほうが安全である).

[PMX-DHP]
- Q_B：2〜3 mL/kg/min(成人 80〜120 mL/min).
- 各カラムの血液充填量および流量の目安を示す.
  PMX-01R：8 mL.8〜12 mL/min
  PMX-05R：40 mL,20〜40 mL/min
  PMX-20R：135 mL,80〜120 mL/min
- 吸着時間：2 時間前後.
- ほかの血液浄化法と併用する場合には,PMX-DHP を先行させて行う.
- 本来はエンドトキシンを放出するグラム陰性桿菌感染症を適応とするが,その他の菌の場合でも効果がみられる.
- 治療途中から血圧の回復などの効果が確認できることが多い.

【文献】
1) 伊藤克己(監)：小児急性血液浄化マニュアル.医学図書出版,2002；19

(東京都立小児総合医療センター　腎臓内科)

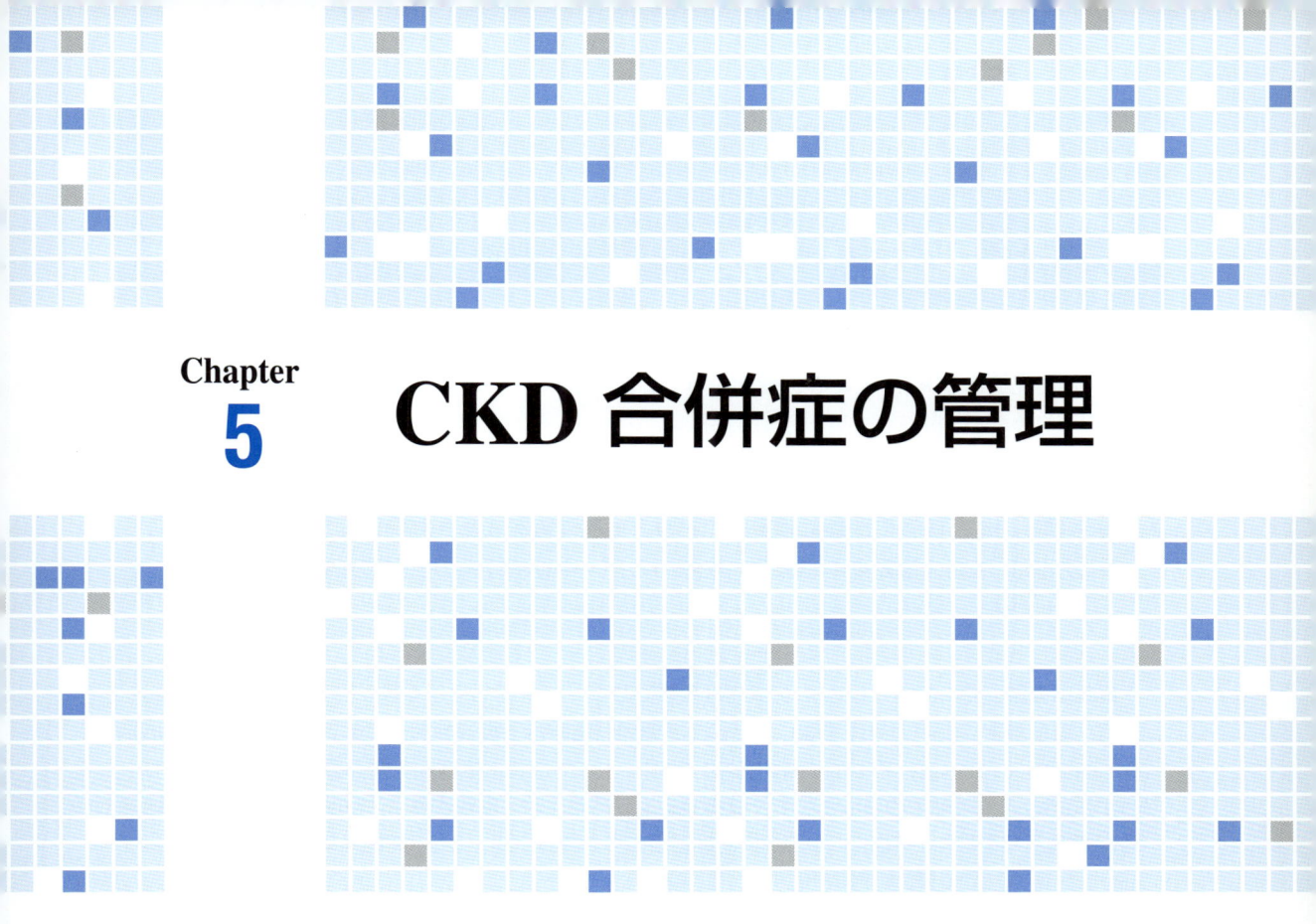

Chapter 5 CKD 合併症の管理

Chapter 5　CKD 合併症の管理

1　成長・発達

- 成長障害は QOL に大きな影響を及ぼし，成人後には改善することがない合併症として残る．
- 成長障害が強いと，本人の精神的な QOL のみならず，移植後生命予後や就職機会などにも影響する．
- 移植後の成長障害の改善は限定的であり，成長障害をきたさない管理が必要である．
- 幼児期には粗大運動を中心に遅れを認めるが，中枢神経系の合併症がない限り発達は悪くない．

　成長は健康小児においても QOL の大きな要素であり，1 cm でも大きくなりたいという希望が強い．一方，成長障害は両親の身長をはじめとした多要因が絡み合う複雑な病態である．一般に ICP（infancy, childhood, puberty）モデルで考えられ，時期によって成長に影響を与える要素が異なる（図 1）．CKD における成長障害の要因として，尿毒症，栄養不良，水・電解質異常，MBD（骨ミネラル代謝異常），酸塩基平衡異常，貧血，ホルモン異常などがあり，CKD ステージ 3（GFR〔糸球体濾過量〕＜60 mL/min/1.73 m²）では成長障害が顕在化する．

　幼児期に発達の評価をすると，筋力低下などから粗大運動が遅れ（平均の 44％ の発達），全体的に DQ（発達指数）が低値を示すが，学童期以降の IQ（知能指数）はよりよい数字をとる傾向がある．DQ の評価項目で微細運動や理解力が IQ と相関する．

■ 成長の評価

1. 月 1 回は身長，体重を計測し，成長曲線にプロットする．乳児では頭囲の計測も行う（p.196 付図 1, 2 参照）．
2. 身長の計測は，2 歳を目安に立位で行う．
3. 思春期の評価は大切である．Tanner stage（図 2）[1]，睾丸容量の評価を行う．思春期の発来の一般小児の目安は，男児：12 歳（睾丸容量 3 mL），女児：乳房の発達が 10 歳，初経（12 歳 3 か月）から最終身長まで 6 cm である（図 3）[2]．
4. 成長曲線とともに成長速度の評価が大切で，成長速度の変化（低下から上昇）によって思春期の開始もわかる．
5. 一般的な思春期年齢前（女児 8 歳，男児 10 歳）頃から思春期徴候の有無について診察時に確認する．
6. 日本人腎不全児用の骨年齢の評価法はないため，一般日本人の評価（日本人のスコアを用いた TW2 法）に準

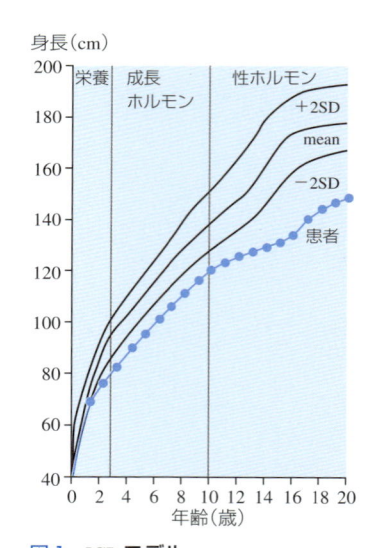

図 1　ICP モデル
2 歳までの infancy は栄養，思春期までの childhood は成長ホルモン，思春期の puberty は成長ホルモンとともに性ホルモンが成長に大きな影響を及ぼす

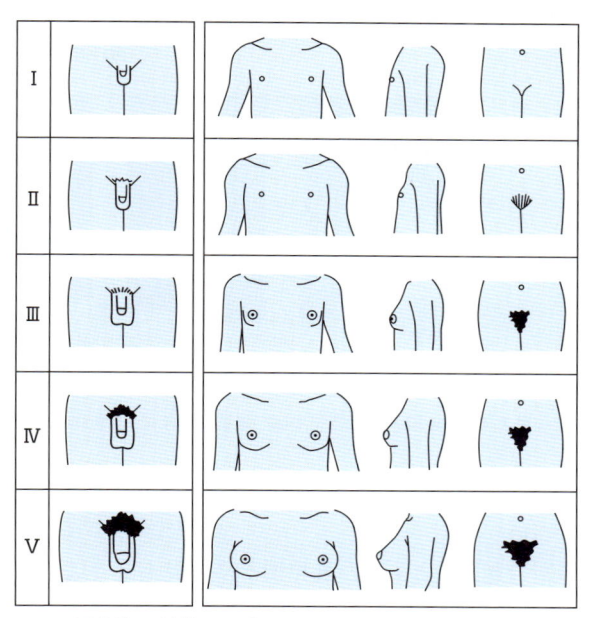

図2 思春期の外性器の成熟
Tanner stage I(前思春期)からV(成人)までの成熟を示す．男児では，睾丸容量も評価する
(衛藤義勝(監)：ネルソン小児科学 原著第17版．エルゼビア・ジャパン．2005：56をもとに作図)

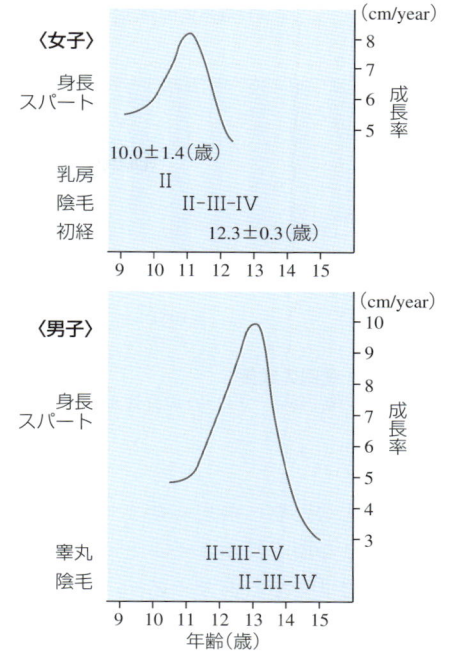

図3 一般小児の思春期の身長スパートと性成熟
男児は睾丸容量3 mLの時点では思春期に突入しており，女児は乳房Tanner IIが目安になる．思春期の身長スパートで男児は33 cm，女児は27 cmの身長を獲得する
(田中敏章，山下 敦，他：潜在基準値抽出法による小児臨床検査基準範囲の設定．日小児会誌 2008；112：1117-32 より)

じる．思春期には半年に1回程度評価する．
7. 両親の身長，思春期時期，兄・姉の身長などの情報は貴重である．

$$\text{target hight} = \frac{父 + 母 \pm 13}{2} + 2 (\text{cm}) \quad (男児：+13，女児-13)$$

成長障害の原因と治療

1. 多要因が複雑に絡み合うため，各要素を検討する．
2. ICPモデルは腎不全児でも重要である．
3. 乳幼児期の半年～2年：−2 SD前後の成長の喪失が起こりうる．栄養摂取不良・腎不全特有の嘔吐とともに，低形成・異形成腎特有の塩類喪失・尿濃縮力障害が大きな要因になる．
   - 経管栄養・胃瘻による栄養，水分の投与が有効であるが，嘔吐は消失しない．
   - 透析期の無尿症例でも，夜間透析・夜間注入により水分バランスをとることができる．
   - 特殊ミルクについては，p.195 付表5を参照．
4. 前思春期まで：GH(成長ホルモン)の関与が中心だが，6歳までは摂取熱量も成長に大きく関与する．

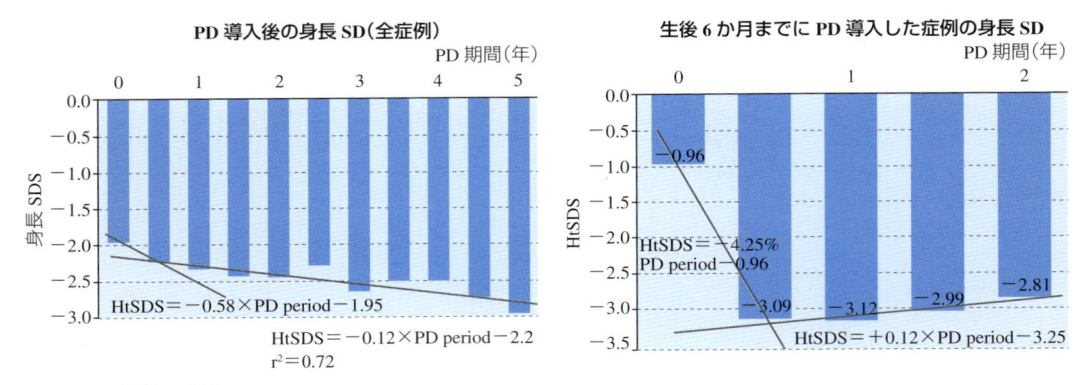

図4 PD症例の成長
PD導入以降，毎年−0.12 SDの身長SDを喪失する．特に6か月までにPD導入した乳児では，最初の半年に−2.1 SDを喪失する

5. 乳幼児期・前思春期までの成長に性差はない．
6. 思春期：性ホルモンとGHが重要．思春期の遅発とともに，乳児期からの腎不全では相対的早発症もありうる．
7. 特に女児の思春期早発症に対してリュープリン治療を行うことがあるが，最終身長の改善は難しく，骨密度の低下をきたしうるため，内分泌科との連携が必要である．
8. 脱水，塩分喪失，低カリウム血症，アシドーシス，重度のCKD-MBD（慢性腎臓病に伴う骨ミネラル代謝異常），甲状腺機能低下症，特に思春期のステロイド治療は単独でも成長障害をきたす．
9. PD治療期間中の成長は，毎年−0.12 SDずつ悪化する（図4a）．特に導入から半年の成長が悪く，生後6か月までに導入した乳児の重度の成長障害が影響している（図4b）．大きくなっていると思っていても，数字で評価することが大切である．男児で生後0か月時47.0 cm，生後6か月時に60.2 cmであれば，それぞれ−0.96 SD，−3.09 SDであり，図4bのようになる．

rhGH（遺伝子組換えヒト成長ホルモン）治療

1. 保険適用：eGFR（推定糸球体濾過量）<50 mL/min/1.73 m^{2}で骨端が閉鎖以前であり，①身長が−2 SD以下か，②成長速度が−1.5 SD以下が2年続いた場合，が対象である．
2. 初期半年は0.175 mg/kg/週にて投与し，効果はあるが不十分な場合には半年以降0.35 mg/kg/週に増量可能である．週6回か7回に分割して投与する．5回では効果が落ちるとの報告がある．
3. −2.5 SD以下（男児156.4 cm，女児145.4 cm）が小児慢性特定疾患治療研究事業による医療助成の規定である．
4. 小児慢性特定疾患とともに，GH治療の申請が必要である．
5. 特に乳児や幼児期早期では，栄養・水分（特に低形成・異形成腎）をしっかり投与し，不十分な場合にGH治療を考慮する．

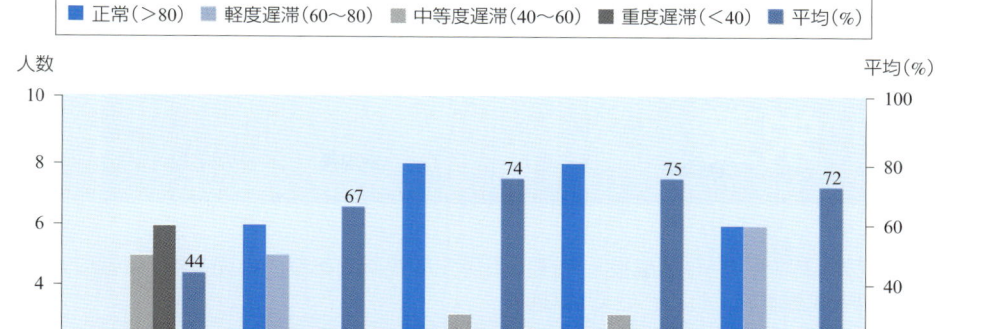

図5 DQの領域ごとの結果
（田中敏章，山下　敦，他：潜在基準値抽出法による小児臨床検査基準範囲の設定．日小児会誌 2008；112：1117-32 より）

発達

1. PD 患者で幼児期に評価する DQ（図5）[2]では，特に粗大運動（gross motor）が低値（平均44）を示す．腎不全に伴う筋力の低下などが大きな原因と思われる．微細運動は，社会性，発語，言語理解とともに平均で，軽度遅滞にとどまり，正常域を保つ児が多い．全領域の平均 DQ が67であり，軽度遅滞（60〜80）に60％の症例が分布する．平均2.5年の PD 期間で DQ は悪化を認めない．
2. DQ が70以上の症例は，言語応答が可能になってから測定した IQ は92以上である．DQ 65未満の症例は IQ が低下した．
3. 移植時の評価では，平均 DQ は低い（54，11症例）が，平均 IQ はほぼ正常（91.4，25症例）である．
4. PD 期間と DQ，IQ は相関しない．
5. IQ で評価できない落ち着きのなさ，学習障害などの諸問題が起こりうる．

【文献】
1) 衛藤義勝（監）：ネルソン小児科学 原著第17版．エルゼビア・ジャパン．2005：56
2) 田中敏章，山下　敦，他：潜在基準値抽出法による小児臨床検査基準範囲の設定．日小児会誌 2008；112：1117-32

（東京都立小児総合医療センター　腎臓内科）

Chapter 5-2 栄養

CKD 合併症の管理

- 栄養（特にエネルギー）は成長・発達に不可欠な要素であり，小児 CKD 患者に対する食事制限は基本的に行うべきではない．
- 無理な食事制限によるエネルギー摂取不足に注意が必要である．
- 乳幼児期の経口摂取不良に対しては，積極的に経管栄養を考慮する．
- 小児 CKD の原因疾患として特に多い塩類喪失性腎疾患の場合には，常に塩類喪失による脱水に注意した管理を行う．
- 栄養摂取状況・内容の把握を定期的に行う．

　小児 CKD 患者に限らず，小児一般において栄養は成長・発達に不可欠な因子である．
　成人 CKD 領域では食事制限による腎保護効果・透析導入延長効果がいわれて久しいが，近年否定的な報告も出され，いまだ議論のあるところである．成長・発達がある小児 CKD 領域では厳しい食事制限は推奨されず，基本的には健常児と同等の食事摂取を行う．CKD に伴う各種代謝異常が内科的に管理不能となった場合には，一時的な食事制限を考慮するものの，その間に積極的に腎代替療法の導入を検討・準備すべきである．「成長・発達」（p. 116）でも述べられているように，特に 2 歳までの成長は摂取栄養（エネルギー）にのみ依存し，かつこの時期の成長・発達の喪失は不可逆的であるため，経口摂取が進まない場合には，経管栄養などを併用した強制的な栄養管理も必要となる．
　また，小児 CKD の原因疾患には，塩類喪失を特徴とする CAKUT（先天性腎尿路異常）の占める割合が多い．それらの患児を診療する場合には常に慢性脱水の可能性を念頭におき，通常よりも多めの水分摂取や塩分補充を指導する必要がある．

■ エネルギー（熱量）

1. 健常児と同等のエネルギー摂取を目標とする．
2. 「日本人の食事摂取基準（2010 年度版）」に示される年齢別推定エネルギー必要量（表 1）[1]の 100% を目標とする．
3. 2 の身長相当年齢のエネルギー摂取を目標とする．それを達成しても身長・体重増加が伴わなければ徐々に増量する（例：3 歳，83 cm，10 kg であればまずは 1 歳相当の基準である 1,000 kcal/日を目標とし，それを達成しても期待される身長増加が得られない場合には 1300 kcal/日を上限として徐々に増量する）．
4. CKD 5D の PD 患児においては，PD 液からのカロリー吸収についてもエネルギー摂取量に含めて考える（例：12 歳，140 cm，35 kg の女児で目標 2,000 kcal/日であったとき，PD 液からの糖吸収が 300 kcal/日あれば，食事からの摂取量は 1,700 kcal/日を目標とする）．
5. PD 患児は，6 か月ごとに透析液からの糖吸収量を測定すべきである．

表1 年齢別の推定エネルギー必要量，たんぱく摂取基準と基準体位

年齢	基準体位				推定エネルギー必要量(kcal/日)		たんぱく摂取基準(g/日)	
	男児		女児					
	身長(cm)	体重(kg)	身長(cm)	体重(kg)	男児	女児	男児	女児
0〜5か月	61.5	6.4	60.0	5.9	550	500	10*	10*
6〜8か月	69.7	8.5	68.1	7.8	650	600	15*	15*
9〜11か月	73.2	9.1	71.6	8.5	700	650	25*	25*
1〜2歳	85.0	11.7	84.0	11.0	1000	900	20	20
3〜5歳	103.4	16.2	103.2	16.2	1300	1250	25	25
6〜7歳	120.0	22.0	118.6	22.0	1550	1450	30	30
8〜9歳	130.0	27.5	130.2	27.2	1800	1700	40	40
10〜11歳	142.9	35.5	141.4	34.5	2250	2000	45	45
12〜14歳	159.6	48.0	155.0	46.0	2500	2250	60	55
15〜17歳	170.0	58.4	157.0	50.6	2750	2250	60	55

*：この部分のみ「目安量」での記載
(厚生労働省「日本人の食事摂取基準」策定検討会報告書：日本人の食事摂取基準2010年版(第2版)．第一出版，2010より改変)

6. 目標とするエネルギー摂取を獲得できない患児に対しては，経管栄養による強制栄養を基本とし，適宜エネルギー補助食品(粉飴[1包≒13g≒50kcal]，MCT[中鎖トリグリセリド] oil[1mL＝9kcal]，MCTパウダー[1包≒13g≒100kcal]，各種経腸栄養剤)を使用する．
7. 特に2歳までの児における嘔吐，食欲不振による摂取不足に対しては，積極的な経管栄養を検討する．
8. 原疾患に対しての長期ステロイド使用や，長期PDによる糖吸収により，肥満体型にある患児(肥満度20％以上)には，摂取エネルギー制限を行う．
9. CKDにおける肥満の多くが，エネルギー摂取が不十分で運動が不足しているため，食事摂取状況を評価したうえで，エネルギー制限よりも運動を勧める必要がある(1日1万歩以上が必要)．

たんぱく

1. 小児CKD領域におけるたんぱく摂取制限のメリットは証明されておらず，むしろ成長・発達面への悪影響が懸念される．
2. 基本的には「日本人の食事摂取基準」に示される年齢別たんぱく摂取量(表1)[1]を下回らないように調整する(「日本人の食事摂取基準」は実際の食事よりもはるかに少ない基準が設定されている)．一般的な日本人の食事のたんぱく・エネルギー比は14〜15％であり，摂取基準どおりに行うことは家庭でも相当困難なレベルであるが，エネルギー摂取が適切であれば安全と考えられる．
3. 先行的腎移植前や透析導入直前の管理として，短期間(2〜3か月)のたんぱく摂取制限は可能と思われる．その場合にも，エネルギー摂取量の維持は不可欠であり，管理栄養士とも

表2　透析患児の栄養必要量

年齢	熱量必要量 (kcal/kg/日)	たんぱく必要量(g/kg/日) [たんぱくエネルギー/総エネルギー比]		
		PD	HD	食事摂取基準(2010)
1～6歳	80	2.5 [12.5%]	2.0 [10.0%]	1.5～1.8 [7.7～8.9%]
6～10歳	60	2.0 [12.7%]	1.5 [10.0%]	1.4～1.5 [7.7～9.4%]
10～15歳	40～50	1.3～1.6 [12.8～13.0%]	1.0～1.3 [10.0～10.4%]	1.2～1.3 [8.0～9.8%]

協力し，食べやすい食事を指導する．特に自覚がない思春期以前は指導が難しく，給食やきょうだいなどとの生活，心理的な問題などきめ細かい配慮を行う．

4. 当院で設けているCKD 5Dの患児のたんぱく摂取に関する目安を表2に示す．2に記載したように，日本人の一般的な食事中たんぱく・エネルギー比は14～15%である．エネルギー摂取の減少をきたさない範囲での実現可能な制限として，HD患児ではたんぱく・エネルギー比10%としている(特殊食品が必要)．PD患児においては連日の治療および透析液中へのたんぱく漏出を考慮し，たんぱく・エネルギー比12%を目標としている(通常食品で可能)．

5. たんぱく摂取の上限に関する規定はないが，過剰摂取はCKDに伴う代謝異常(高リン血症，高カリウム血症，代謝性アシドーシスなど)の要因となるため，それらの管理との兼ね合いとなる．

6. 一般に，食事指導を行わないCKD患者の場合，エネルギーに比し，たんぱく過剰摂取になっている．特にPD患児におけるたんぱく過剰摂取では，高リン血症のコントロールは不可能であり，たんぱく過剰摂取を控える指導が必要である．

■ 塩分

1. 小児CKDステージ2以上において，原疾患の約60%が低形成・異形成腎をはじめとするCAKUTである．

2. CAKUTは尿細管機能障害による慢性的な塩類喪失を特徴とするため，それらの児の管理においては，常に脱水ならびに塩分不足に留意する．

3. 検査値で，低ナトリウム血症や慢性脱水に起因する成長障害，低血圧などを認める場合には，塩分補充(目安：2～4 mEq/kg/日≒食塩として0.1～0.2 g/kg/日の追加)を行う．

4. 一般年長児の食事を塩分：9 g/水分：1,500 mLとすると100 mEq/Lとなり，一般乳は5～10 mEq/Lのため，ミルクに栄養を依存している乳児は容易に低ナトリウムになる．そのため，明治8806ミルク®(27 mEq/L)などの高ナトリウムミルクの使用が必須である(p. 195付表5参照)．

5. CAKUTの年長児は本能的な塩分嗜好により日常から塩分の多い食事を摂取していることが多く，通常塩分付加は不要である．しかし入院すると，管理された病院食が結果的に塩分制限となるため，食塩付加(食事への梅干し・ふりかけ付加，塩化ナトリウム処方〔Na^+

17 mEq/g〕)を行う．ただし外泊時や退院時には，入院中のみの臨時塩化ナトリウム処方の中止を忘れないようにする．
6. 高血圧や浮腫を認める小児 CKD 患者には成人同様に塩分制限（乳幼児：3 g/日未満，学童：6 g/日未満）を行う．ただし，自覚がない小児で長期にこの塩分制限は困難であり，継続する場合は家族への適切な指導，心理面への配慮が必要である．なお CAKUT の患者においても，腎機能障害の進行に伴い今までの塩分補充から塩分制限に変更を要することがある．
7. 水分制限が必要な患児には，可能な限り塩分摂取制限による口渇の抑制で対応する．

カリウム，その他電解質

1. CKD ステージ 2 以上で高カリウム血症のリスクがある患児には，食事のカリウム制限を行う．カリウムの強い制限はたんぱく制限なしには困難である．一般に繊維不足になるため，野菜の煮汁を捨てるなど，具体的な指導を行う．小児の場合は果物の制限は難しいため，50 g くらいまでとし，日本のみかん大の大きさと教えておく．
2. カルシウム，リンについては p. 133 参照．

その他

1. CKD-MBD（慢性腎臓病に伴う骨ミネラル代謝異常）に対するビタミン D 補充については p. 133 参照．
2. CKD 5D の患児は，透析により水溶性ビタミンが除去されるため欠乏し（特にビタミン B_1），脂溶性ビタミンは透析により除去されないため蓄積する．
   - ビタミン D 以外の脂溶性ビタミンはルーチンでの補充は行わない．
   - ビタミン A に関しては CKD での蓄積・血中濃度上昇があるため，蓄積毒性に注意する．総合ビタミン薬（パンビタン®など）によってはビタミン A を含むため，長期使用時に注意が必要である．
3. CKD 5D の患児は，食事のカリウム制限のためビタミンの豊富な野菜・果物の摂取制限を行われていることが多く，経口製剤で水溶性ビタミンの補充を行う．
   - 水溶性ビタミン複合剤（ワッサー V®）　0.1 g/10 kg，分 1，連日（最大 0.5 g）
4. CKD の環境における微量元素は，Fe（鉄）は蓄積（ESA〔赤血球造血刺激因子製剤〕開始後は欠乏に注意），Zn（亜鉛）は消化管からの吸収障害で低下，Ser（セレン）は血中濃度低下，という傾向をとる．
5. 特に嘔吐・食欲不振により固形物摂取が進まず，長期の経管栄養が継続されている CKD の乳幼児においては，ミルク・経腸栄養剤中の Ser 含有量が低いため，Ser 欠乏症状（心筋症，筋肉痛，変形性軟骨関節症など）に注意する．疑わしい場合には血中濃度測定（正常範囲：5.0〜15.0 μg/dL，保険未収載）を行う．
6. Ser 欠乏を認める場合には，欠乏補正 6 μg/kg/日，維持 1.5 μg/kg/日を目安に，栄養補助食品（ブイ・アクセル®，ブイ・クレス®，テゾン®）で補充を行う．
   - Ser 含有量：ブイ・アクセル® 50 μg/1 包（7 g）
     - ブイ・クレス®　　 50 μg/1 本（125 mL）
     - テゾン®　　　　　20 μg/1 パック（100 mL）

表3 CKD患児の身体計測頻度の目安

年齢	<1歳			1〜3歳			3歳<			
CKDステージ	2〜3	4〜5	5D	2〜3	4〜5	5D	2	3	4〜5	5D
栄養摂取状況	0.5〜3	0.5〜3	0.5〜2	1〜3	1〜3	1〜3	6〜12	6	3〜4	3〜4
身長	0.5〜1.5	0.5〜1.5	0.5〜1	1〜3	1〜2	1	3〜6	3〜6	1〜3	1〜3
成長率	0.5〜2	0.5〜2	0.5〜1	1〜6	1〜6	1〜2	6	6	6	6
体重	0.5〜1.5	0.5〜1.5	0.25〜1	1〜3	1〜3	0.5〜1	3〜6	3〜6	1〜3	1〜3
頭囲	0.5〜1.5	0.5〜1.5	0.5〜1	1〜3	1〜2	1〜2	—	—	—	—

(KDOQI Work Group：KDOQI Clinical Practice Guideline for Nutrition in Children with CKD：2008 update. Executive summary. Am J Kidney Dis 2009；53：S11-104 より改変)

7. CKD 5D の患児，特に維持血液透析中の患児において，透析液へのカルニチン（分子量 162）漏出が起こる．
8. 維持血液透析患児やバルプロ酸内服中の CKD 5D 患児において，カルニチン欠乏症状（ESA 不応性貧血，心不全，不整脈など）を認める場合には，カルニチン欠乏の有無を評価し，必要に応じてカルニチン補充を行う．
    - レボカルニチン塩化物（エルカルチン®）　30〜120 mg/日，分3
9. 腎不全患児は，身体活動度の低下，水分制限，リン吸着薬の使用，野菜摂取の制限など種々の要因により便秘傾向となっている．適切な緩下薬の使用とともに，許容範囲での食物繊維の摂取が勧められる．

■ 栄養状態の評価

1. 適切な栄養摂取が行えているかどうかの定期的な評価を行う．
2. 食事記録分析での評価には正確性の問題，約1週間（実際は3日間で代用することが多い）の記録が望ましい点など，実施困難な面がある．1回のみではなく定期的な評価が重要である．
3. 小児の栄養摂取状態を反映するのは適切な成長獲得であり，日常診療での定期的な身体計測による成長評価が重要である．身体計測頻度の目安を表3[2)]に示す．
4. CKD 5D の患児においては血液でのアミノ酸分析を半年に1回行い，バリン，ロイシン，イソロイシンの値で栄養摂取状況を評価する．
    - 目標値（最低限）：バリン 150[nmol/mL]，ロイシン 80[nmol/mL]，イソロイシン 40[nmol/mL]（少なくとも1か月以上は手術や腹膜炎などがない安定した状態で，空腹時に測定．バリンは正常より腎不全下では低値になる）
5. 低アルブミン血症は死亡など予後の予測因子となるが，栄養の評価因子とはならず，摂取エネルギーと相関するのは4のアミノ酸値である．
6. CKD 患児では筋肉量の増加が最も有用な指標であるが，思春期に入る時期の違いにより影響を受ける．DEXA（二重エネルギー X 線骨塩分析法）あるいはバイオインピーダンスでの増加率や，PD 患者では腹水あるいは尿中クレアチニン排泄量の増加は指標となりうる．
7. トランスフェリンは低栄養の指標となりうる（正常でも軽い低栄養は評価できない）が，レ

表4 当院での食事成分内容

食事内容	対象	エネルギー(kcal)	水分(g)	たんぱく(g)	たんぱく/Ene(%)	脂質(g)	脂質/Ene(%)	炭水化物(g)	塩分(g)	Na(mg)	K(mg)	Ca(mg)	iP(mg)
エネルギーリン制限食(PD食)	A	1,033	600.5	36.3	14.1	22.0	19.2	168.8	3.9	1,638	1,350	301	535
	B	1,269	728.9	46.4	14.6	30.9	21.9	196.5	5.9	2,311	1,668	336	672
	C	1,504	815.5	52.5	14.0	33.9	20.3	240.2	6.3	2,507	1,788	349	743
	D	1,710	935.7	64.1	15.0	43.2	22.7	258.9	7.5	3,028	2,146	417	888
たんぱく制限食(腎不全食)	A	1,213	531.5	21.0	6.9	32.2	23.9	207.9	3.4	1,399	1,023	344	390
	B	1,414	589.1	25.0	7.1	36.4	23.2	244.0	4.0	1,639	1,094	308	459
	C	1,633	711.0	31.5	7.7	42.2	23.3	278.6	5.0	2,083	1,355	388	552
	D	1,845	803.7	39.3	8.5	50.7	24.7	302.3	6.1	2,423	1,614	421	662
たんぱく塩分制限食(HD食)	A	1,200	528.2	30.5	10.2	35.0	26.3	186.9	2.1	932	1,099	369	457
	B	1,605	701.8	41.0	10.2	48.0	26.9	250.5	3.6	1,308	1,333	485	607
	C	1,826	870.4	54.8	12.0	57.9	28.5	263.4	4.2	1,727	1,797	518	818
	D	2,215	1,007.1	64.9	11.7	67.3	27.3	327.8	4.9	1,983	2,021	590	952
常食	A	1,144	778.4	43.0	15.0	30.2	23.8	169.6	4.4	1,732	1,623	490	698
	B	1,446	911.8	56.0	15.5	43.2	26.9	202.9	6.6	2,478	2,021	535	881
	C	2,015	1,203.5	75.5	15.0	56.4	25.2	293.3	8.6	3,447	2,702	609	1,128
	D	2,203	1,283.1	84.3	15.3	61.4	25.1	318.2	9.5	3,694	2,877	640	1,240

A：1〜2歳，B：3〜5歳，C：6〜11歳＋12歳以上女子，D：12歳以上男子．12歳以上女子に関して体格によってはCに付加エネルギーが必要

チノール結合たんぱく，IGF-1（インスリン様成長因子-1），プレアルブミンは低分子蛋白の蓄積の影響を受け使用できない．

8. 当院で使用されているCKD 5Dの患児を対象とした食事成分内容を表4に示す．

表5 小児静脈栄養時の投与量

	エネルギー(kcal/kg/日)	糖質(g/kg/日)
新生児	60〜80	12〜15
乳児	70〜90	13〜17
1〜3歳	60〜80	12〜15
4〜6歳	50〜80	10〜15
学童	50〜70	10〜13

TPN（完全静脈栄養）

1. 7〜14日間以上にわたり適切な経口摂取・経腸栄養が行えない場合にTPNを行う．
2. 摂取エネルギーは一般小児における静脈栄養の目標値と同等（経口推奨量の約80%）を目指し（表5），70%以上を糖質で補い，脂質は10〜20%程度を目安とする．
   - 糖濃度は10%程度から開始し，5〜7日間かけて目標の糖濃度まで上昇させる．
   - CKDステージの進行に伴い水分制限を行っている場合も多く，その場合には水分摂取を抑え，必要エネルギーを摂取するために腎不全用の高糖濃度（50%）TPN液（ハイカリック®RF）や70%ブドウ糖液をTPN基本液として使用する．
3. 腎不全時のアミノ酸代謝を考慮し，腎不全用に開発されたE/N比（必須アミノ酸と非必須

表6 腎不全用アミノ酸輸液製剤組成（g/100 mL）

	キドミン®	ネオアミユー®
ロイシン	1.4	1
イソロイシン	0.9	0.75
バリン	1.0	0.75
リジン	0.505	0.5
スレオニン	0.35	0.25
トリプトファン	0.25	0.25
メチオニン	0.3	0.5
フェニルアラニン	0.5	0.5
システイン	0.1	−
チロシン	0.05	0.05
アルギニン	0.45	0.3
ヒスチジン	0.35	0.25
アラニン	0.25	0.3
プロリン	0.3	0.2
セリン	0.3	0.1
グリシン	−	0.15
アスパラギン酸	0.1	0.025
グルタミン酸	0.1	0.025
総遊離アミノ酸濃度（W/V％）	7.2	5.9
窒素（N）量	1.0	0.81
E/N比	2.6	3.2
BCAA含有量（％）	45.8	42.4

表7 2歳，10 kgの無尿患児への処方例

〈処方例〉

ハイカリック® RF輸液	350 mL	25 mL/hrで投与
注射用水	50 mL	
ネオアミユー®	200 mL	
10％塩化ナトリウム	5 mL	
オーツカMV注® 1号	1 mL（週1回，2号液も使用）	
20％イントラリポス®	25〜50 mL	週1回，5 mL/hrで末梢静脈から投与

〈組成〉

水分量	600 mL，60 mL/kg/日
エネルギー	700 kcal，70 kcal/kg/日
総遊離アミノ酸	11.8 g，1.2 g/kg/日
総窒素	1.62 g
NPC/N	432
ナトリウム	25 mEq，2.5 mEq/kg/日
カリウム，リン	適宜補充

目標エネルギー：10 kg × 60〜80 kcal/kg＝600〜800 kcal/日，TPN長期時にはエレメンミック注® 2/3Aも週1回添加，その他電解質は適宜調整

アミノ酸との比）が高く分枝鎖アミノ酸含量の多い腎不全用総合アミノ酸注射液（ネオアミユー®，キドミン®）を使用し（表6），NPC/N比（非たんぱくカロリー窒素比）300前後を目標に投与量を調整する．

$$\text{NPC/N} = \frac{\text{糖質の熱量（kcal）}+\text{脂肪の熱量（kcal）}}{\text{アミノ酸（g）} \times 0.81 \times 0.16}$$

NPC/Nは上に示す式で求められるが，正確な窒素量（N）は投与アミノ酸の種類により異なる．

4. 水溶性ビタミンは透析液への漏出があるため補充を要する．特にビタミンB_1欠乏は乳酸アシドーシスをきたすため注意が必要．脂溶性ビタミンは蓄積毒性が懸念されるため，ルーチンでの連日投与は行わず，週1回程度の補充とする．出血傾向を認める場合のビタミンK補充などは適宜考慮する．

5. TPN用総合ビタミン薬の多くは水溶性・脂溶性ビタミンが1セットになっているため，分割使用できる製剤（オーツカMV注®）を使用する．
   - オーツカMV注®1号を注射用水4 mLに溶解し，0.1 mL/kg（最大4 mL）連日

- オーツカ MV 注®1 号に 2 号(4 mL)を加えて溶解し，0.1 mL/kg(最大 4 mL)週 1 回
6．必須脂肪酸の補充，エネルギー補充のために総エネルギー投与量の 10〜20% を目安に脂肪製剤を投与する．
  - 必須脂肪酸補充目的であれば週 1〜2 回投与で十分であり，糖質からのエネルギー摂取が不足する場合にはエネルギー補充目的で隔日投与を行う場合もある．
    20% イントラリポス® 5 mL/kg［1 g/kg］(最大 250 mL)週 1〜2 回(開始時は 0.5 g/kg から開始)を，可能な限り末梢静脈から，長時間(少なくとも 3 時間以上)かけて投与
  - 脂肪酸製剤は濃度を問わず一定の添加物(リン 46.8 mg/100 mL，卵黄レシチンなど)を含有するため，20% 製剤を使用する．
7．微量元素は Fe/Cu/Zn/Ser の不足，Mn(マンガン)/I(ヨウ素)の蓄積という傾向をとる．臨床的には Zn 欠乏，Cu 欠乏，Ser 欠乏，Mn 蓄積が問題となる．
  - ルーチンでの微量元素補充は蓄積のため推奨されず，TPN が 3 週間以上継続される場合に補充を開始する．
    エレメンミック® 週 1 回投与
    6 か月未満：1/4 A，6 か月〜1 歳：1/2 A，1 歳〜3 歳：2/3 A，4 歳以上：1 A
8．透析患児の TPN において，カルニチン補充のための注射製剤がないためカルニチン欠乏が問題になる(特に長期 CHDF〔持続的血液濾過透析〕患児において)．カルニチン欠乏症状(ESA 不応性貧血，心不全，不整脈など)を認める場合には，カルニチン欠乏の有無を評価し，必要に応じて経腸でカルニチン補充を行う．フリーカルニチン(30 μmol/L 以下)もしくはアシルカルニチン/フリーカルニチン比(0.4 以上)で判断する．
    レボカルニチン塩化物(エルカルチン®) 30〜120 mg/日，分 3
9．表 7 に 2 歳，10 kg の無尿患児，1 日水分許容量 600 mL の場合の処方例を示す．また参考知識を以下に記載する．
  - 連日 HD，CRRT(持続的腎代替療法)の場合には，透析液への蛋白・アミノ酸漏出が増大する(CHDF で，濾液 1 L 中に約 0.2 g のアミノ酸喪失．成人でアミノ酸 10〜15 g/日，蛋白 5〜10 g/日の喪失)ため，投与アミノ酸量の調整を要する．
  - 間欠的維持血液透析中で，非透析期間の水分負荷が困難な場合には，透析中に集中的に TPN 投与を行う IDPN(透析時静脈栄養法)も検討する．ただし，透析中のみの高糖濃度負荷ならびに透析終了に伴う急な中止は低血糖を生じるので注意が必要である．
  - CRRT における各種栄養素の喪失は，正確には予測が困難であるため，欠乏症状を疑った場合には適宜評価を行い，投与量の調整を検討する．

【文献】
1) 厚生労働省「日本人の食事摂取基準」策定検討会報告書：日本人の食事摂取基準 2010 年版(第 2 版)．第一出版．2010
2) KDOQI Work Group：KDOQI Clinical Practice Guideline for Nutrition in Children with CKD：2008 update. Executive summary. Am J Kidney Dis 2009；53：S11-104

(東京都立小児総合医療センター 腎臓内科)

Chapter 5 - 3 CKD合併症の管理

高血圧・循環器管理

- 小児 CKD 患者においても高血圧は高頻度に合併する.
- 高血圧は CKD の増悪因子であるほか,心血管疾患の最も重要な危険因子でもある.
- CKD の高血圧の管理目標は,各年齢の 90 パーセンタイル以下とする.
- 高血圧の治療に際し,まず循環血液量の評価・是正を行う.
- 循環血液量の評価は極めて重要であるが,溢水時のレニン性高血圧や脱水時のレニン性高血圧ともに間違った管理をされていることが多い.
- 低形成・異形成腎などの塩類喪失型腎疾患の児では,尿濃縮力障害や尿への塩類喪失を伴うため脱水のリスクが高く,不適切な水分・塩分制限は腎機能低下を助長する.

　小児 CKD 患者において高血圧は最も頻度が高く,かつ重要な合併症の一つである.
　CKD に関連した高血圧の発症には体液貯留以外にも RA 系(レニン-アンジオテンシン系)の亢進などの様々な病態が関与しており,GFR(糸球体濾過量)の低下が軽度であっても高血圧の合併を認めることも少なくない.
　高血圧は CKD の増悪因子であるだけでなく,小児期発症の CKD 患者の心血管疾患の有病率に最も影響を及ぼす因子である.成人期における良好な腎予後や生命予後を達成するためには,小児期からの適切な血圧管理が必須である.
　一方で小児 CKD 患者の原疾患として,低形成・異形成腎の占める割合が多い.これらの疾患は尿濃縮力障害や尿への塩類喪失を伴うため逆に脱水のリスクが高く,こうした患者に対する不適切な水分・塩分制限は腎機能低下を助長する可能性がある.個々の病態に合わせた評価・治療が必要である.

■ 循環血液量の評価

1. 尿量の増減や浮腫の有無などの臨床所見,体重の増減や脈圧を含めた血圧,心拍の変動などの身体所見の変化の評価を行う.
2. 血液検査(ヘモグロビンや血清総蛋白,アルブミンなどの濃縮または希釈性変化の有無,hANP〔ヒト心房性ナトリウム利尿ペプチド〕)や画像検査(心臓超音波や腹部超音波の IVCd〔下大静脈径〕,胸部 X 線所見の CTR〔心胸比〕)といった所見の変化を総合的に評価して行う.
    - IVCd に関しては,$11\ mm/m^2$ 以上の場合や呼吸性変動がみられない場合には,体液貯留を考慮する(測定方法については p. 99 参照).
3. いずれの場合も,各所見の絶対値よりもその変化の評価のほうが重要である.

表1 NHBPEPが示した小児の高血圧判定基準と薬物治療開始基準

	収縮期/拡張期血圧パーセンタイル	薬物療法
正常血圧	90パーセンタイル未満	使用しない
前高血圧	90パーセンタイル以上～95パーセンタイル未満または90パーセンタイル未満だが120/80 mmHgを超えるもの	慢性腎疾患，糖尿病などの合併症がない場合は使用しない
高血圧 stage 1	95パーセンタイル以上～99パーセンタイル＋5 mmHg未満	治療開始基準を満たすかまたは合併症があれば治療開始
高血圧 stage 2	99パーセンタイル＋5 mmHg以上	直ちに治療を開始

(National High Blood Pressure Education Program Working Group on High Blood Pressure in Children and Adolescents：Comment in The fourth report on the diagnosis, evaluation, and treatment of high blood pressure in children and adolescents. Pediatrics 2004；114：555-76 より改変)

血圧の評価

1. 血圧測定法について，以下に示す．
   - 水銀血圧計を用いた聴診法での測定が原則である．
   - 5分以上の安静後，肘を心臓の高さまで挙上し，右腕で測定する．
   - カフのゴム囊の幅は上腕周囲長の40％以上のもの，長さは上腕周囲の80％以上を囲むものとする(従来用いられている「カフ幅が上腕長の2/3～3/4のもの」は適正サイズより大きめとなり，妥当な血圧よりも低い値を示す)．
   - コロトコフ第1音(K1)を収縮期血圧，K5を拡張期血圧とする．K5が0 mmHgでも聴取される場合は再度測定し，同様であればK4を拡張期血圧とする．
   - オシロメトリック式自動血圧計で測定してp. 192付表2の90パーセンタイルを超える場合には，聴診法により再検することが望ましい(オシロメトリック式自動血圧計は聴診法に比べ収縮期血圧，拡張期血圧とも10 mmHg程度高い値が出る傾向がある)．
2. 2004年に米国のNHBPEP(National High Blood Pressure Educational Program Working Group)が出した米国小児の50パーセンタイル身長群における性別・年齢別血圧基準値をp. 192付表2に示す．
3. 血圧は測定値により表1[1]のように定義される．
4. レニン性高血圧の診断に際し，血漿レニン値やアルドステロン値は必ずしも上昇しないことに留意すべきである．
   - 進行したCKD患者においては，腎障害の進行に伴いレニン性高血圧を合併することが多い．
   - こうした患者で高血圧を認める場合に拡張期血圧の上昇を伴うようなら，レニン性高血圧の存在を積極的に考慮すべきである．
   - レニン性高血圧と体液貯留が合併することもある．

心機能の評価

1. 小児CKD患者においても，高血圧とLVH(左室肥大)の関連が示されている．
2. 小児は成人と異なり左室の収縮能は保たれていることが多いが，その一方で拡張能障害は比較的早期から存在する．

3. 心機能の評価は，おもに心臓超音波検査により行う．その際，左室の収縮能のみでなくLVHの評価や左室の拡張能の評価が重要である．
4. LVHに関しては，IVSd（拡張末期心室中隔壁厚）やLVPWd（拡張末期左室後壁厚）が標準の120%以上に肥厚している場合を有意とする．
5. 左室の拡張能の評価法としては，パルスドプラにより左室流入血流速波形（E）を，DTI（組織ドプラ・イメージング）により左室壁運動速度（E'）を測定し，その比（E/E'）の値が左室の拡張能障害と相関することが報告されている．
    - 当院では，E'は僧帽弁直下の左室側壁で測定し，E/E'が6以上を示す場合に左室の拡張能障害の存在を考慮している（図1）．
6. 心臓超音波検査の間隔は，少なくともCKD 5Dの患者に対しては半年ごとに施行している．

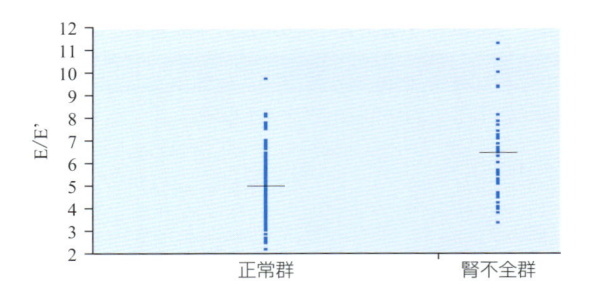

正常群	E/E'＝4.96±1.48
腎不全群	E/E'＝6.31±1.79

P value＜0.001

図1 腎機能正常群と腎不全群のE/E'の測定値の分布

治療の実際

[血圧の管理]

1. 小児CKD患者における血圧の管理目標は，各年齢の90パーセンタイル未満とし（表1）[1]，AKIの場合より厳格なコントロールで管理する．
    - 心血管疾患の発症予防のためには，厳格な血圧コントロールを行うべきである．
2. CKDのステージにかかわらず，常に体液貯留の可能性を考え評価を行う．体液貯留があれば，体液量のコントロールを優先する．
    - CKDステージ5Dの患者で体液貯留が存在する場合には，適切なDW（ドライウエイト）を設定したうえで透析処方の調整などによる体液貯留の是正がなされるべきである．
    - ESKD（末期腎不全）患者でも，残腎機能があれば利尿薬を積極的に使用する．
    - 塩分制限も有用である（p. 122参照）．
    - 体液貯留を是正せずに降圧薬を使用しても，適切な血圧のコントロールは不可能である．
3. 薬物治療の第一選択としては，蛋白尿減少効果やCKDの進行抑制効果も期待できるRA系阻害薬があげられる[1]．
    - レニン性高血圧が強く疑われる場合には，ACEI（アンジオテンシン変換酵素阻害薬）やARB（アンジオテンシンII受容体拮抗薬）を開始してから体液貯留の是正を行ったほうが安全である（体液貯留の是正を先に行い，血圧が下がらないからとACEI，ARBを使用するとショック，急激な腎機能低下，高カリウム血症を引き起こし，結局中止せざるをえないことが多い）．
    - いずれの薬剤も少量から開始し，副作用をモニタリングしながら徐々に増量する．
    - よく使用される薬剤を表2に示す．
    - ACEI，ARBは降圧作用や腎保護作用のみでなく，LVHの改善や心筋のリモデリングの

表2 小児で使用される ACEI と ARB

	一般名	商品名	量（単位）
ACEI	カプトプリル	カプトリル®	開始量：0.3〜0.5 mg/kg/回，1日2〜3回 最大：6 mg/kg/日（150 mg/日）
	エナラプリル*	レニベース®	生後1か月以上の小児に対し 0.08 mg/kg を1日1回投与とし，年齢，症状により適宜増減．小児では最大 10 mg/日を超えないこと
	リシノプリル**	ロンゲス® ゼストリル®	6歳以上の小児に対し 0.07 mg/kg を1日1回投与とし，年齢，症状により適宜増減．小児では最大 20 mg/日を超えないこと
ARB	カンデサルタン	ブロプレス®	開始量：0.20 mg/kg/日，分1 dose range：0.05〜0.4 mg/kg/日（12 mg/日まで），分1〜2
	バルサルタン**	ディオバン®	保険適用上は6歳以上の小児に対し体重 35 kg 未満の場合 20 mg を，35 kg 以上の場合は 40 mg を1日1回投与とし，1日最高用量は体重 35 kg 未満の場合は 40 mg としている（小児では 80 mg/日以上の使用経験がない）

ACEI は，GFR 低下時は半量から 1/4 量に減量する．上記の ARB の薬用量は腎機能の影響が少ない
＊：生後1か月以上の小児の降圧薬として保険適用になっている．＊＊：6歳以上の小児の降圧薬として保険適用になっている

抑制などの心保護作用も期待されている．
- 副作用としては，血清カリウムやクレアチニンの上昇があり，特に腎機能低下が進行した患者においては，これらに対する注意深いモニタリングが必要である（腎機能低下の進行した患者の場合で，これらの薬剤を開始もしくは増量した際には，数日〜1週間後には上記のモニタリングを行うべきである．半減期の短いカプトリルから使用することもよく行われる）．
- 脱水などで体液量が減少している場合にこれらを投与すると，ショックをきたす可能性があるので注意が必要である．またこうした状況下では上記の副作用も出現しやすい（胃腸炎などの水分摂取不良時にはこれらの薬剤は一時的に休薬する）．
- 上記のような副作用があるものの，腎保護や心血管疾患の予防の観点からは副作用を恐れてこれらの薬剤の使用を控えるべきではない．
- これらの薬剤には催奇形性の問題があり，思春期以降の女子に対し使用する場合には注意喚起を行うべきである．妊娠あるいはその可能性のある患者への投与は禁忌である．
- ACEI と ARB の併用療法についてはエビデンスが少ない．単剤で効果が不十分なときに限って使用を検討する．

4. 利尿薬は体液貯留がある患者では積極的に使用を考慮する．
   - フロセミド（ラシックス®）は腎機能障害が進行した患者に対しても効果が期待できるため，第一選択である．投与量は，内服の場合は 0.2〜2.0 mg/kg/回を1日1〜2回となっている（最大 6.0 mg/kg/日）．また緊急時には 0.5〜5.0 mg/kg 回の静注も考慮する．
   - サイアザイド系利尿薬は腎機能障害が進行した患者では効果が乏しいが，GFR＞30 mL 以上なら有用である．

5. ACEI や ARB の単剤療法で効果が不十分である場合には，カルシウム拮抗薬の併用が推奨される．
   - このうちアムロジピン（アムロジン®）は頻用される薬剤の一つであり，心臓への負担が

少なく，また腎機能による投与量の調整を要さないため使用しやすい．
- 投与量は 0.06〜0.3 mg/kg/日，分 1〜2 となっている(公知申請では 6 歳以上の小児に対し 2.5 mg を 1 日 1 回としている).

6. β遮断薬は，上記の薬剤でも十分な降圧が得られない場合に使用を考慮する．
   - 腎機能低下の進行した患者に対しては，投与量の減量が必要である．
   - 心機能の低下した患者では，心不全の悪化のリスクがあり注意が必要である．
   - 実際の使用は，循環器科にコンサルトのうえ使用することが望ましい．
   - 気管支喘息を合併する患者に対しては，禁忌である．

7. 高血圧緊急症(ステージ 2 の高血圧で急性の臓器障害を伴い重篤な症状をきたすもの)の場合は，臓器障害の進展を防ぐために速やかな降圧が必要である(p. 100 参照).

[塩類喪失型腎疾患の管理]

1. 低形成・異形成腎などの塩類喪失型腎疾患の患者の場合，胃腸炎などにより水分やナトリウムの喪失が生じる状況においても多尿傾向が持続するため，こうした状況下では適切な電解質補液が必要となる(低張液による補液は避けるべきである).
   - 乳幼児や基礎疾患のある患者においては，口渇時に自身で飲水を行ったり適切に意思表示をすることができないため，注意が必要である．

2. 一方で，塩類喪失型腎疾患においても，特に腎機能障害が進行した際には高血圧を合併する場合があることも留意すべきである(特にネフロン癆は高血圧をきたしやすい).

【文献】

1) National High Blood Pressure Education Program Working Group on High Blood Pressure in Children and Adolescents：Comment in The fourth report on the diagnosis, evaluation, and treatment of high blood pressure in children and adolescents. Pediatrics 2004；114：555-76

(東京都立小児総合医療センター　腎臓内科)

Chapter 5-4 CKD-MBD

CKD 合併症の管理

- CKD ステージ 3 からカルシウムおよびリンに変化が生じ，骨病変，成長障害，心血管系への異所性石灰化などの重篤な合併症を生じる．
- 管理の目標は至適なカルシウム，リン，PTH（副甲状腺〔上皮小体〕ホルモン）値を保ち，副甲状腺結節性過形成の発現や異所性石灰化を防ぐことである．
- 血清リンがコントロールされていることが最優先され，血清リン・カルシウムがコントロールされている前提で iPTH（副甲状腺ホルモンインタクト）のコントロールを行う．

　CKD 患者における MBD（骨ミネラル代謝異常）は，骨病変に加えて血管の合併症を含む，生命予後に影響する全身性疾患である．

　低カルシウム血症や活性型ビタミン D の欠乏，さらにリンの蓄積によって副甲状腺からの PTH 分泌が亢進する．また，CKD ステージ 2 から上昇するとされる FGF23（線維芽細胞増殖因子 23）は，ビタミン D の活性化を抑制することにより PTH 分泌を亢進させる．それらの結果，二次性副甲状腺機能亢進症に至る．二次性副甲状腺機能亢進症の発症・進展には段階があり，腫大した副甲状腺はびまん性過形成となる．その後，小結節を複数形成し，それぞれの結節が増殖した結果，結節性過形成となる．この段階に至ると内科的治療に抵抗性を示すため，結節性過形成に至らないようにコントロールする必要がある．

　成人透析患者において，高リン血症単独および高カルシウム血症を伴う高リン血症は死亡率を増加させると報告されている．カルシウム，リンとも高値の場合，動脈・関節・軟部組織の異所性石灰化を生じ，特に動脈中膜の石灰化は成人死亡の有意な危険因子である．小児においても，血清 PTH 値が正常の 2 倍以上では頸動脈中膜肥厚および心石灰化が有意に増加したとの報告があり，リン・カルシウム・PTH の管理が生命予後において非常に重要である．

評価

1. CKD ステージ 3（GFR〔糸球体濾過量〕60 mL/min/1.73 m^2 未満）になると，尿中へのリン排泄の低下やビタミン D 活性化障害に伴う高リン血症，低カルシウム血症が生じる．
2. そのため，小児では血清カルシウム，リン濃度が正常範囲内である CKD ステージ 2（GFR 90 mL/min/1.73 m^2 未満）から MBD の評価が必要である．
3. 血液検査にて血清カルシウム，リン，iPTH，ALP（アルカリホスファターゼ），重炭酸イオンのチェックを行う．
4. フォローアップの間隔として，CKD ステージ 2 では 1 年ごと，ステージ 3 では 6 か月ごと，ステージ 4 では 3 か月ごと，ステージ 5 では 1 か月ごとの測定が望ましい．
5. ALP は成長や肝・胆道系の影響を受けるため，評価には注意が必要である．
6. カルシウム，リンは年齢正常値内にコントロールする．乳幼児は特にリンの正常値が高い

表1　iPTHの管理目標

CKD ステージ	目標 iPTH 値（pg/mL）
2	正常値範囲内
3	正常値範囲内
4	100 以内
5	100〜300

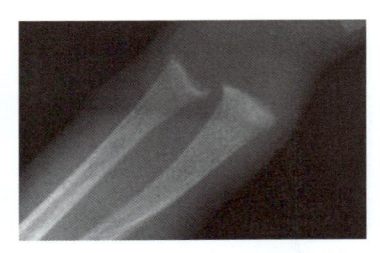

図1　手のX線写真（くる病様変化）

ことに留意する（例：0〜1か月で5.0〜7.7 mg/dL）．

7. CKDステージごとのiPTHの目標値を表1に示す．
8. CKDステージ5，5Dの場合，副甲状腺超音波検査を年1回実施する．
9. 小児CKD患者では，二次性副甲状腺機能亢進症による高回転骨病変（線維性骨炎）のみならず，PTHの作用不全に伴う低回転骨病変（くる病）も発症しうる．両者はともにX線上，骨のくる病様変化を生じる（図1）．
10. 手のX線による評価は2歳以上では6か月ごと，それ以下の乳幼児は3か月ごとに行う．ただし，血清カルシウム，リン，iPTH，ALPの値が安定していない乳幼児の場合には，1か月ごとに撮影することが望ましい．

治療

1. 最初にリンを正常化させる．CKDステージ3になると，血清リンは上昇しはじめるとされる．リンは「3つのD（diet・drug・dialysis）」で治療する．
2. まずは食事中のリン制限を行い，摂取量を制限する．乳幼児では中リンミルク（明治8806ミルク®）を使用する（p.195 付表5参照）．
3. 乳製品もリンの含有量が多い食品であり（牛乳200 mL当たり約186 mgのリンが含まれる），それらの摂取過多がないかよく確認する．
4. CKDが進行した場合，成長のために十分な蛋白質を摂取し，かつ適切なリンのコントロールを行うには，リン吸着薬（炭酸カルシウム，セベラマー塩酸塩など）の併用が必要となる．リン吸着薬の比較を表2に示す．
5. リン吸着薬を開始後もリンのコントロールがつかない場合，食事内容の再評価が必要である．加工品や惣菜の保存料としてリンが使用されている．
6. リン吸着薬は錠数が多くなり，内服アドヒアランスが低下しがちである．怠薬がないかの確認も重要である．
7. 一方，リンのコントロールが予想されるより良好な場合は，食事摂取不良の可能性も考える必要がある．食事摂取不良に関しては尿素窒素値も参考にする．
8. リンが正常化したあともiPTH値が高い場合は，活性型ビタミンD製剤を0.25 μg/日で開始する．
9. 低リン血症に対しては，経口のリン製剤を投与する必要がある．リン酸二水素ナトリウム一水和物／無水リン酸水素二ナトリウム（ホスリボン®配合顆粒）は1,000 mg中にリン223 mgを含有しているため，ホスリボン10〜20 mg/kg（リンとして2.2〜4.5 mg/kg）から開始し，

表2 リン吸着薬の比較

	炭酸カルシウム	セベラマー塩酸塩	炭酸ランタン
投与開始量	0.1 g/kg/日	0.15〜0.2 g/kg/日	0.05 g/kg/日
最大投与量	3 g/日*	9 g/日	2,250 mg/日
当量当たりのリン吸着効果の比較	1	1/2〜2/3	2

*:「慢性腎臓病に伴う骨・ミネラル代謝異常の診療ガイドライン」では炭酸カルシウムの投与量上限が3 g/日と明記されている（小児での根拠は乏しい）

適宜増減する．副作用として下痢に注意する．

炭酸カルシウム

1. リン吸着薬として，炭酸カルシウム（カルタン®）が広く使用されている．投与量としては，0.1 g/kg/日から開始する．
2. リン吸着効果を得るために，内服は食事直後に行う．食事と同時に内服してもよい．
3. 小児ではリンのコントロールのため，やむをえず炭酸カルシウムを多量に使用する場合がある．1日のカルシウム摂取量は，食事に含有するカルシウムを含め2,500 mg以下であることが推奨されているが，当院では炭酸カルシウムを最大6 g/日程度まで使用することもある．その場合，高カルシウム血症の併発に注意し，慎重なモニタリングが必要である．
4. 炭酸カルシウムでリンが適切にコントロールできない場合，1回の食事の分量（特に蛋白質およびリンの分量）に合わせて炭酸カルシウムの内服量を増減するなどの工夫を行う．
5. 炭酸カルシウムは胃内pHに影響され，pH 5以外では酸性・中性いずれもリン吸着力が低下する．胃酸分泌を低下させる抗潰瘍薬（ヒスタミンH_2受容体拮抗薬やPPI〔プロトンポンプ阻害薬〕）を併用していないかの確認が必要である．

セベラマー塩酸塩

1. 高カルシウム血症のため炭酸カルシウムが使用できない場合，あるいは炭酸カルシウム単独でコントロールできない場合，セベラマー塩酸塩（レナジェル®）を0.15〜0.2 g/kg/日（成人最大量9 g/日）使用する．
2. リン低下効果は炭酸カルシウムの約1/2〜2/3と考えられている．
3. 炭酸カルシウムからセベラマー塩酸塩に切り替える場合には，まず，使用中の炭酸カルシウムの半量を継続し，残りの半量相当をセベラマー塩酸塩に切り替える．セベラマー塩酸塩の使用開始に伴い副作用に困らないようであれば，全量切り替える．
4. セベラマー塩酸塩は水分により膨潤しやすいため，副作用として便秘・腹部膨満感などの腹部症状が出現しやすい．腎不全の児は元来便秘になりやすく，セベラマー塩酸塩使用による便秘の増悪に注意が必要である．
5. 便秘に対し積極的な緩下薬の併用が推奨される．緩下薬はおもにラキソベロン®を使用し，Mg含有剤（酸化マグネシウム®，マグコロール®，マグミット®など）は使用しない．
6. セベラマー塩酸塩は吸湿性に富む薬剤であり，大気中の水分を吸収しジェル状となるため，一般的には粉砕不可とされている．
7. やむをえず粉砕して使用する場合，当院では，粉砕したセベラマー塩酸塩を直ちに分包し

表3 アルファカルシドールの使用量

	体重 10 kg 未満 (μg/kg/日)	骨端線閉鎖前 (μg/kg/日)	骨端線閉鎖後 (μg/日)
維持量	0.03〜0.05	0.02〜0.03	0.25〜0.5
治療量	0.1	0.03〜0.05	1.0

　　室温保存している．この方法で1か月を経過しても，性状の明らかな変化は認められないことが示されている．
 8. 吸水性が高く，少量の水で飲むとのどに詰まり危険であるため，多めの水で内服する．
 9. 経管栄養児にセベラマー塩酸塩を投与せざるをえない場合，セベラマー塩酸塩をミルクに混入撹拌すると沈殿を生じ注入できない．必ず 10〜15 mL 程度の水で撹拌し，直ちに注入する．薬剤による栄養カテーテル閉塞を予防するため，可能な限り太めの栄養カテーテルから挿入することが望ましい．
 10. セベラマー塩酸塩はリンと結合する際に H^+ を放出する．内服中はアシドーシスの増悪に注意する．
 11. また，腸管循環の際にコレステロールも吸着されるため，コレステロールの低下に注意する．

■ 活性型ビタミン D 製剤

 1. 血清リン，カルシウム値の適正なコントロールにもかかわらず iPTH 値が目標値を超える場合には，活性型ビタミン D 製剤の投与を開始する．
 2. アルファカルシドール（アルファロール®，ワンアルファ®）の使用量を表3に示す．
 3. 低年齢のほうが体重当たりの投与量として多い量が必要となる．
 4. 副作用として高カルシウム血症があげられる．高カルシウム血症により腎機能障害が進行する可能性があるため，CKD ステージ 4，5 の患児に投与する際にはとくに注意が必要である．
 5. アルファカルシドールの最大投与量は，1.5〜2 μg/日（骨端線閉鎖後では 1 μg/日）としている．1 μg/日を超えて投与する必要がある場合には，怠薬がないかの確認が必要である．

■ その他の治療

 1. 炭酸カルシウムとセベラマー塩酸塩を使用しても血清リン，カルシウムの管理が困難である症例に対して，炭酸ランタン（ホスレノール®）が有効である．
 2. 炭酸ランタンのリン低下効果は炭酸カルシウムの約 2 倍と考えられており，カルシウム負荷もない．投与量は 15〜25 mg/kg/日から開始する．
 3. 問題点として，腸管吸収は非常に低いが骨をはじめとする臓器への蓄積が懸念され，さらに長期投与の臨床経験がないことがあげられる．
 4. 活性型ビタミン D 製剤の投与にもかかわらず血清 PTH 値のコントロールが困難な場合，シナカルセト塩酸塩（レグパラ®）の投与も選択肢の一つとなりうる．
 5. シナカルセト塩酸塩は，副甲状腺の細胞膜上に存在するカルシウム感知受容体に結合することにより，PTH の産生・分泌を抑制する．
　・成人の初期投与量は 25 mg/日である．シナカルセト塩酸塩は錠剤のみであり，分割も

粉砕も不可とされている．25 mg 製剤より小さな規格はないため，小児における現在の使用は，錠剤の内服が可能で，体格的に 25 mg 製剤による治療開始が可能であると判断される例に限られる．
- 使用に際しては低カルシウム血症に注意が必要である．
- 小児での使用経験は少なく，成長への影響は不明である．また，成人血液透析患者に 6 か月使用した際に血中テストステロン値が 30％ 減少したとの報告があり，有効性と安全性に関しては不明確である．

(東京都立小児総合医療センター　腎臓内科)

COLUMN 4　副甲状腺インターベンション

　内科的治療に抵抗する高度の二次性副甲状腺機能亢進症が持続する場合には，副甲状腺インターベンションを考慮する．成人では，血清 iPTH 値 500 pg/mL 以上で副甲状腺インターベンションを考慮すべきとされており，小児においても同様の目安と考えられる．同様に，成人では超音波検査で測定した副甲状腺の推定体積が 500 mm³ 以上，または長径 1 cm 以上で結節性過形成の可能性が高い．

　結節性過形成に至ると，ビタミン D 受容体およびカルシウム感知受容体の発現が低下し，内科的治療に抵抗性を示す．結節性過形成の存在は，副甲状腺インターベンションを選択する重要な要因となる．副甲状腺インターベンションには，PTx (副甲状腺摘出術) や PEIT (経皮的副甲状腺〔上皮小体〕エタノール注入療法) がある．

　PEIT の適応は，腫大副甲状腺が穿刺可能な部位に存在し，さらに腫大腺が 1 腺のみの場合である．2 腺以上の場合は PEIT による長期管理は困難である．

Chapter 5 - 5

CKD 合併症の管理

電解質（ナトリウム，カリウム）

- Na（ナトリウム）値の異常に対しては，Na バランスのみならず水分バランスも合わせた評価が必要である．
- 低形成・異形成腎をはじめとする CAKUT（先天性腎尿路異常）では，尿細管機能障害のため GFR（糸球体濾過量）の低下が軽度の頃から，尿に多量の Na が排泄される．
- 高 K（カリウム）血症は大きく分けて K 負荷，腎臓での K 排泄量の低下，細胞内からの細胞外への K の移動によって生じる．また治療や透析方法により，低 K 血症を呈することもある．

Na 濃度は体内総 Na 量よりもむしろ，体水分量によりその値が決定されることが多い．細胞外液の浸透圧はほぼ Na 濃度によって規定されており，通常は摂取される Na 量および飲水量による調整と ADH（抗利尿ホルモン）分泌による尿張度の調整により行われている．小児の末期腎不全の原因疾患として頻度の高い CAKUT では，尿細管機能障害により Na の再吸収能や濃縮力が低下するため，Na や水分の喪失が生じる．特に乳幼児は脱水に陥りやすく，Na と水分の補充による適正な体液管理が必要である．また尿に多量の Na が排泄されているため，低張液の投与では容易に低 Na 血症を生じうる．一方，無尿の透析患者では尿による調整ができないため，輸液による高張液・低張液の投与，Na 摂取の過不足で血清 Na 値の異常をきたしやすい．

K は食事から体内に入り，健常人では摂取した K の 90% 以上が尿中に排泄され，残りは便中に排泄される．GFR の低下に伴い尿中への K 排泄能が低下するため K が蓄積し，高 K 血症をきたす．一般に GFR が 20 mL/min/m^2 以下に低下すると，高 K 血症を生じやすくなる．また GFR 以外に，アルドステロンが尿中 K 排泄に密接に関与している．遠位尿細管・集合管におけるアルドステロン作用の低下は高 K 血症を伴う Type IV RTA（IV 型尿細管性アシドーシス）を生じ，高 K 血症をきたす．Type IV RTA の原因疾患として，閉塞性腎症，RA 系（レニン-アンジオテンシン系）阻害薬投与や間質性腎炎などがあげられる．高 K 血症の原因にかかわらず血清 K 濃度 7.0 mEq/L 以上，筋力低下・麻痺，しびれ感，心電図上の明らかな変化のいずれかが認められる場合には，緊急の治療が必要となる．なお，本項では CKD における Na 異常に対して言及する．一般的な Na 異常の鑑別は成書を参照のこと．

Na の異常に対するアプローチ

1. 体液量が低下・正常・過剰のいずれの状態にあるかを，体重の変動・血圧・心拍数の変化・身体所見・検査所見から診断する．残腎機能のある患者では，尿量変化の有無を確認する．
2. 低 Na 血症の場合，体液量の増加と Na 摂取量の低下のどちらか，あるいは両方が原因であることが多い．
   - 体重増加のある低 Na 血症では，体液量過剰が原因である可能性が高い．
   - 体重減少のある低 Na 血症では，何らかの Na 喪失や摂取制限などを考える必要がある．

3. CAKUTでは，尿細管機能障害によりNa・水分が喪失しやすいため，普段から積極的にNa・水分負荷を行う必要がある．
    - CAKUTの乳児：一般的なミルクでは，Naの含有量が極端に少ない(標準調乳Na濃度8.6 mEq/L)．そのためNaの喪失量が摂取量を上回り，低Na血症を生じる可能性があり注意を要する．
    - CAKUTの幼児・学童：入院時病院食が自宅での食事と比較し塩分が少ないことが多く，図らずも塩分制限となり，低Na血症の原因となる．入院中は食塩付加を考慮する(学童で3〜5 g/日程度，外泊・退院時には中止する)．また，心因性の多飲の有無も確認する．
    - CAKUT児の輸液選択：尿中Na濃度が目安となる(約60〜80 mEq/L)．電解質異常がない状況での開始液として，尿中Na濃度と同程度のNa濃度の輸液(1号液，2号液)を選択する．
    - CAKUTではNa調整の幅が狭いためNa喪失のみならずNa過剰も生じやすく，漫然と治療していると高Na血症，低Na血症をきたす．特に輸液管理中は血清および尿中電解質のこまめな確認が必要である．
4. 低Na血症の対策として，NaCl(1 g＝Na 17 mEq)の内服を行う．乳児・幼児期早期であれば高Naミルク(明治8806ミルク®，標準調乳濃度27 mEq/L)の使用が有効である．
5. 腎生検などのストレス下では，ADH(抗利尿ホルモン)過剰分泌から低Na血症が生じやすい．腎生検時の輸液の選択として，低張液は避ける．
6. 高Na血症の場合，過剰な塩分摂取や水分制限がないか確認する．
    - CAKUTで濃縮力障害が強い場合，感冒その他で水分がとれないと高Na血症になることもある．
    - PD患児が無尿で短時間サイクルのAPD(自動腹膜透析)を実施している場合，短時間交換の透析であるため除水量は得られやすいが除水量当たりの塩分除去が不足し，高Na血症を生じやすい．長時間貯留による限外濾過(除水)を心掛ける．また，塩分制限が必要である．

Kの異常に対するアプローチ

1. 高K血症は大きく分けてK負荷，腎臓でのK排泄量の低下，細胞内から細胞外へのKの移動によって生じる．表1に高K血症の原因を示す．
2. K異常時の検査項目を表2に示す．
3. GFR低下に見合わない高クロール性正AG(アニオンギャップ)性代謝性アシドーシスと高K血症を認める場合には，4型尿細管性アシドーシス(尿路通過障害，薬剤性など)を考える．
4. 血清K値の異常があった場合，FE_K(尿中K排泄率)とTTKG(経尿細管K勾配)を用いて鑑別をすすめる．

$$FE_K(\%) = \frac{U_K \times P_{Cr}}{U_{Cr} \times P_K} \times 100(\%)$$

(U_K：尿中K濃度，P_K：血漿K濃度，U_{Cr}：尿中クレアチニン濃度，P_{Cr}：血漿クレアチニン濃度)

- FE_Kはネフロン全体のK排泄能を示す指標である．FE_Kの評価にはGFRにより異なる基準値をとることに注意する[1]．GFRとFE_Kの関係は図1[2]参照．

表1 高K血症の原因

K負荷	食事からのK過剰摂取（果物，生野菜など） K含有製剤の投与 K含有輸血製剤の大量投与（維持輸液製剤，輸血など） 消化管出血 血管内溶血 組織崩壊（横紋筋融解，外傷）
腎臓での K排泄量の 低下	腎不全 遠位尿細管の流量減少（脱水，腎血流低下） 薬剤（RA系阻害薬*，CNI*，NSAIDs*，スピロノラクトン*など） 尿細管間質性腎炎*，閉塞性腎症*
細胞内から 細胞外への Kの移動	代謝性アシドーシス インスリン欠乏 ジギタリス中毒 β遮断薬

＊：アルドステロン作用の低下によるIV型RTAが原因である

表2 K異常時の検査項目

血圧	
血液	・BUN/Cr/UA ・Na/K/Mg ・血液ガス ・血漿レニン活性 ・アルドステロン ・浸透圧
尿	・Cr/Na/K ・浸透圧

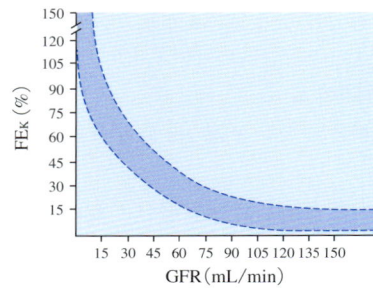

図1 GFRとFE$_K$の関係

（Batlle DC, Arruda JA, et al.：Hyperkalemic distal renal tubular acidosis associated with obstructive uropathy. N Engl J Med 1981；304：373-80 より改変）

表3 TTKGの評価

	正常	異常
低K血症 （K＜3.5 mEq/L）	TTKG＜2	TTKG＞2 腎性K喪失・アルドステロン過剰
高K血症 （K＞4.5 mEq/L）	TTKG＞7	TTKG＜7（特に＜5） アルドステロン分泌不全あるいは アルドステロン作用の低下による 腎からのK排泄低下

- TTKGとは，皮質集合管において尿細管腔内のK濃度が血管内に比べて何倍高いかを表す．血管内と尿細管腔のK濃度の勾配はアルドステロン作用によってもたらされるため，TTKGはアルドステロン作用の指標となる．

$$TTKG = \frac{P_{osm} \times U_K}{P_K \times U_{osm}}$$

（U_K：尿中K濃度，P_K：血漿K濃度，U_{osm}：尿浸透圧，P_{osm}：血漿浸透圧）

- TTKGを測定する際には，検体の条件として尿中Na＞30 mEq/L，尿浸透圧＞血清浸透圧であることが必要である．表3にTTKGの評価を示す．

5. 高K血症に対しては，食事のK制限指導，利尿薬の内服，イオン交換樹脂を用いて対応する．AKIのときの高K血症の治療はp.100参照．
  - 尿からのK排泄促進のため，残腎機能のある患者ではフロセミド（ラシックス®）0.5〜2 mg/kg/日の投与を行う．しかしCKDステージ5Dでは，その効果は十分でないことが

多い．
- イオン交換樹脂には PSCa(ポリスチレンスルホン酸カルシウム，カリメート®)と PSNa(ポリスチレンスルホン酸ナトリウム，ケイキサレート®)がある．どちらも 1 g/kg/日(最大 30 g/日)を 3 回に分けて内服する．
- イオン交換樹脂は便秘の原因となる．透析患者では便秘傾向にあるため，投与中は常に排便状況に留意する必要がある．

6. 併用薬剤(CNI〔カルシニューリン阻害薬〕，RA 系阻害薬など)に関しての見直しを行う．GFR が低下するに従い，RA 系阻害薬使用による高 K 血症のリスクが高くなる．特に経口摂取低下および脱水時の RA 系阻害薬の内服は高 K 血症の原因となるため，内服の一時中止が必要である．
   - 経管栄養中の児では，経腸栄養剤(エンシュア®，ラコール®)は K の含有量が多いことに留意する．両製品ともに 35〜38 mEq/L の K が含まれている．

7. 低 K 血症時は，食事摂取状況の評価や長期的な利尿薬使用の有無の見直しを行う．
   - 3 mEq/L を下回る場合，塩化 K(スローケー®：1 錠 600 mg，K として 8 mEq/錠，KCl 末：13.3 mEq/g) 1〜1.5 mEq/kg で補充する．

8. HD 患者において K の除去は断続的であり，K は非透析時に貯留する．そのため，K 過剰摂取により容易に高 K 血症をきたしうる．
   - 特に無尿の HD 患者には，K 制限の指導(果物・野菜の摂取方法，たんぱく過剰摂取の改善)が必須である．

9. PD 患者では，使用する腹膜透析液に K は含まれていないため，透析による K の過剰な除去により低 K 血症を生じることがある．

10. 透析患者では，腎機能が正常な場合と比較して高 K 血症の症状が出現しにくい傾向がある．

【文献】
1) 石倉健司：尿細管機能検査．小児腎臓病学．日本小児腎臓病学会(編)．診断と治療社 2012；126-32
2) Batlle DC, Arruda JA, et al.：Hyperkalemic distal renal tubular acidosis associated with obstructive uropathy. N Engl J Med 1981；304：373-80

(東京都立小児総合医療センター　腎臓内科)

Chapter 5 CKD合併症の管理

6 アシドーシス

- 血液ガス検査の正常値を把握し，アシドーシス，アシデミアの判断を行う．
- AG（アニオンギャップ），ノモグラムおよび酸塩基平衡の変化における代償の予想範囲を利用し，アシドーシスの病態・病因診断を行う．
- 慢性アシドーシスは，CKDにおける各種代謝異常の悪化および遷延要因となるため，HCO_3^-＝22 mEq/L以上を管理目標とする（AKIよりも正常近くに保つ）．

体細胞機能，生体の各種代謝機能が正常に営まれるためには，血液pHがほぼ一定に保たれる必要がある．血液（細胞外液）はpH＝7.40±0.05と，非常に狭い範囲に調節されている．これはH^+（水素イオン）濃度にして10^{-5}～10^{-6} mEq/Lに相当し，Na^+（ナトリウムイオン）などの約100万分の1の濃度範囲で厳密にコントロールされている．

GFR（糸球体濾過量）が約50％以下となると腎臓からのアンモニア排泄障害が起こり，正AG性代謝性アシドーシスが生じる．GFRが15 mL/min/1.73 m^2以下になると有機酸などの排泄障害・蓄積が起こり，高AG性代謝性アシドーシスとなる．

慢性代謝性アシドーシスは，血管抵抗増加，組織代謝量の増加，インスリン抵抗性の増加，GH（成長ホルモン）分泌低下または組織でのGH抵抗性増加，高カリウム血症，蛋白異化亢進，骨からのカルシウム遊離などを惹起し，CKDの各種代謝異常をさらに悪化させる．そのため，CKD-MBD（慢性腎臓病に伴う骨ミネラル代謝異常），電解質異常，腎性貧血，成長障害などが治療抵抗性の場合には，代謝性アシドーシスの管理が行われているかを確認する必要がある．

■アシドーシスとは

1. アシドーシスとは，血液pHを酸性に傾ける病態のことである．
2. アシデミアとは，血液pHが実際に酸性に傾いている状態のことである．
3. 通常は生体内の緩衝系・代償系が作用するため，アシドーシスとはなってもアシデミアにはならないことも多い．
4. HCO_3^-濃度は，動脈血液ガスと静脈血液ガスとでほとんど差がないため，通常は電解質などの採血とともに静脈血液ガスで評価可能である（表1）．

■アシドーシスの病態・病因診断

1. アシドーシスと判断したら，pHの変化が腎臓由来（代謝性アシドーシス：HCO_3^-の低下）か，呼吸由来（呼吸性アシドーシス：CO_2の貯留）かを判断する．
2. CKDにおいては代謝性アシドーシスが中心と考えられるが，肺合併症（肺低形成，慢性肺疾患など）を有するCKDの管理を要することも多く，その場合に混合性酸塩基平衡異常と

表1 動脈血，静脈血での血液ガス検査基準値

	動脈血	静脈血
pH	7.40	7.37
pCO_2(Torr)	40	48
HCO_3^- (mEq/L)	24	26
BE(mEq/L)	0	2.0
P_{O_2}	95	40
O_2Sat(%)	96	75

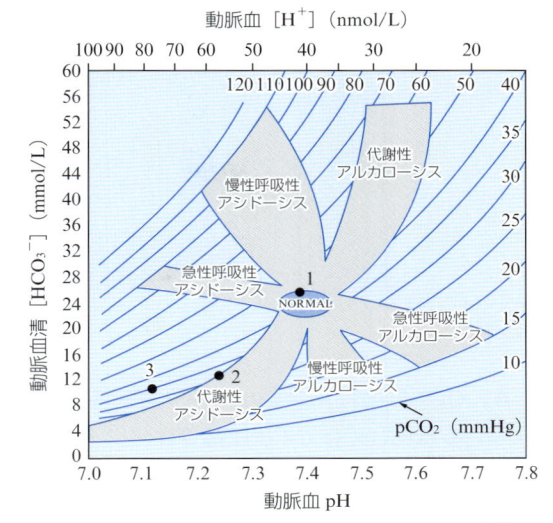

図1 ノモグラム例（拡張型心筋症，気管軟化症の児）
1：平常時　pH 7.348，pCO_2 46.4 mmHg，HCO_3^- 24.9 mEq/L
2：胃腸炎による急性腎不全で代謝性アシドーシス　pH 7.247，pCO_2 24.3 mmHg，HCO_3^- 10.2 mEq/L
3：2の急性期で全身状態不良による混合性アシドーシス　pH 7.133，pCO_2 29.2 mmHg，HCO_3^- 9.4 mEq/L

表2 酸塩基平衡の変化における代償の予想範囲

酸塩基平衡異常	代償性変化	代償性変化の程度	代償の限度
呼吸性アシドーシス	↑HCO_3^-	急性：pCO_2 10 mmHg 増加に対し，＋1 mEq/L 慢性：pCO_2 10 mmHg 増加に対し，＋3～4 mEq/L	[HCO_3^-]＝38 mEq/L [HCO_3^-]＝45 mEq/L
呼吸性アルカローシス	↓HCO_3^-	急性：pCO_2 10 mmHg 低下に対し，－2 mEq/L 慢性：pCO_2 10 mmHg 低下に対し，－4～5 mEq/L	[HCO_3^-]＝18 mEq/L [HCO_3^-]＝15 mEq/L
代謝性アシドーシス	↓pCO_2	HCO_3^- 1 mEq/L 低下に対し，－1.0～1.2 mmHg	pCO_2＝15 mmHg
代謝性アルカローシス	↑pCO_2	HCO_3^- 1 mEq/L 増加に対し，＋0.6～0.7 mmHg	pCO_2＝55 mmHg

なっている場合もあるため，病態診断は重要である．
- アシドーシスの病態診断はHCO_3^-とCO_2の変化のバランスから行い，ノモグラム（図1）や酸塩基平衡の変化における代償の予想範囲（表2）を用いて行う．
- ノモグラムもしくは代償の予想範囲に当てはまらない場合には，混合性酸塩基平衡異常を考える．

3. 代謝性アシドーシスと診断したら，AGの評価を行う．AGの正常値は　[Na^+]－（[Cl^-]＋[HCO_3^-]）＝12±2 mEq/L である．
   - AGは，低アルブミン血症，高マグネシウム血症，高カルシウム血症，多発性骨髄腫，高トリグリセリド血症，リチウム，ヨウ素，臭素の存在した場合に低値となるため，注意が必要である．
   - 低アルブミン血症の際は，アルブミンが1.0 g/dL 低下するごとにAGは2.5 mEq/L 低下する．

表3　AGによるアシドーシスの分類

高AG	・腎不全 ・乳酸アシドーシス，ケトアシドーシス(糖尿病，飢餓，アルコール) ・中毒(サリチル酸，メタノール，エチレングリコール)
正常AG	・重炭酸喪失(下痢，尿路変更術後) ・尿細管性アシドーシス ・腎不全 ・薬剤(トリアムテレン，スピロノラクトン) ・高カロリー輸液，アルギニン

4. GFR低下に見合わない高クロール性正AG性代謝性アシドーシスと高カリウム血症を認める場合には，4型尿細管性アシドーシス(尿路通過障害，薬剤性など)を考える．
5. AGによる病因診断は表3のとおりである．
6. PD患児では，PD液からの吸収により代謝性アルカローシスとなることがある．この代謝性アルカローシスに対しての介入は行わない．

■ 代謝性アシドーシスの治療

1. HCO_3^- 22 mEq/L以上を管理目標とする(静脈血液ガス検査の値を使用している)．
2. CKDの存在以外にアシドーシスを起こす病態がある場合には，その原因の治療を行う(胃腸炎，4型尿細管性アシドーシスなど)．
3. アシドーシスを惹起する可能性のある薬剤を使用している場合には，その調整が可能かを検討する(スピロノラクトン〔アルダクトン®A〕，RA系〔レニン-アンジオテンシン系〕阻害薬，セベラマー塩酸塩〔レナジェル®〕など)．
4. 腎機能障害に伴う代謝性アシドーシスには，アルカリ化薬での補充を行う．
    - 炭酸水素ナトリウム(重曹：HCO_3^- 12 mEq/g) 1〜2 mEq/kg/日≒0.1 g/kg/日
      欠乏量は［AG×0.3×体重(kg)］を計算しその半量補正で開始してもよい
    - クエン酸カリウム・クエン酸ナトリウム水和物(カリウム補充を考慮する場合に)
      ウラリット®-U配合散：HCO_3^- 9 mEq/g，Na^+ 4.5 mEq/g，K^+ 4.5 mEq/g
      ウラリット®配合錠：HCO_3^- 4 mEq/錠，Na^+ 2 mEq/錠，K^+ 2 mEq/錠
5. アシドーシスを補正するとカルシウムが軽度低下する．CKDステージが進行し低カルシウム・高リン血症を認める場合には，アシドーシス補正を先行させるとテタニーを惹起することがあり，アシドーシス補正を行う前にカルシウムの補充を行うか，注意深くカルシウムのモニタリングを行う．
6. AKIでのアシドーシス治療に関しては，p.97参照．

(東京都立小児総合医療センター　腎臓内科)

Chapter 5-7 CKD合併症の管理

腎性貧血

- 造血に必要な鉄剤の投与を行う．
- Hb（ヘモグロビン）値 10 g/dL 未満では，ESA（赤血球造血刺激因子製剤）療法（rHuEPO〔遺伝子組換えヒトエリスロポエチン〕，DA〔ダルベポエチンアルファ〕）を開始する．
- ESA を使用し，目標 Hb 値 11〜12 g/dL の範囲にコントロールする．

　貧血は CKD でもっともよくみられる合併症の一つである．CKD 患児において，Hb 値は CKD ステージ 3 から低下する．貧血は CKD の進行要因であり，残腎機能保護のため早期の治療開始が重要である．同時に貧血は心不全の増悪因子であり，貧血の治療により生命予後の改善が期待できる．また貧血改善によって種々の QOL 指標が向上し，全身倦怠感，息切れ，食欲不振，学習意欲の低下が改善される．小児では Hb 値 11〜12 g/dL が一つの目安となる．ESA 療法の副作用として高血圧があり，血圧がコントロールできていないときには注意を要する．

■ 貧血の評価

1. CKD ステージ 3 では 6 か月ごと，ステージ 4 では 3 か月ごと，ステージ 5 では 1 か月ごとに Hb 値のチェックを行う．
2. 透析による除水前後で Hb 値が変動するため，HD 患児では透析直前の Hb 値を基準とする．
3. 「慢性腎臓病患者における腎性貧血治療のガイドライン」[1]では，複数回の検査で Hb 値 11 g/dL 未満となった時点で貧血に対する治療を開始するとされているが，保存期腎不全患者においては通院間隔などを考慮すると，その時点での治療開始は実臨床上は困難である．
4. 実際の貧血治療としては Hb 値 10 g/dL 未満で ESA 療法を開始し，11〜12 g/dL に維持することを目標としている．

■ 鉄の評価と治療

1. CKD 患児は全例，鉄のプロファイリングを行う．
2. 透析患者では鉄欠乏状態でも MCV（平均赤血球容積）は必ずしも小球性にならないため，鉄欠乏の有無はフェリチン，TSAT（トランスフェリン飽和度，Fe/TIBC）により評価する．
3. フェリチン 100 ng/mL 以下，TSAT 20% 以下で鉄剤投与を開始し，ESA を使用する場合には ESA 使用以前から鉄剤の投与を行う．
4. 鉄剤（インクレミン®シロップ，フェロミア®）は経口投与が原則である．投与量は鉄として 2〜3 mg/kg/日（最大 6 mg/kg/日）を分 2〜3 投与する．

ESA による治療

1. CKD ステージ 3 以上の患児において，鉄が十分補給された状況でも貧血が持続し十分な網状赤血球の増加がない場合には腎性貧血と診断し，ESA 療法（rHuEPO，DA）を開始する．
2. 急速に貧血を改善させたいときには，DA より rHuEPO が有効である．
3. DA は投与間隔があけられる可能性がある一方で，1 回の投与量が多くなりやすいという欠点がある．長期的に rHuEPO を使用するか DA を使用するかは，これらのことに加え院内の採用などを総合的に判断して使用する．
4. 保存期腎不全患児および PD 患児の投与経路は，原則として皮下注とする．HD 患児は透析終了時に回路を通して静注する．
5. 治療を開始したら，1 か月ごとに Hb 値をモニターする．
6. Hb 値は 1 か月で 1 g/dL の上昇を目安とする．
7. ESA 療法の副作用として，高血圧，血栓塞栓症，赤芽球癆などがある．ESA 療法中はこれらの出現に十分注意する．

rHuEPO

1. 無尿の場合，投与量は 100 単位/kg/週 1 回，もしくは 300 単位/kg/2 週に 1 回を標準開始量とする．外来患者では来院回数が頻回になるため，1 回投与量を増やし投与間隔を減らすことも考慮する．残腎機能がある場合や CKD ステージ 3〜4 では，より少ない投与量・長い投与間隔で管理が可能である．
2. 総投与量が同一であれば，投与回数を増やすことにより高い効果を得ることができる．新生児など，Hb 値の上昇に乏しい場合は週に 2〜3 回投与する．
3. 小児では成人よりも体重当たりの必要量が多く，最大 300 単位/kg/週まで必要なことがある．ただし，成人での最大投与量（24,000 単位/月）を超えないように投与する．

rHuEPO 療法低反応性（不応性）

1. rHuEPO を 300 単位/kg/週 1 回の投与でも目標 Hb 値に到達できない場合，rHuEPO 療法低反応性とする．
2. 鉄欠乏がない状態で反応が不良な場合，表1 のような要因を検討すべきである．
3. 出血，副甲状腺機能亢進などは有力な原因となりうるため，積極的に便中 Hb や iPTH（副甲状腺ホルモンインタクト）を検査する．

DA

1. DA（ネスプ®）は静注時の血中半減期が rHuEPO の 3 倍程度に延長しており，rHuEPO と比較して静注時も血中濃度が持続的に保たれる．そのため，投与間隔をあけることができる．
2. DA の効果は投与方法（静注/皮下注）で差がない．
3. 開始量は 0.5 μg/kg 週 1 回とする．
4. rHuEPO から DA へ切り替える場合の投与量を以下に記す．

表1 rHuEPO療法低反応性の原因

出血・失血（消化管や性器からの慢性出血）
造血障害（感染症，炎症，高度の副甲状腺機能亢進症，葉酸・ビタミン B_{12} 欠乏）
造血器腫瘍・血液疾患（悪性腫瘍，溶血，異常 Hb 症〔α，β サラセミア，鎌状赤血球性貧血〕）
低栄養
薬剤性（RA 系阻害薬，MMF など）
カルニチン欠乏
脾機能亢進症
抗 EPO 抗体の出現
ビタミン C 欠乏，ビタミン E 欠乏
亜鉛欠乏，銅欠乏

表2 rHuEPO から DA への切り替え

rHuEPO 総投与量	DA 投与量
3,000 IU 以下	15 μg
4,500 IU	20 μg
6,000 IU	30 μg
9,000 IU	40 μg
12,000 IU	60 μg

- rHuEPO を週 2 回以上投与している場合：切り替え前 1 週間の rHuEPO 総投与量を合計し，表2 を参考に週 1 回から開始．
- rHuEPO を週 1 回以下で投与している場合：切り替え前 2 週間の rHuEPO 総投与量を合計し，表2 を参考に 2 週に 1 回から開始．

5. HD，PD，保存期腎不全患児，いずれにおいても 1 回当たりの最大投与量は 180 μg である．

【文献】
1) 日本透析医学会：慢性腎臓病患者における腎性貧血治療のガイドライン（2008 年版）．透析会誌 2008；41：661-716

（東京都立小児総合医療センター 腎臓内科）

Chapter 5-8　CKD合併症の管理

保存期CKD患者に対する腎保護

- おもにステージ2以上の保存期CKD患者に対して，腎保護を目的とした治療が行われる．
- CKDに対する根本的な治療法はない．しかし，小児の成長，発達やQOLを考慮するうえで，少しでも腎代替療法の開始を遅らせる意義は大きい．
- 現在のところ，小児CKD患者に対する腎保護のエビデンスレベルの高い治療法は存在しない．今後のエビデンス確立が望まれる．
- 腎機能の悪化因子を評価し，可能な限り除外することも大きな意義がある．

　小児CKD患者はいったんESKD（末期腎不全）となると，非常に長期間の透析，あるいは複数回の腎移植が必要となるため，その進行抑制は特に重要である．成人同様，降圧は腎保護に有効である．さらにRA系（レニン-アンジオテンシン系）阻害薬や球形吸着炭（クレメジン®）の投与は，エビデンスレベルは乏しいが，腎保護効果を有すると考えられる．しかし，RA系阻害薬は脱水時の急性腎傷害や高カリウム血症などの留意すべき副作用がある．一方，球形吸着炭には内服遵守の問題がある．また長期間のたんぱく制限は，少なくとも安全に行える範囲の制限では，小児では無効である．

　一方，腎機能の悪化因子を評価し，可能であればそれを除外することも重要である．CAKUT（先天性腎尿路異常）の患者は，泌尿器科的合併症を有する割合が高く，それらの合併症がさらなる腎機能低下の原因となりうるため，その適切な評価，管理が求められる．腎障害性の薬剤は，可能な限り中止・変更する．水分や食塩の不適切な制限は，特にCAKUTの患者では循環血液量の不足につながり，腎障害を増悪させる．

■ RA系阻害薬

1. 高血圧はCKD進行のリスク因子であり，適切なコントロールが望ましい．降圧の目標は年齢正常値の90パーセンタイル以内である（p.192 付表2参照）．
2. CKDに合併する高血圧に対する降圧薬として，RA系阻害薬が第一選択薬である．
3. RA系阻害薬で降圧目標を達成できない場合は，カルシウム拮抗薬などを使用する．
4. 降圧目的に加え，腎保護効果目的に広く用いられている．ただし小児でのエビデンスは乏しく，今後のエビデンス確立が望まれる．
5. 投与時，乳児やステージ4〜5など腎機能障害が進行した患者では特に，一過性の腎機能悪化や高カリウム血症に留意する．リシノプリルの代わりに半減期の短いカプトプリル（カプトリル®）を0.1 mg/kg/回，1日3回から開始し，リシノプリルへ変更する方法もとられる．
6. ACEI（アンジオテンシン変換酵素阻害薬）はおもに腎排泄性であり，CKD患者に対する投

与量に留意する．リシノプリル(ロンゲス®)は 0.07 mg/kg/日，分 1 から開始する．
7. ARB(アンジオテンシン II 受容体拮抗薬)はおもに肝排泄である．バルサルタン(ディオバン®)は，0.5 mg/kg/日，分 1 から開始する．またカンデサルタン(ブロプレス®)も選択肢となる(0.05 mg/kg/日，分 1，開始量の最大は 2 mg/日)．
8. 胃腸炎，経口摂取不良など脱水のリスクがある場合に RA 系阻害薬を投与すると，急性腎傷害や高カリウム血症をきたすことがある．さらに利尿薬(特にスピロノラクトン〔アルダクトン®〕)の併用が副作用を助長することもある．胃腸炎，経口摂取不良などが認められる際は，投与をいったん中止することが望ましい．
9. ACEI と ARB の併用は通常行わない．降圧コントロールが不良であったり，蛋白尿抑制効果を狙い併用する場合は，より副作用に留意する必要がある．
10. RA 系阻害薬の薬用量は，GFR が $60 \text{ mL/min/1.73 m}^2$ 以上の場合である．腎排泄性の ACEI は，腎機能低下とともに投与量を 1/2〜1/4 にする(末期腎不全の場合，リシノプリルは成人で 2.5 mg)．
11. RA 系阻害薬は妊婦への投与は禁忌である．

球形吸着炭(クレメジン®)

1. 球形吸着炭は，わが国で現在唯一，腎保護作用(尿毒症症状の改善および透析導入の遅延)が承認されている薬剤である(成人のみ)．投与量は 0.1 g/kg/日，分 2〜3，最大 1 日 6 g である．
2. 服薬遵守できるかどうかが問題となりうる．カプセルは錠数が多くなる(最大 1 日 30 カプセル)．一方，細粒にも独特の食感があり，服薬補助ゼリー(お薬飲めたね® など)を併用するなどの工夫が必要である．
3. 2011 年度から，日本小児 CKD 研究グループによる「保存期の小児慢性腎臓病患者を対象としたバルサルタンと球形吸着炭の腎保護効果に関するランダム化比較試験」が行われている(研究責任医師：石倉健司，研究事務局：濱崎祐子)．

たんぱく制限

1. 小児 CKD 患者に対しては，腎保護目的のたんぱく制限は原則として行わない(p. 121 参照)．

CKD 患者における腎機能悪化因子の評価，除去

[泌尿器科的合併症]

1. 下部尿路の閉塞性疾患(PUV〔後部尿道弁〕など)や，膀胱機能障害(神経因性膀胱など)は腎機能を悪化させる．特に CKD の原疾患が CAKUT である場合，泌尿器科的合併症の存在を常に意識し，評価する必要がある．
2. 閉塞による腎機能悪化が考えられる場合は，手術や間欠的自己導尿を行う．
3. CKD 患児に対しては，全例に超音波検査で尿路系を評価する．図 1 に壁肥厚と不整が認められる PUV 患者の膀胱の超音波画像を示す．

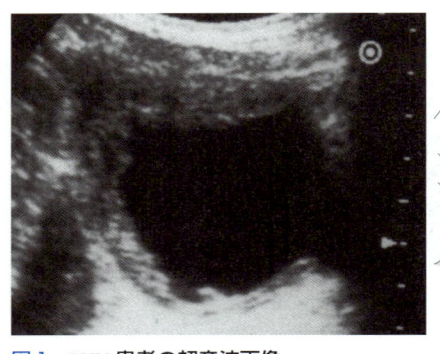

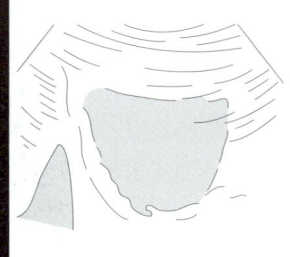

図1　PUV患者の超音波画像
壁肥厚と不整が認められる

4. 排尿習慣(排尿回数や時間，尿意切迫，昼間遺尿，夜尿など)，便秘の有無を注意深く聴取する．
5. VCUG(排尿時膀胱尿道造影)を行う場合は，VUR(膀胱尿管逆流)の有無のみならず，膀胱や尿道の形態を必ず評価する．尿道の評価のためには，男児は必ず斜位を撮影する．

［使用に注意を要する薬剤］
1. CKD患者に対するすべての投薬は，その薬剤の腎障害性および腎不全時の投与量を把握する必要がある．
2. CKD患者に対する腎障害性を有する薬剤の投与は，その利益・不利益を慎重に検討する．やむをえず使用する際には血中濃度をモニタリングし，また最低限の期間にとどめることが望ましい．
3. 補液を十分行うことで，障害性が軽減されることが多い．
4. 腎障害性の薬剤の併用は，特にリスクを高める．
5. 腎障害性の薬剤の中で，特に臨床上重要と思われるものを表1に示す．
6. 抗菌薬では，アミノグリコシド系の薬剤がもっとも問題となる．一方，実臨床上，バンコマイシンやセファロスポリン系の抗菌薬による腎障害が問題となることは少ない(ただし，腎機能に応じた投与量の減量は必要である)．
7. 腎障害性の薬剤に代替薬がある場合，使用薬剤の変更も検討する(例：アミノグリコシド系薬剤をほかの抗菌薬に変更する，シスプラチンをカルボプラチンに変更するなど)．
8. 腎障害性の有無とは別に，腎排泄性のためCKD患者に対しては使用量を減量すべき薬剤も数多くある．必ず各薬剤の「腎不全量」を確認する(例：バンコマイシン〔バンコマイシン®〕はトラフ値〔10〜15 μg/mL以下〕によりコントロールし，投与間隔はCKDステージ5D患者で4〜7日ごとの投与など，投与間隔を大幅に延長させる必要がある)．
9. 新生児〜乳児期は血清クレアチニンの正常値が低いため，腎機能障害が見過ごされる可能性があり注意が必要である．また新生児期は生理的腎機能低下もあり，投与量も注意が必要である．新生児期にアミノグリコシドを投与したために，ESKDや難聴になることが知られている．

［造影剤］
1. ヨード造影剤は，CKD患者の腎機能障害を悪化させうる．また，高浸透圧性のものがよりリスクが高い．
2. CKD患者に対しては，必要最低限の量を使用する．GFR<60 mL/min/1.73 m²未満では不

表1　薬剤による腎障害

薬剤	機序	対応
ACEI	血管性	カルシウム拮抗薬
ARB	血管性	カルシウム拮抗薬
CNI	血管性≧尿細管性	血中濃度調整 他の免疫抑制薬
NSAIDs	血管性，尿細管性	アセトアミノフェン
造影剤	血管性，尿細管性	十分な補液，メイロン® 必要最少量の使用
アミノグリコシド系抗菌薬	尿細管性	他の抗菌薬
アムホテリシンB	尿細管性	リポ化製剤を使用 他の抗真菌薬
アシクロビル	尿細管性	十分な補液 長時間かけて投与
ホスカルネット	尿細管性	十分な補液 ガンシクロビル
シスプラチン	尿細管性	十分な補液 カルボプラチン
メトトレキサート	閉塞性	尿アルカリ化 他の抗悪性腫瘍薬

血管性：腎細動脈の血流量低下，尿細管性：直接の尿細管障害，閉塞性：薬物析出による閉塞

　　必要な造影剤検査を避ける（生後2か月未満は生理的に60 mL/min/1.73 m²未満である）．
3. 補液が腎障害軽減に有効である（例：検査前1時間3 mL/kg/hrおよび検査後6時間1 mL/kg/hrの生理食塩水を輸液する）．
4. MRI撮影の際，造影剤として使用されるガドリニウムは，NSF（腎性全身性線維症）の発症が危惧されるため，CKD患者に対する使用は禁忌である．

［尿酸］
1. 腎保護目的の尿酸のコントロールは行わない．ただし痛風予防のため，血清尿酸値10 mg/dLを目安に尿酸低下薬を使用する．
2. CKD患者の高尿酸血症の治療は，アロプリノール（ザイロリック®）が第一選択薬で，減量のうえ使用する（CKDステージ5Dの学童に対して，50 mg/日，分1から開始）．腎機能障害が軽度の場合ベンズブロマロン（ユリノーム®　25 mg/日，分1）の使用も可能である．
3. アロプリノール，ベンズブロマロンともに強い副作用（前者ではTEN〔中毒性表皮壊死症〕，皮膚粘膜眼症候群〔Stevens-Johnson症候群〕，剝脱性皮膚炎，過敏症症候群などの重篤な皮膚障害，後者では劇症肝炎）が報告されている．

［その他］
1. CAKUTの患者は塩類喪失傾向があり，循環血液量の低下から腎機能障害を悪化させることがある．不要な食塩，水分制限を行わないのみならず，必要に応じ食塩を追加することを検討する（p. 122参照）．

（東京都立小児総合医療センター　腎臓内科）

Chapter 5-9 CKD 合併症の管理

医薬品の投与法

- 水溶性医薬品は腎で排泄されやすく，尿中活性体排泄率が高い．そのため，腎機能低下時は体内に蓄積しやすい．
- 脂溶性医薬品は肝で代謝を受けやすい．一方で分布容積が大きいため，透析では除去されにくい．
- 蛋白結合率の高い医薬品は，透析で除去されにくい脂溶性医薬品に多い．
- 腎不全下でも初回投与量を減量する必要は原則ない．
- 減量の方法としては，1回投与量を減量する方法と投与間隔を延長する方法がある．
- 腎毒性のある医薬品は使用を控える．血中濃度を測定できる医薬品では TDM（薬物血中濃度モニタリング）治療を積極的に行う．
- 長時間持続透析時の医薬品投与法は不明なことが多い．

医薬品投与時は必ず腎機能を確認する．投与量を記憶する必要はないが，減量が必要となる可能性を常に認識する．特に日常汎用される医薬品（たとえばヒスタミン H_2 受容体拮抗薬）でも，蓄積することで重大な副作用をきたすことがあり注意する．

腎不全下の投与量が，すべての医薬品において明確になっているわけではない．ある程度確定された医薬品を中心に使用し，自分で使い慣れた医薬品をパターン化させておく．血中濃度を測定できる医薬品については，適宜 TDM を行う．上記のポイントで示した原則にのっとり投与するが，たとえば HD によりどの程度医薬品が除去されるかなど，自分で判断することが必要な場合もある．

本項では，日常診療で使用頻度の高い医薬品に限定して概説した．具体的な投与量を表1に示す．

AKI・CKD 時の医薬品療法の基本

1. 腎機能障害時に医薬品を投与する際には，腎機能，血中濃度半減期，蛋白結合率，医薬品動態の変化，代謝経路，尿中活性体（未変化体）排泄率などを把握する．
2. 腎機能は eGFR（推定糸球体濾過量）で検討し，日本人の推算式を用いる．eGFR が 50 mL/min/1.73 m² 以下の場合，腎機能に合わせた投与法の変更が必要である．ただし，クレアチニンが変動している AKI の際には，eGFR は参考にならない．具体的には，クレアチニンが上昇（悪化）しているときの腎機能は，その時点でのクレアチニンから計算した eGFR より低い．
3. 医薬品の特性によって，1回投与量の減量や投与間隔を延長，もしくは両者を併用することで，腎機能障害時でも適切に投与することができる．初回投与量は通常量でよいことが多い．
4. 2歳未満は生理的に腎機能が低下しており，特に生後2週未満は正常 GFR（糸球体濾過量）

表1 腎機能低下時の医薬品使用方法

薬物名（一般名）		代表的商品名	尿中未変化体排泄率	腎不全患者への修正 GFR（mL/min/1.73 m²）		
				30〜50	10〜29	<10
ベンゾジアゼピン系鎮静薬	ミダゾラム	ドルミカム®	未変化体は1%以下，活性代謝物が63〜80%腎から排泄	100%	75%	50%
消化運動調節薬	メトクロプラミド	プリンペラン®	20%	75%	50%	25%
ヒスタミンH₁受容体拮抗薬	セチリジン	ジルテック®	50%	100%	50%	推奨できない
	フェキソフェナジン	アレグラ®	12%	60 mg, 24時間ごと（12歳以上）	60 mg, 24時間ごと（12歳以上）	30 mg, 24時間ごと（12歳以上）
ヒスタミンH₂受容体拮抗薬	ファモチジン	ガスター®	57〜96%	0.5 mg/kg/日, 24時間ごと	0.25 mg/kg/日, 24時間ごと	0.125 mg/kg/日, 24時間ごと
抗てんかん薬	カルバマゼピン	テグレトール®	2〜3%	100%	100%	75%
	フェノバルビタール	フェノバール®	25〜67%（平均25%）	100%	100%	50%, 24時間ごと
抗ウイルス薬	アシクロビル	ゾビラックス®	75%	10 mg/kg/回, 12時間ごと	10 mg/kg/回, 24時間ごと	5 mg/kg/回, 24時間ごと
	オセルタミビル	タミフル®	62〜70%（未変化体＋活性体）	100%	2 mg/kg/日, 24時間ごと	2 mg/kg/回 単回投与
ACEI	カプトプリル	カプトリル®	40〜50%	75%	75%	50%
	エナラプリル	レニベース®	60% 尿中排泄, 20%enalapril 40%enalaprilat	75%	75%	50%
	リシノプリル	ロンゲス®	ほぼ100%	50%	50%	25%
ARB	カンデサルタン	ブロプレス®	カンデサルタン（代謝活性物）8〜9%	100%	100%	100%
	ロサルタン	ニューロタン®	12%	100%	100%	100%
	バルサルタン	ディオバン®	10〜13%	100%	100%	100%
カルシウム拮抗薬	アムロジピン	アムロジン・ノルバスク®	10%	100%	100%	100%
	ニカルジピン	ペルジピン®	1%以下	100%	100%	100%
	ニフェジピン	アダラート®	ほとんどなし	100%	100%	100%
強心配糖体	ジゴキシン	ジゴシン®	50〜70%	75%	50% または 36時間ごと	25% または 48時間ごと
利尿薬	フロセミド	ラシックス®	50〜70%	100%	100%	100%
	ヒドロクロロチアジド	ニュートライド®	90%	100%	推奨できない	推奨できない
	スピロノラクトン	アルダクトンA®	20〜30%	100%	100%	推奨できない
その他	ミルリノン	ミルリーラ®	85%以上	0.33〜0.43 µg/kg/min	0.23〜0.33 µg/kg/min	0.2 µg/kg/min
	アロプリノール	ザイロリック®	15%	50%	50%	25%
非NSAIDs	アセトアミノフェン	カロナール®	3%	100%	100%	8時間ごと（投与間隔1.5〜2倍）
NSAIDs	アスピリン	アスピリン®	2〜30%，尿アルカリ化で排泄増加	100%	100%	避ける

PD中の抗菌薬については p.60 表15, 16参照

5. 腎機能障害患者では，アルブミン値の低下，尿毒症物質による蛋白との結合などから医薬品の蛋白結合率が低下する．
6. そのためバルプロ酸，フェニトインなどでは，非結合型が増加することで副作用が出やすくなる．
7. 水溶性医薬品は尿中に排泄されるため，腎機能低下時には体内に蓄積しやすい．浮腫や腹水のある状態では分布容積が増加し，通常の使用量では血中濃度が低くなることがある．
8. 尿中への活性体排泄率が 40% を超えると，腎機能障害時には血中濃度が高くなるため減量が必要である．
9. 尿中排泄率は投与量に対しての割合で示される．記載されている尿中排泄率が活性のない代謝産物を含んでいないか，また対象が吸収率の悪い内服薬ではないか，検討時には注意が必要である．
10. 至適投与法が不明な医薬品でも，腎機能と尿中活性体排泄率から Giusti-Hayton 法を用いて投与量を決めることができる．
    - 投与補正係数(R) = $1 - 尿中未変化体排泄率 \times (1 - \frac{eGFR}{100})$
    - 投与量の変更：常用量 × R
    - 投与間隔の変更：通常投与間隔 × $\frac{1}{R}$
11. 透析患者への使用は残腎機能，透析方法により異なり，なおかつ多くの医薬品で検討は十分ではない．そのため安全域の低い医薬品では TDM が必要である（本項では詳細は省く．p. 190 参照）．

[抗菌薬]

1. 可能な限り単剤を使用する．
2. アミノグリコシド系，グリコペプチド系は腎排泄性であり，蓄積により腎障害や聴覚障害をきたすため TDM が必須である．特にアミノグリコシド系は，残腎機能温存のため可能な限り使用しない．
3. βラクタム系のほとんどが腎排泄性である．セフトリアキソンナトリウムは減量は不要である．
4. マクロライド系はおもに肝代謝である．アジスロマイシンは減量不要である．
5. クラリスロマイシンは一部腎排泄であり，減量する．
6. ニューキノロン系は腎排泄性であり，減量が必要である．
7. ニューキノロン系は，鉄，マグネシウム，カルシウム剤などと併用すると吸収が低下する．
8. テトラサイクリン系は肝代謝である．ミノサイクリンは減量せずに使用可能である．

[抗ウイルス薬]

1. 抗ヘルペスウイルス薬のアシクロビルは減量が必要であり，蓄積により精神神経症状が出現する．
2. 抗インフルエンザウイルス薬のオセルタミビル（タミフル®）は減量が必要である．末期腎不全では 1 回のみの投与でよい．
3. ザナミビル（リレンザ®）は通常量使用可能である．

[抗真菌薬]

1. アムホテリシン B は腎毒性があり，可能な限り使用を控える．ただし肝代謝であり，使用する際は減量不要である．

2. 腹膜透析関連の真菌性腹膜炎では，フルシトシン(経口)とフルコナゾール(経口，腹腔内，静注)を併用する．いずれも腎排泄性であり，減量する．

[降圧薬]
1. カルシウム拮抗薬は減量せず使用できる．
2. ACEI(アンジオテンシン変換酵素阻害薬)は一部を除いて，腎排泄性で減量が必要であり，ARB(アンジオテンシンⅡ受容体拮抗薬)は肝代謝のため原則減量不要である．
3. ACEI, ARB の注意点については，p.131 表2 参照．
4. ACEI は，一部の PAN(ポリアクリロニトリル)膜(AN69)を用いた血液透析時，デキストラン硫酸カラムによる LDL(低比重リポ蛋白)吸着療法時には使用しない．

[利尿薬]
1. 溢水に対する利尿薬投与では，ループ利尿薬を第一選択とする．
2. フロセミドは減量せず，腎機能低下時は逆に高用量が必要となる．
3. フロセミドにスピロノラクトンを併用する場合，高カリウム血症に注意する．

[強心配糖体]
1. ジゴキシンは腎排泄性で減量が必要であり，TDM が必須である．また分布容積が変化するため，初回投与量も減らす必要がある．
2. 低カリウム血症，高カルシウム血症，低マグネシウム血症ではジギタリスの効果が増強されるため，血中濃度が正常域でも中毒の発現に注意する．

[消化器用薬]
1. ヒスタミン H_2 受容体拮抗薬は必ず減量する．過量投与では精神神経症状や血液障害をきたす．
2. プロトンポンプ阻害薬は常用量が使用可能であり，使いやすい．静注製剤は配合変化をきたしやすく，投与前後に生理食塩水でラインをフラッシュしている．
3. アルミニウム含有薬は，透析患者に対して禁忌である．
4. マグネシウム含有薬の長期使用は避ける．

[脂質異常症(高脂血症)治療薬]
1. スタチン系薬は減量不要だが，腎機能低下例では横紋筋融解発症に注意し，筋痛の有無を確認し，適宜クレアチンキナーゼを測定する．
2. フィブラート系薬やマクロライド系抗菌薬，シクロスポリンなどの免疫抑制薬との併用も，横紋筋融解発症の危険因子となる．

[高尿酸血症治療薬]
1. 尿酸値が 10 mg/dL 以上ではアロプリノールを使用する．
2. アロプリノールは過量投与により致死的な副作用をきたす．
3. C_{Cr}＜50% で減量する．

[中枢神経系用薬]
1. ミダゾラムは，活性代謝物の蓄積により作用が遷延する．適宜，拮抗薬であるフルマゼニルを使用する．
2. 抗てんかん薬は TDM が必須である．
3. バルプロ酸，フェニトインは，肝代謝中心で減量は不要であるが，蛋白結合率が腎機能低下時に変化するため，副作用の発現率が高くなる．
4. 腎不全下でバルプロ酸を使用する際は，血小板減少に注意する．

5. カルバマゼピンは腎排泄性が低く，大幅な減量は不要である．
6. フェノバルビタールは腎排泄性で，減量が必要である．血液透析で除去されるため，透析中の血中濃度低下，けいれん発作に注意する．
7. 腎移植時には，バルプロ酸，クロナゼパムが使いやすい．カルバマゼピン，フェニトイン，フェノバルビタールは，CNI（カルシニューリン阻害薬）の血中濃度を下げることがある．

［免疫抑制薬］
1. CNI（シクロスポリン，タクロリムス）は腎毒性がある．腎機能低下例では減量ないし一時中止する．
2. CNI内服中は，マクロライド系抗菌薬やグレープフルーツを禁止する．やむをえない場合，CNIを半量で投与し，血中濃度を確認する．
3. ミゾリビンは副作用が少ないが，腎排泄性であり，減量を考慮する．

［解熱鎮痛薬］
1. アセトアミノフェンは 10 mg/kg/回で通常量を使用するが，腸管排泄された抱合体の再吸収により血中濃度が上がりやすいため，連続して投与する場合には減量が必要である．
2. NSAIDs（非ステロイド性抗炎症薬）は使用しない．

［その他］
1. チペピジンヒベンズ（アスベリン®）などの鎮咳薬，L-カルボシステイン（ムコダイン®）やアンブロキソール塩酸塩（ムコソルバン®）などの去痰薬は通常量使用している．
2. 透析患者には不足しやすい水溶性ビタミンを，その配合剤であるワッサーV®を投与することで補充している．
3. ヨード造影剤の使用に際しては，造影剤腎症発症のリスクである脱水に陥らないように，造影前後で十分な輸液を行う[1]．
4. MRIにおけるガドリニウム造影剤の使用は，腎性全身性線維症発症のため，腎機能が 30 mL/min/1.73 m^2 以下の場合や AKI の場合には行わない．

【文献】
1) 日本腎臓学会・日本医学放射線学会・日本循環器学会（編）：腎障害患者におけるヨード造影剤使用に関するガイドライン 2012．東京医学社．2012

（東京都立小児総合医療センター　腎臓内科）

Chapter 6 腎移植

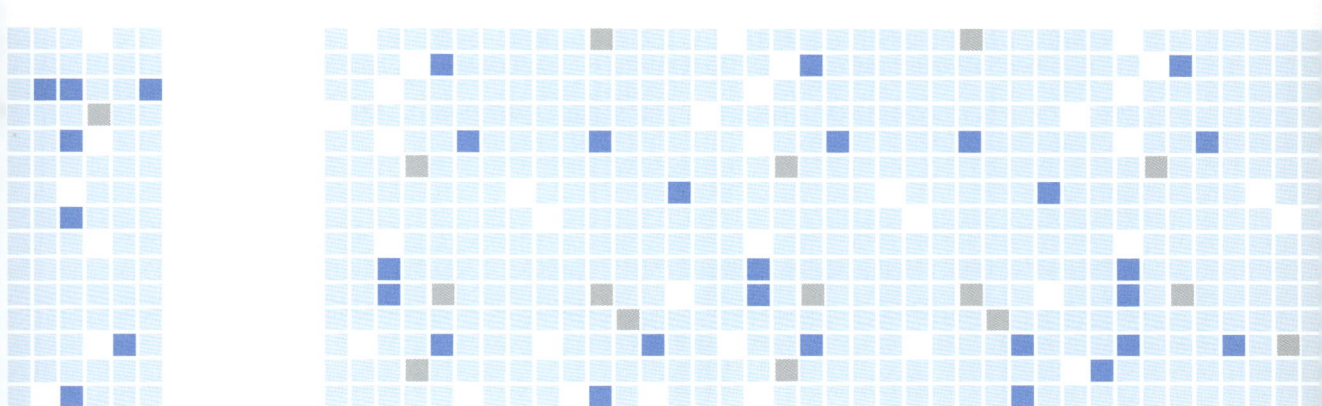

Chapter 6　腎移植

1　移植前準備，ドナー選択・検査

- 移植前に，腎臓提供者（ドナー）と腎移植希望者（レシピエント）が倫理的に問題なく，医学的に合致しているか，適性の確認を行う．
- レシピエントの原疾患や合併症，またABO血液型不適合などの移植条件を考慮して全身評価を行い，移植前に必要な処置を行う．
- 移植前に接種可能な予防接種は終わらせておく．麻疹，水痘，風疹，ムンプスなどの生ワクチンは免疫抑制薬治療下では禁忌であり，抗体価獲得が必須である．
- ノンアドヒアランス（怠薬）は医療者が想像するより頻度が高い．特に思春期には注意する．

　移植には生体腎移植と献腎移植があり，様々な条件を考慮してどちらかを選択する．また，最近では透析を経ないPEKT（先行的腎移植）も増加しており，移植のタイミングをよく検討し，準備を進める必要がある．小児の移植では，成人と異なりドナーの腎臓サイズに見合った体格になるまで待機を要することがある．また，成人に比べ献腎を獲得できる可能性が高いことも特徴である．

　レシピエントは移植条件に応じて移植前処置を行う．ABO血液型不適合移植では抗体除去を目的とした血漿交換や免疫抑制療法の変更が必要であり，高度膀胱尿管逆流や腎性高血圧症などの合併症がある患者は，腎臓摘出が必要となることがある．また，移植に必要となる血管の開存状態を確認しておくことは重要である．献腎移植を希望する場合は，移植前評価を定期的に行い，いつでも移植をできるようにしておく．

　移植後は感染症が問題となり拒絶反応の原因ともなりうるため，術前から感染予防対策が必要である．免疫抑制下では生ワクチン接種は禁忌であるため，腎不全保存期からワクチン接種を計画的に済ませておく．

■ レシピエント・ドナー適応基準，術前検査

1. 生体腎移植ガイドライン（平成21年改訂版）を表1[1]に示す．
2. レシピエントの術前検査について，表2に示す．

■ レシピエントの術前管理

1. 身長が高いほど血管吻合などに余裕ができ，安全に移植が行える．また，PDをしている児の場合は，していない児より腹壁の伸展性があり，余裕が生じる．
2. 身長が75 cmあれば移植は可能だが，80 cm以上が好ましい．身長85 cm以上で腹腔外への腎移植を行う．
3. 体重は8 kg以上が目安となる．

表1　生体腎移植ガイドライン

レシピエント適応基準	1. 末期腎不全患者であること 　（維持透析中患者，GFR 20 mL/min 以下の保存期腎不全患者）
	2. 全身感染症がないこと
	3. 活動性肝炎がないこと
	4. 悪性腫瘍がないこと
ドナー適応基準	1. 以下の疾患または状態を伴わないこととする 　a．全身性の活動性感染症 　b．HIV 抗体陽性 　c．Creutzfeldt-Jakob 病 　d．悪性腫瘍（原発性脳腫瘍および治癒したと考えられるものを除く）
	2. 以下の疾患または状態が存在する場合は，慎重に適応を決定する 　a．器質的腎疾患の存在（疾患の治療上の必要から摘出されたものは移植の対象から除く） 　b．70 歳以上
	3. 腎機能が良好であること

当院ではドナーに高血圧や糖尿病などがある場合は，合併症がなくコントロールが良好であることを条件とする．合併症を有する場合や手術に危険性がある場合，また将来腎機能が低下するおそれがある場合はドナーとしない．女性で挙児希望がある場合は避けることが望ましい
（日本臨床腎移植学会：生体腎移植ガイドライン．2009〔http://www.jscrt.jp/pdf_file/guideline.pdf〕より）

4. ドナーの体格に比してドナーの腎臓が大きいことがあるため，超音波でドナー腎の大きさを確認する．
5. ネフローゼ状態は血栓を作りやすいため，Alb（アルブミン）が上昇してから（2.5 g/dL が目安）移植を行う．
6. 移植直前にはカリウムが上昇しやすく，細心の注意が必要である．術前はカリウム制限食とし，排便コントロールを行う．上昇時にはカリメート®注腸などで適宜対応する．

[レシピエント腎臓摘出の適応]
- 腎性高血圧症（低年齢で血圧コントロール困難なとき）
- 高度膀胱尿管逆流（尿路感染症の原因となりうるとき．また，逆流防止手術の選択肢もありうる）
- *WT1* 遺伝子異常症
- 前癌病変
- 腎臓に acquired cyst がある場合にも検討

[ABO 血液型不適合移植]
1. ドナーの血液型に対してレシピエントが血液型抗体をもっている場合（例：ドナー A 型に対してレシピエントが O 型，B 型）が問題になり，ドナーがレシピエントの血液型に抗体を有する場合には不一致であるが，免疫抑制療法を変更せずに移植が可能である（溶血性貧血の可能性あり）．
2. 抗体除去療法として，血漿交換を行う．血漿交換用にカフなしダブルルーメンカテーテル（GamCath® 8 Fr など）をあらかじめ挿入し，移植−4，−2，−1 日に行う．
3. 血漿交換置換量は 1〜2 血漿量とし，Alb（本人の Alb +0.5 g/dL の濃度）置換を基本とする．
4. 移植前日の血漿交換は後半を FFP（新鮮凍結血漿）置換でフィブリノゲン補充を考える．通常の輸血に比べて急速大量に FFP が入るため，痒み・発疹は避けられない．症状の軽減目

表2　レシピエントの術前検査

血液検査	一般血液検査	末梢血血液像，一般生化学検査，凝固，血液ガス，血液型(ABO, Rh)
	組織適合検査	HLAタイピング，リンパ球クロスマッチテスト，A/B抗体価(ABO不一致のとき)
	感染症検査	HBs抗原，HCV抗体，梅毒血清反応(RPR法，TPLA法)，抗HIV抗体，抗HTLV-1抗体
	ウイルス抗体価	麻疹(IgG)，水痘(IgG)，ムンプス(IgG)，風疹(IgG)，EBV(VCA-IgG, VCA-IgM, EBNA)，CMV(IgG, IgM)，HSV(IgG, IgM)
	耐糖能検査	空腹時血糖値，ヘモグロビンA1c，OGTT/IRI
尿検査		自尿がある場合は，定性，沈渣，蛋白定量，Cr, β_2 MG，電解質，尿培養など
生理学的検査	心電図	スクリーニング
	脳波	スクリーニング
画像検査	X線	胸部(立位・臥位)，腹部(立位・臥位)，副鼻腔，パントモ，手部
	心臓超音波	心機能評価
	腹部超音波	消化器，腎泌尿器スクリーニング
	頸部超音波	副甲状腺腫大の評価
	血管超音波	血管開存性評価*(内頸静脈，鎖骨下静脈，下大静脈，腸骨静脈，大腿静脈)
	頭部CT	中枢神経合併症のスクリーニング
	排尿時膀胱尿道造影法(VCUG)	膀胱形態，蓄尿・排尿状態の確認，尿道狭窄・尿道弁・膀胱尿管逆流の有無
	(MRV)**	血管開存性評価，血管系異常の合併の有無
他科診察	眼科	眼圧，眼底検査，先天性異常の有無
	耳鼻科	副鼻腔炎，中耳炎などの感染巣精査
	歯科	歯周病，う歯などの感染巣精査
	精神科，心理	適応，発達評価，また性格や行動の特徴評価(IQ/DQなどを含める)
結核検査		ツベルクリン反応，必要に応じCTなどの画像検査，クオンティフェロン3G
その他		原疾患，合併症に関する評価のための検査

理学的所見(身長，体重，血圧測定を含む)，病歴(既往歴，手術歴，カテーテル留置歴，輸血歴，投薬歴，ワクチン接種歴，ウイルス感染症罹患歴，アレルギー歴)．*：移植腎血管吻合予定部，中心静脈ライン確保血管，側副血行路の状態などを確認する．**：中心静脈カテーテル留置や腹部手術既往のある患者，先天性ネフローゼ症候群など凝固亢進状態の既往がある患者に対し検査する

　　的であらかじめステロイド(ソル・コーテフ® 5 mg/kg)やヒスタミンH_1受容体拮抗薬(アタラックス® P 1〜2 mg/kg)を投与する．FFPはAB型(ドナー血液型一致も理論上可能だが，混乱がないようにAB型に統一している)を用いる．

5. 脾臓摘出術，もしくはリツキシマブ(リツキサン®)により抗体産生を抑制する．抗体価をできれば32倍以下に抑えたいが，血漿交換後の抗体価のreboundが強い場合は注意を要する．

6. 最終血漿交換後から移植までリツキサン®を用いない場合，残存抗体中和のため，FFP 2単位を持続投与する．

7. γグロブリンはIgG＜500 mg/dLで補充する．

8. 移植時のRCC(赤血球濃厚液)輸血はレシピエント(本人)と一致，FFPはドナーと一致であり，注意するとともに輸血センターにも確認しておく．

9. 通常の移植より前から，抗体産生抑制の目的で免疫抑制薬を開始する（p.165参照）．

[下部尿路障害管理]
1. 小児慢性腎不全患児では下部尿路機能障害の有病率が高い．腎不全期に尿量が減少している場合，尿失禁・排尿異常はわかりづらくなっている可能性があるため，注意が必要である．
2. 鎖肛・腰仙部異常を呈する患児は膀胱機能障害の合併の可能性が高く，潜在性二分脊椎などを確認するためのMRI評価を要する．
3. 蓄尿時膀胱高圧を呈するような膀胱機能障害・神経因性膀胱患児および尿路感染管理不良の神経因性膀胱患児では，移植後の尿路感染・圧負荷などによる移植腎機能障害進展のリスクが高く，膀胱内圧測定などの膀胱機能評価を十分行い，間欠的自己導尿の導入・抗コリン薬の使用・膀胱拡大術などの排泄管理を確立したうえで移植を考慮する．

[下大静脈閉塞の対策]
1. 小児では先天性の大血管異常のほかにも外科治療，長期カテーテル留置，また凝固亢進状態による血栓などにより下大静脈の閉塞をきたすことがある．そのため，レシピエントの腹部血管の詳細な評価を行う．
2. 下大静脈血栓症は，鼠径部を利用したHDや中心静脈ライン確保のためのカテーテル留置，また先天性ネフローゼ症候群などに合併しやすい．カテーテル留置は鼠径部を避け，血管を温存しておくことが望ましい．

[循環器管理]
1. 移植後は，体格に比して大きい移植腎に十分な腎血流量を確保する必要があるため，大量の輸液などで循環血漿量を維持しなければならない．そのため術前に心機能（収縮能とともに拡張能）の評価を十分に行う必要がある（p.129参照）．
2. 心機能低下の原因としては容量負荷が多く，DW（ドライウエイト）・血圧を長期に適正に管理して，心機能をできるだけ回復させるようにする．

[けいれん管理]
1. けいれんの既往や発作波を伴う脳波異常のある患児では，移植後の循環動態が急速に変化するときにけいれん重積が合併することが多く，当院では抗てんかん薬の内服を行っている．PRES（後頭葉可逆性脳症）もあわせ，移植後のけいれんに注意が必要である．
2. CNI（カルシニューリン阻害薬）の血中濃度に干渉しにくいものはバルプロ酸，クロナゼパムである．
3. 発作波を伴う脳波異常で投与を開始した患児では，移植後に脳波を検討しながら抗てんかん薬の中止を検討する．

[術前投与薬の注意事項]
1. 術中の管理，また術後の免疫抑制薬との相互作用による影響を考慮し，術前に薬剤調整を行う（表3）．
2. 免疫抑制薬をプロトコルに従って開始する．

[必須ワクチン接種適応]
1. 麻疹，水痘，ムンプス，風疹のワクチン接種を行う．水痘は必ず2回接種する（水痘ワクチンは30％でvaccine failureがあり，抗体価で判定できないという意見もあるため2回接種を行う）．
2. EIA IgG抗体価10以上を目標とするが，文献的裏付けはない．特に麻疹・水痘の抗体価が

表3 移植前に調整すべき薬剤

薬剤分類	薬剤名	作用，影響	対策
抗血栓薬	アスピリン（アスピリン®），チクロピジン（パナルジン®），ジピリダモール（ペルサンチン®，アンギナール®）	抗血小板作用	手術1週間前に中止
	ヘパリンナトリウム（ヘパリン）	血液凝固因子活性阻害，抗血小板作用	直前に血液透析を行う際はナファモスタットメシル酸塩（フサン®）に変更する
降圧薬	ACEI（リシノプリル：ロンゲス®），ARB（カンデサルタン：ブロプレス®）	低血圧，高カリウム血症	手術1週間前に中止*
抗てんかん薬	フェノバルビタール（フェノバール®），フェニトイン（アレビアチン®），カルバマゼピン（テグレトール®）	CNIの血中濃度コントロールを困難にする	他剤に余裕をもって変更し，コントロールできることを確認する．「けいれん管理」を参照）
抗菌薬	エリスロマイシン（エリスロシン®），リファンピシン（リファンピシン®），クラリスロマイシン（クラリス®）		

*：ACEI，ARBが腎保護目的かレニン性高血圧コントロール目的か検討する．年少児のレニン性高血圧であれば腎臓摘出が必要である．年長児の場合，必要に応じてカルシウム拮抗薬を投与する

表4 ドナー検査

血液検査	一般血液検査	末梢血血液像，一般生化学検査*，シスタチンC，凝固，血液ガス，血液型（ABO，Rh）
	組織適合検査	HLAタイピング，リンパ球クロスマッチテスト
	感染症検査	HBs抗原，HCV抗体，梅毒血清反応（RPR法，TPLA法），抗HIV抗体，抗HTLV-1抗体
	ウイルス抗体価	EBV（VCA-IgG，VCA-IgM，EBNA），CMV（IgG，IgM），HSV（IgG，IgM）
	耐糖能検査	空腹時血糖値，ヘモグロビンA1c，OGTT/IRI
尿検査		定性，沈渣，蛋白定量，尿中Cr，β_2MG，電解質，蓄尿によるC$_{cr}$測定
生理学的検査		心電図
画像検査		腹部超音波，MRI（血管，尿路評価）
核医学検査		レノグラム

理学的所見（身長，体重，血圧測定を含む），年齢，病歴（既往歴，手術歴）．*：悪性腫瘍の除外も行う

十分上がらない場合は再接種する．移植予定が決まっていても延期する．
3. ABO血液型不適合移植の場合は肺炎球菌ワクチン（プレベナー®とニューモバックス®）接種も行う．
4. ワクチンは百日咳などの追加接種も含め，可能な限り接種することを勧める．現時点ではBCGのみ行っていない．

ドナー選択・検査

1. ドナー選択は，身体的，社会的，移植学会倫理的基準（http://www.asas.or.jp/jst/pdf/info_20120920.pdf）を満たしていることが必須となる．
2. 腎臓摘出によりドナーの健康を損なうことがないように精査する．ドナー検査の内容につ

いて，表4に示す．
3. 移植手術に特化した内容のドナー検査を行う前に，あらかじめ職場検診，クリニック，人間ドックなどで一般的な健康チェックを行っておく．
4. 女性の場合は乳癌検査や産婦人科的検査も必要である．

精神科・心理学的問題への対応

[家族背景の確認，ドナーおよびレシピエントの移植前・移植後の精神医学的問題のケア]
1. 移植をするとすべての問題が解消する訳ではない．移植後も本人，家族の不安が継続することや，思春期以降の自立に伴う様々な問題が新たに起きることを事前に伝えておく．
2. 患者が心理的に問題を抱えている場合(特に移植時が思春期以降であるとき)や，乳幼児期から腎不全となり親子関係が密で自立しにくい環境下であるなどの場合，ノンアドヒアランスを起こす可能性がある．
3. 術前から移植コーディネーターや心理士，精神科医などとよく連携し，移植後も含めた継続的なケアが必要である．
4. ノンアドヒアランスの可能性が強く心配されるときは，諸問題が落ち着いてから移植をするべきである．

[レシピエントの心理検査]
1. IQ(知能指数)，DQ(発達指数)を含めた発達評価の結果から得られる児の特性により，それに合わせた指導，かかわり方のアドバイスが有用であることが多い．

【文献】
1) 日本臨床腎移植学会：生体腎移植ガイドライン．2009 (http://www.jscrt.jp/pdf_file/guideline.pdf)

(東京都立小児総合医療センター　腎臓内科)

Chapter 6 腎移植

2 移植後管理

- 末期腎不全患児に対する腎代替療法として，成長・発達を考慮した際に最も有効で選択されるべき治療法が腎移植である．
- 腎移植には生体腎移植と献腎移植があり，生存率・生着率ともに以前より改善して良好である．
- 腎移植施行後に，維持免疫抑制としての免疫抑制薬の服用を続ける必要がある．
- 免疫抑制薬の使用による副作用・合併症を理解し，重篤化させない管理が必要である．

わが国での小児腎移植(20歳未満)は，1964〜2004年の40年で2,031例であり，現在年間100例に満たない．日本臨床腎移植学会による2010年度の統計では10歳未満12例，10〜19歳56例のみで，献腎移植はわずかに3例である．この現状で小児の腎移植を施行している施設は限られているものの，患児は全国に存在し，手術は移植施設で施行されたあと，管理は地元の病院で行わざるをえない状態である．管理を行う際に重要であると考えられる点を中心に述べる．

わが国の小児腎移植の生存率・生着率(1996〜2001年)

1. 移植全体の生存率は1年99％，5年98％，9年91％と良好である．生体腎移植は1年，5年，9年すべて99％であり，献腎移植も1年，5年は96％と良好である．
2. 死亡理由は心疾患42.9％，感染症28.6％である．
3. 移植全体の生着率は1年95％，5年90％，9年80％と良好であり，現在さらに改善している．生体腎移植は1年96％，5年90％，9年82％であり，献腎移植も1年88％，5年79％と有意に改善している．図1に当院での生着率を示す．
4. 移植腎廃絶理由は，慢性拒絶反応28.6％，急性拒絶反応17.1％，原疾患再発14.3％であり，原疾患の再発の頻度が高いのが小児の特徴である．

わが国の腎移植時年齢

1. 移植時年齢としては，13〜19歳が49.8％と最多で，6〜12歳は28.0％，5歳以下は7.8％である．当院(過去5年)では，順に13.5％，53.8％，32.7％と低年齢が多い．
2. 年齢別の生存率，生着率では，5歳以下で生存率が低い傾向を認めるが，生着率では有意な差は認めず，逆に5歳以下で長期予後がよい傾向を認める．

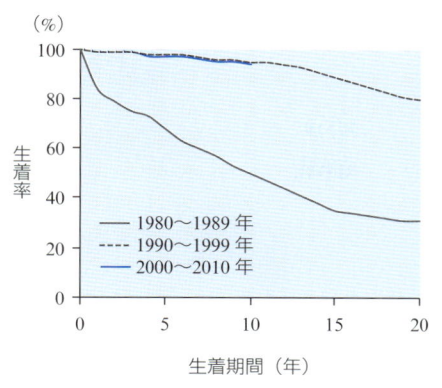

図1 当院の移植腎生着率
1980年代に比べ1990年代以降著明に生着率は改善し，現在10年で90%を超える

表1 わが国の小児腎移植患者の代表的な原因疾患（1992〜2004年）

疾患	割合
CAKUT	33.5%
低形成・異形成腎	26.4%
逆流性腎症	6.0%
糸球体腎炎・ネフローゼ症候群	32.5%
FSGS	13.9%
IgA腎症	3.7%
遺伝性疾患・先天性代謝異常	16.1%
Alport症候群	3.7%
ネフロン癆	3.3%
先天性ネフローゼ症候群	2.8%
間質性腎炎	1.6%
糖尿病腎症	0.2%
溶血性尿毒症症候群	1.9%
腎尿路悪性腫瘍	1.0%

（日本移植学会・日本小児腎移植臨床統計小委員会：本邦における小児腎移植―原因疾患に関する検討．移植 2009；44：69-78 より改変）

わが国の腎移植の原因疾患

1. 移植患児の原疾患としては，低形成・異形成腎（26.4%）が最多であり，続いてFSGS（巣状分節性糸球体硬化症，13.9%），CGN（慢性糸球体腎炎，10.3%）である（表1)[1]．当院でも低形成・異形成腎（37.4%）を中心とした先天性疾患が61.8%と多く，FSGS 10.7%，CGN 13.1%である．
2. 近年のデータでは糸球体腎炎・ネフローゼ症候群の減少傾向とCAKUT（先天性腎尿路異常）の増加傾向を認める．
3. 原疾患がFSGSの場合のみ移植腎生着率が不良であり，1年94.9%，5年82.9%，10年70.4%である．
4. 原疾患がFSGSの場合，移植後移植腎に再発する率は30〜50%と報告され，5年生着率も海外では30〜50%と低い報告が多いが，わが国では必ずしも腎喪失率は高くない．
5. 原疾患再発による移植腎廃絶をきたすものとして，FSGS以外はMPGN（膜性増殖性糸球体腎炎），ループス腎炎，HUS（溶血性尿毒症症候群）が報告されている．

腎移植の方法と免疫抑制薬

1. 成人では基本的に経後腹膜的に施行されるが，体重が10 kg以下のレシピエントでは経腹的なアプローチも選択される（図2）．
2. 移植腎血流を確保するために，体格が小さいほど，外腸骨動脈→大動脈と吻合部を中枢側の動脈に端側吻合する必要がある（図3）．

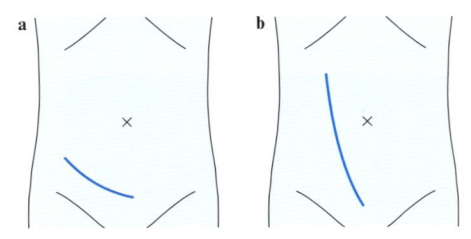

図2　移植時切開
a. 経後腹膜的アプローチ，b. 経腹的アプローチ（10 kg 以下）

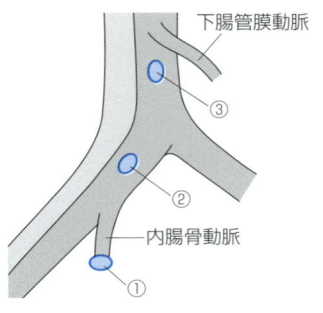

図3　移植腎動脈吻合部
年長児では内腸骨動脈に端端吻合①．体格が小さくなるほど外腸骨動脈②や大動脈③に端側吻合

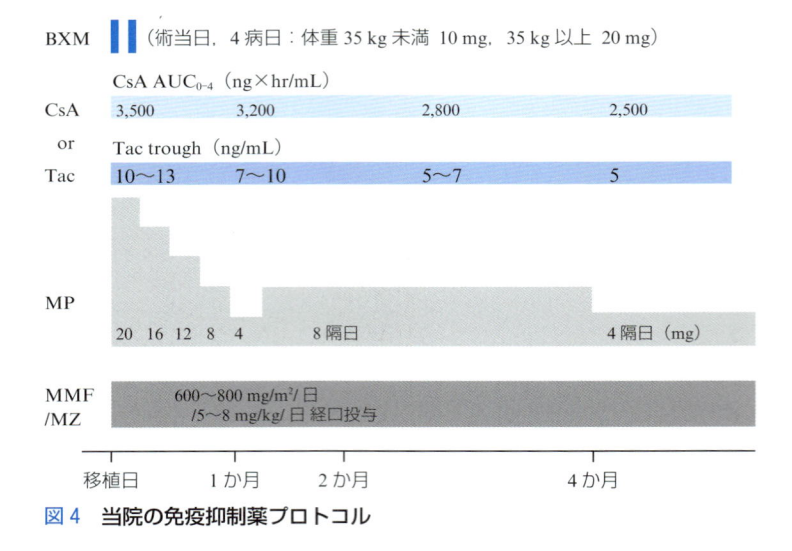

図4　当院の免疫抑制薬プロトコル

免疫抑制薬

1. 導入時には，CNI（カルシニューリン阻害薬）・ステロイド薬・代謝拮抗薬の3剤のほかに，抗CD 25（IL-2受容体）モノクローナル抗体製剤の使用が一般的になってきている．
   - CNI：Tリンパ球の特異的抑制
     タクロリムス（Tac，プログラフ®），シクロスポリン（CsA，ネオーラル®）
   - ステロイド薬：IL-2の産生抑制によるTリンパ球増殖抑制など
     メチルプレドニゾロン（MP，メドロール®）
   - 代謝拮抗薬：B（およびT）リンパ球増殖抑制による抗体産生抑制
     ミコフェノール酸モフェチル（MMF，セルセプト®），ミゾリビン（MZ，ブレディニン®），アザチオプリン（AZ，アザニン®）
   - 抗CD 25（IL-2受容体）モノクローナル抗体製剤：活性型T細胞の分化・増殖抑制
     バシリキシマブ（BXM，シムレクト®）
2. ステロイド薬は，移植後の成長などを考慮し，早期に減量・中止することで良好な結果が得られている．連日投与より隔日投与が成長を改善する．

表2　CNIと代表的な相互作用を起こす薬剤・食物

血中濃度上昇	マクロライド系抗菌薬，グレープフルーツジュース，カルシウム拮抗薬，アゾール系抗真菌薬
血中濃度低下	リファンピシン，抗てんかん薬（フェノバルビタール，カルバマゼピン）
腎毒性悪化	アムホテリシンB，アミノ糖系抗菌薬，非ステロイド性抗炎症薬

3. タクロリムスは免疫抑制力が強いが，糖尿病を引き起こしやすい．また，小児に多いEBウイルス，サイトメガロウイルスの抗体獲得のない患児では注意が必要である．
4. ABO血液型不適合移植では，上記の免疫抑制薬の投与期間の延長，血漿交換，脾臓摘出術もしくは抗CD20モノクローナル抗体製剤（リツキシマブ）投与などを必要とする．
5. 当院の基本プロトコルを図4に示す．タクロリムスはトラフ濃度で管理している．シクロスポリンは AUC_{0-4}（投与後0〜4時間の血中濃度時間曲線下面積）で管理し，4か月，1，2，3，5，10年目の定期生検ごとに確認し，外来ではそのデータをもとにC0，C2で代用する．

[副作用]
1. 腎毒性：CNIで腎移植患者の52%と高率に認めるとの報告あり．腎生検検体での確認が必要．
2. 感染症：p. 168参照．
3. 消化器症状（下痢，食欲不振，腹痛）：CNI，代謝拮抗薬で認められ，30%に達するとの報告あり．小児では薬剤濃度の調整に苦慮する原因となる．また，ウイルス感染症との鑑別も必要．
4. 糖尿病：CNIの膵β細胞への直接傷害および，末梢組織でのステロイド抵抗性の増悪による．成人では1年以内に14〜16%と報告されているが，小児では頻度は低い．
5. 悪性腫瘍：頻度は4%とされ，小児では血液・リンパ系の腫瘍の報告が多い．
6. 骨髄抑制・貧血：代謝拮抗薬で認められ，投与量の調整が必要なことがある．
7. 脂質代謝異常：シクロスポリン，ステロイド薬で悪化する．薬剤性のみならず術後の食生活の変化とあわせて注意が必要である．

[相互作用]
1. CNIはほかの薬剤・食物との相互作用が問題となる．CYP3A4代謝を競合する薬剤は，CNIの血中濃度を上昇させ腎毒性を呈し，CYP3A4を誘導する薬剤は血中濃度を低下させる（表2）．

腎移植術合併症

[血管吻合に伴う合併症]
1. 移植腎動脈狭窄：吻合方法やドナーの血管の動脈硬化などにより起こりうる．
2. 移植腎静脈血栓：わが国での報告は少ないが，体格が小さい患児での血管吻合部の圧迫や屈曲時には注意が必要．

[尿管膀胱吻合に伴う合併症]
1. 吻合部狭窄：ドナー腎の尿管への血行障害が多いが，小児では萎縮した膀胱への吻合に伴う手技的な問題でも起こりうる．

表3　拒絶反応の分類と原因

	発症時期	原因
超急性	24時間以内	前感作抗体（妊娠・輸血・移植後などに注意）
促進型急性	24時間～1週間	前感作抗体（妊娠・輸血・移植後などに注意）
急性	1週間～3か月（以降）	感作Tリンパ球・抗体補体系の血管内皮障害
慢性	2～3か月以降	血管内皮障害や糸球体硝子化など

2. 尿管壊死・尿瘻：ともに1～3%程度認めるとされる．膀胱尿管吻合部位の手技的問題のほかに，ドナー腎の尿管への血行障害による尿管壊死がある．膀胱尿管の再吻合もしくは，自己尿管への吻合を考慮．
3. 膀胱尿管逆流：5%程度と報告されるが，小児では萎縮膀胱が多く頻度はさらに高い．術後の尿路感染の原因のほか，潜在的な膀胱機能異常を合併している患者では，腎瘢痕の進展・移植腎機能悪化の原因となる．

[その他の合併症]
1. リンパ嚢腫：術後に移植腎周囲にリンパ液の貯留による嚢胞性腫瘤を認める病態．発生頻度は0.6～18%とばらつきがあるが，小児では成人に比して頻度は低い．外科的に嚢腫開窓術が選択される．
2. PRES（可逆性後頭葉白質脳症）：CNIの使用や高血圧などの背景因子により後頭領域に血管原性浮腫を呈するためとされている．小児では術直後のCNIが高濃度な状態で高血圧を呈すると高率に起こりやすい．術後の血中濃度と高血圧に留意し，閃輝や目の奥の痛みを訴えた場合，前駆症状であることが多いため注意する．

拒絶反応

1. 腎移植後の拒絶反応として，超急性・促進型急性・急性・慢性拒絶反応がある（表3）．
2. 症状は，早期に起こるものほど発熱・無尿・補体・血小板減少など激烈な症状を起こす．
3. 急性拒絶反応の症状は多彩であり，疑った場合は早期に腎生検を行い，拒絶反応の原因を病理学的に診断し，速やかに治療に移行する．
4. 急性拒絶反応の治療としては，以下の方法がある．
    ⓐ細胞性（Tリンパ球関連）拒絶反応（TMR）：移植後の急性拒絶反応の大部分
    ・ステロイドパルス療法（MP 20 mg/kg，3日間）
    ・グスペリムス塩酸塩（スパニジン® 5 mg/kg，5～10日間）
    ・免疫抑制薬の調整
    ⓑ液性（抗体関連型）拒絶反応（AMR）：難治性拒絶反応であり，治療に苦慮する
    ・ステロイドパルス療法
    ・サイモグロブリン®（1.5 mg/kg）
    ・血漿交換（抗体除去）
    ・γグロブリン大量療法（保険適用なし）
    ・リツキシマブの投与（CD 20$^+$B細胞浸潤がある場合）
    ・免疫抑制薬の調整

表4 CMV 感染の分類

CMV infection（viremia）	血中から抗原法などでウイルスが確認される状態．
CMV syndrome（症候性）	発熱，全身倦怠感，消化器症状（嘔吐・下痢），白血球減少，血小板減少
CMV（invasive）disease	消化管潰瘍，肝炎，腎炎，膵炎，間質性肺炎・肺炎，（臓器・組織障害）網膜炎，脳炎，神経炎

感染症

1. 小児の腎移植の際に管理上最も問題になる．
2. 術前に可能な限りワクチン接種を行い，麻疹・水痘・ムンプス・風疹などウイルスに対する抗体獲得に努める．
3. 小児の移植後は，ヘルペス属のウイルス（CMV〔サイトメガロウイルス〕，EBV〔エプスタイン・バール・ウイルス〕）とポリオーマウイルス（BK ウイルス，JC ウイルス）が問題となる．

[CMV 感染]

1. ヒトヘルペス属のウイルス（HHV 5）であり，移植後の重篤な合併症および急性拒絶反応の惹起を引き起こす（表4）．
2. 小児では術前 CMV 抗体価のレシピエント陰性/ドナー陽性の状態が多くみられ，発症時は初感染となるため，抗体価を獲得している場合と異なり，長く治療を行うことになる．
3. 検査法は，迅速性と保険適用から CMV 抗原血症法（アンチゲネミア法）が有用である．現在 C10C11 と C7HRP の 2 つの測定法が保険適用となっている．欠点としては，半定量的検査であるため治療時期についての注意が必要なことである．
4. 治療としては，以下の方法がある．
   - 免疫抑制薬の調整：CNI の減量，代謝拮抗薬の減量・中止．
   - ガンシクロビル静注（5 mg/kg，1 日 2 回）：初感染の場合，少なくとも CMV アンチゲネミアが 2 回以上陰性を確認するまで投与（陰性確認後 1 週）．
   - バルガンシクロビルの内服．
   - 高力価 CMV 抗体免疫グロブリンの投与（臓器障害の際などの補助的治療）．
5. 治療は保険適用よりわが国ではガンシクロビル静注とバルガンシクロビル内服が使用可能であるが，バルガンシクロビルは発癌性のため粉砕投与が禁忌のため，錠剤が内服できない小児の治療はガンシクロビル静注を用いる．
6. 近年はガンシクロビル耐性 CMV が問題になりつつあるが，実際には耐性の頻度は高くない．免疫抑制薬の減量が不十分なため，十分に治療ができていない可能性を考慮する．耐性 CMV であればホスカルネットで治療する．

[EBV 感染と PTLD（移植後リンパ増殖性疾患）]

1. EBV もヘルペス属の DNA ウイルスであり，B 細胞に感染し増殖する．
2. 細胞傷害性 T リンパ球で排除されるが，一部は B 細胞に潜伏感染して移行し，この感染 B 細胞が再活性化されることが問題となる．移植後免疫抑制下では，細胞性免疫監視機構が働かず増殖が抑制できない．
3. 検査法としては，以下の方法がある．
   - EBV-DNA 定量測定：移植直後に感染・再活性化することが多いため，早期には月 1 回

程度測定が望まれるが保険適用がない．EBV-DNA $10^{3\sim4}$(copy/10^6cells)以上はウイルス量が多く注意が必要だが，低値または検出されなくとも EBV 関連 PTLD は報告されており，急激な増加などの変化も一つの指標となる．
- 当院では EBV 抗体陰性レシピエントでは月 1 回，それ以外では 3 か月程度で EBV VCA-IgG，VCA-IgM，EBNA の測定を行い，陽転化・抗体価増加時に EBV-DNA 定量を行い監視する．
4. 増殖が進むと PTLD に移行する．
   - PTLD の 50〜70％が EBV 関連とされる．
   - PTLD のほとんどが B 細胞由来，5％程度が非 B 細胞由来(T 細胞/NK 細胞)である．
5. 発症時期は術後 1 年以内が最も多いが，長期経過後の発症も報告が多く，長期経過後の発症のほうが予後不良とされる．
6. 発症部位として，リンパ節(23％)のほか，移植腎(20％)，消化管(13％)，肺・虹彩，舌，扁桃，骨髄，中枢神経系(13％)などがある．
7. 臨床症状として，下痢などの消化管症状，表在リンパ節腫大は重要である．
8. 感染が疑われた場合は，まず超音波検査で腹腔内リンパ節腫脹や腸管壁肥厚・肝臓の浸潤病変がないか確認する．また，扁桃腫大や中枢神経症状の有無を確認する．
9. 確定診断は生検を行い，組織像とともに EBER(EBV encorded small RNAs)の発現を確認する．
10. 感染，PTLD 発症時の治療としては，以下の方法がある．
    - 免疫抑制薬の減量(最も有効であり，CNI の減量が重要)．
    - リツキシマブの投与(長期にわたる B 細胞の抑制に注意)．当院では 375 mg/m^2，週 1 回を 3 週で 1 コースとして最大 2 コース施行．
    - 抗悪性腫瘍薬の投与(悪性リンパ腫に準じた治療；CP〔シクロホスファミド＋プレドニゾロン〕，CHOP〔シクロホスファミド＋ドキソルビシン＋ビンクリスチン＋プレドニゾロン〕療法)．

[BK ウイルス感染]
1. ポリオーマウイルスの一つであり，腎尿路系上皮細胞やリンパ球に潜伏感染する．
   - 免疫抑制下で再活性化し病原性を提示する．腎移植後の頻度は 2〜3％．
   - 尿沈渣中核内封入体細胞(Decoy 細胞)の確認で疑われる．
   - 血中 PCR で BK ウイルス陽性であれば可能性が高いと判断される．
2. 治療法としては，以下の方法がある．
   - 免疫抑制薬の減量が基本である．
   - 海外を中心に Cidofovir，レフルノミド，シプロフロキサシンなどの併用が報告されているが，腎予後を改善したとの報告はない．

■ 移植腎への原疾患再発

1. 移植腎へ再発する疾患として，小児では FSGS，MPGN(膜性増殖性糸球体腎炎)，ループス腎炎，HUS，非典型 HUS，紫斑病性腎炎，IgA 腎症，先天性ネフローゼ症候群，ANCA(抗好中球細胞質抗体)関連腎炎が知られている．
2. 移植腎への再発率は，FSGS 30〜50％，MPGN type1 20〜25％，DDD(デンスデポジット病)

80～100％，ループス腎炎 2～9％，紫斑病性腎炎 10～17％，IgA 腎症 13～46％，先天性ネフローゼ症候群 25％ と報告される．当院では FSGS の再発は 30％ に認められている．
3. FSGS の移植後再発の予後は不良だが，当院では以下の治療でほかの疾患と同様の生着率を得ている．発症早期より MP 20 mg/kg，3 日間のパルス療法を 2 週ごと 1 か月，1 か月ごと半年，以降 3 か月ごと 2 年目まで治療を行い，80％ は完全寛解している．
4. 小児に特徴的な長期的問題点としては，以下があげられる．

ⓐ低身長
- 小児では腎移植後の成長改善が期待されるものの，当院のデータでは思春期でも成長は得られるが，＋1SD 以上の Catch-up growth は基本的に期待できない．移植前の低身長をいかに抑えるかが重要である．
- 低身長改善の目的ではステロイド薬の早期減量（隔日投与）・中止が考慮される．

ⓑノンアドヒアランス
- 医師の指示どおりに内服薬を服用しない状態のことであり，患児が思春期以降に自己管理になったときに起こりやすい．
- わが国のデータでは移植腎喪失の原因の 5.7％ を占め，外来時の内服，規則正しい生活の確認が必要である．
- 家族・患児への移植直後からの根気強い指導を行い，内服の必要性を繰り返し説明する．家族による確認も重要である．

【文献】
1) 日本移植学会・日本小児腎移植臨床統計小委員会：本邦における小児腎移植—原因疾患に関する検討. 移植 2009；44：69-78

（東京都立小児総合医療センター 泌尿器科・臓器移植科／佐藤裕之）

Chapter 7

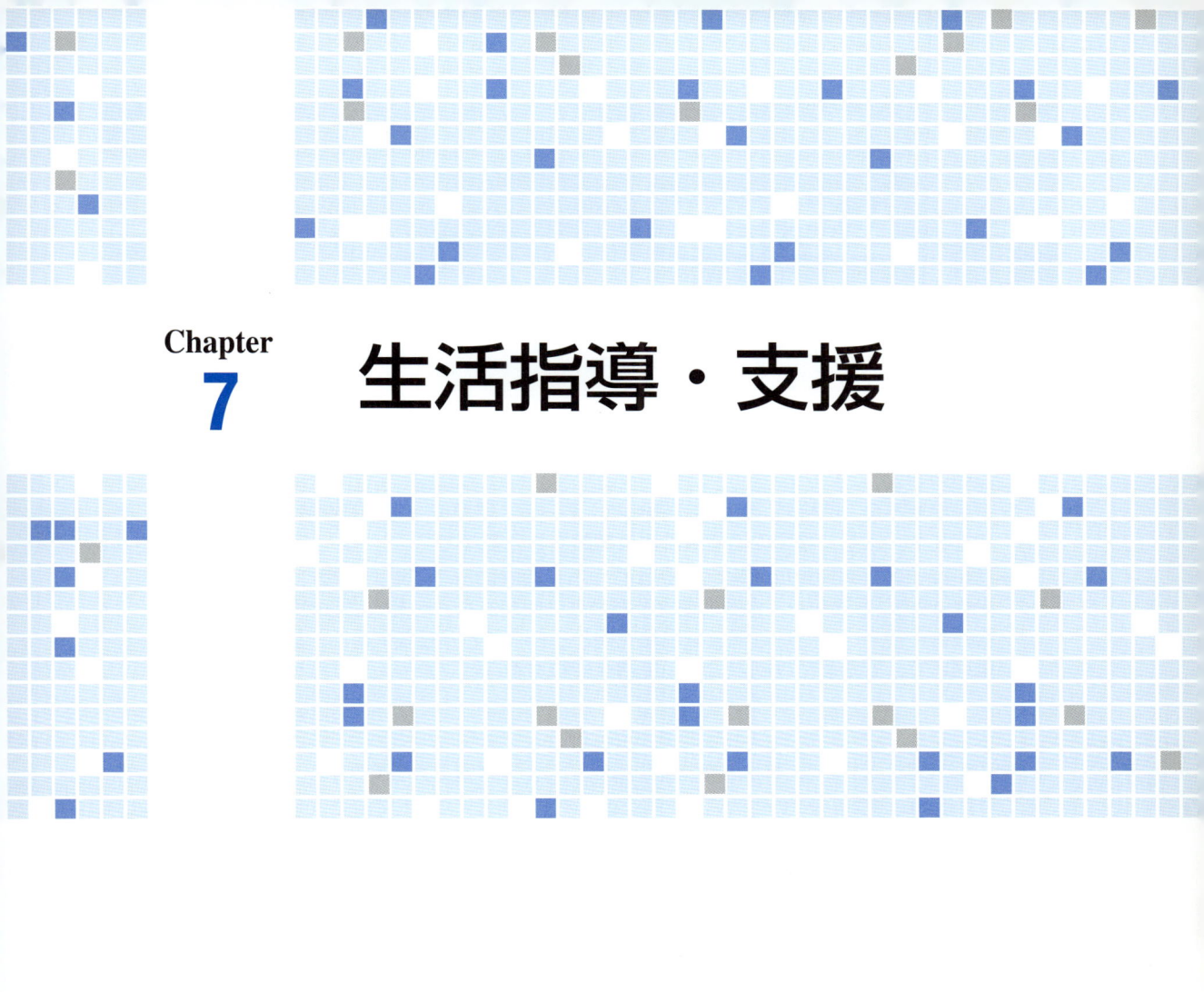

生活指導・支援

Chapter 7 生活指導・支援

1 生活指導

- 小児腎不全患者の治療は小児期のみならず，成人期の良好な社会生活やQOLにも配慮する必要がある．
- 過度の運動制限は患児のQOLを低下させ，心身の成長に悪影響を及ぼすため，運動制限は極力避ける．特に社会性の発達のためには，集団活動を行うことが極めて重要である．
- 保存期腎不全，透析期，移植後の運動は，蛋白尿，腎機能，高血圧や溢水，骨障害などの症状や，透析，移植の治療法により調節する必要がある．
- 透析開始後，移植後は適度な運動はむしろ積極的に行う．筋力上昇，ADL（日常生活動作）改善，肥満防止，食欲増加など有益な効果があり，結果的に心機能上昇，生命予後改善に役立つ．適切な運動は乳幼児期から行うことが重要であり，乳幼児期から学童期まで，できるだけ制限のない生活を行わせる．

　腎臓病の治療，透析医療，移植医療の進歩により，CKDの予後は大きく改善し，それに伴い腎臓病患者に対する運動や食事などの生活管理に関する考え方が大きく変遷してきた．今やCKDの治療はいかに正常な成人にさせるかという時代に入っている．成人期への移行が重要になり，管理指導の中心は，成人期の良好な社会生活やQOLを保つことを中心に考えられるようになってきている．

　成人のガイドラインでは，運動はCKDの進行を抑制したり，心臓や血管系の合併症を減少させたりすると考えられており，基本的には有酸素運動が勧められている．小児腎不全患者でのエビデンスは乏しいが，特にマラソンや競泳などの長時間の競争を除いて勧めるべきである．過度の運動制限は患児のQOLを低下させ，心身の成長に悪影響を及ぼす．

　たとえESKD（末期腎不全）であったとしても，乳幼児期から年長児までいかに正常な社会生活を営むかが特に社会的な発達に重要である．学校生活でも，チームで行う運動や給食など集団活動を重視すべきである．

　乳幼児期から成人期にかけて，CKDでは様々な要因により筋肉量が低下しており，乳児期ではプレイセラピーなどを通じて発達の援助を行う．幼児期には保育所，幼稚園などを利用して，集団で運動を楽しむ習慣をつけさせることなどが極めて重要である．

腎不全における成長発達と学校生活

1. 小児CKD患者にみられる成長・発達障害は，身体的な成長とともに精神発達や社会生活への適応が問題になりやすく，重要である．
2. 乳幼児のPD患者では，ほかの発達に比べて粗大運動の発達が遅れる（図1)[1]．そこで，年齢に合った遊びをとり入れることなどで発達を促す必要がある．
3. 感染症の多い乳幼児であっても，基本的には運動制限すべきでない．制限を行う場合は，

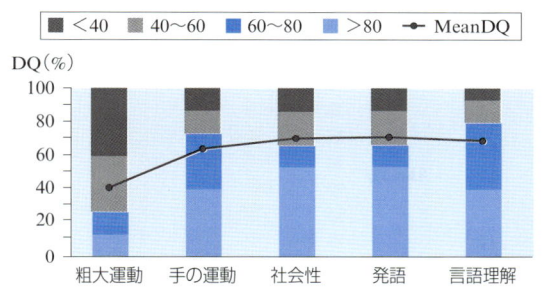

図1 小児腎不全患者における領域別発達評価
(Honda M, Kamiyama Y, et al.：Growth, development and nutritional status in Japanese children under 2 years on continuous ambulatory peritoneal dialysis. Pediatr Nephrol 1995；9：543-8 より改変)

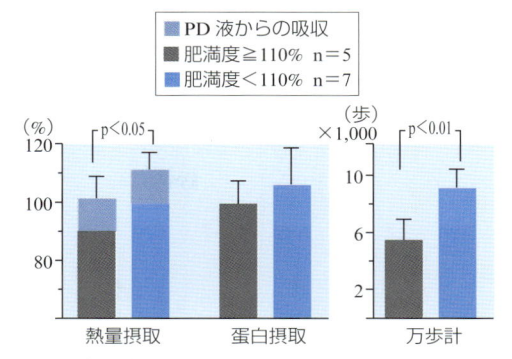

図2 小児期 PD の肥満
(宮崎亜矢子，本田雅敬，他：学童期 CAPD における食事療法．小児腎不全会誌 1992；12：260-3 より改変)

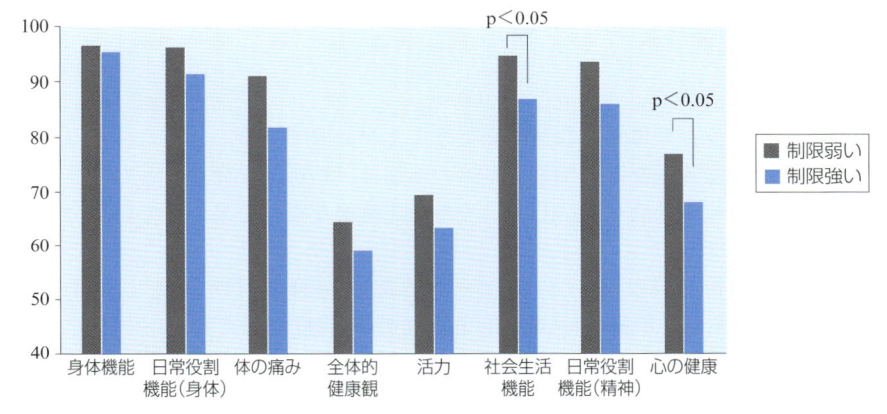

図3 腎不全患者における過去の運動制限と SF36
SF36：MOS36 Item Shot-Form Health Survey，健康関連の QOL の測定尺度

集団活動を行える場を別に提供すべきである．

4．学童期はできるだけ運動させるべきで，われわれは1日1万歩以上歩くことをPD患者のデータから勧めている（図2）[2]．1万歩以内では栄養摂取が多くなくても肥満になり，将来の予後に影響を与える．

5．日常の家庭での活動も極めて重要で，運動量の少ない子どもの大半は家庭でテレビ視聴やゲームをしていて，友人との外遊び，掃除，片付けなど日常的な活動をしていない．

6．保護者の過保護，過干渉が思春期以降の適切な自立（子どもの親離れ，親の子離れ）を妨げ，社会性の発達の遅れを生むことに医療者は配慮し，個々に合った生活指導をすべきである．

保存期腎不全の運動管理

1．小児期の運動制限は，肥満，骨粗鬆症，基礎体力の形成を障害するなどの身体的な問題を生む以外に，心理的な悪影響を及ぼす．小児期の厳しい制限は，成人してからの身体的QOLよりむしろ，心理的QOLに大きく影響する（図3）．

2．移植や透析導入後に健常児と変わらない生活を行うためには，適切な体力，筋力が必要で

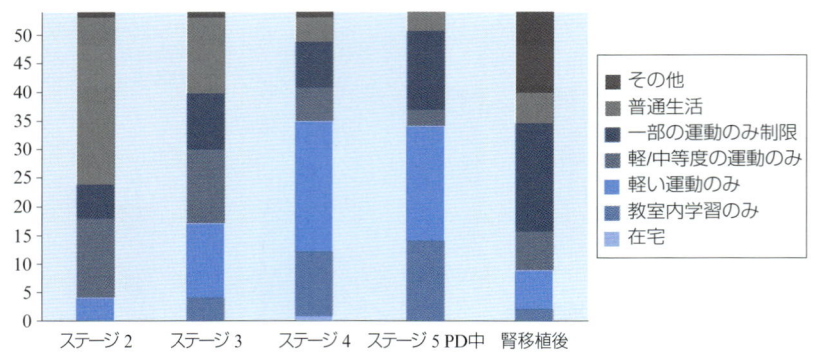

図4 CKD 患者に対する運動管理についてのアンケート結果
マラソンや競泳などの長時間にわたる運動と，選手をめざす運動部の練習のみ禁止．CKD ステージ5 PD 中：腹部打撲の危険がある運動，カテーテル損傷の危険のある運動は禁止．腎移植後：腹部打撲の危険がある運動は禁止
(後藤美和，二宮 誠，他：小児腎疾患患者に対する運動制限についてのアンケート調査．日小児腎臓病会誌 2012；25：6-17 より改変)

あり，腎不全の保存期に適切な運動を行うことが必要である．
3. 小児期の運動会や遠足などの学校行事への参加は，精神的な発達とともに社会性の獲得に必要であり，学校や社会へ適応していくために重要な役割を果たしている．学校行事には積極的に参加させる．
4. 小児腎臓病学会評議員に行ったアンケート結果(2011 年5 月)を図4[3)]に示す．学校での運動制限はGFR (糸球体濾過量)＜60 mL/min/1.73 m^{2}程度で考えるが，一方でチームで行う運動は制限すべきでない．本人のできる範囲内で，できるだけの運動はさせるべきである．
5. 低形成腎のように，尿濃縮力やナトリウム再吸収能が低下している場合には，運動に伴い脱水を起こす危険があるため，十分な水分と塩分を摂取するよう指導する．
6. 溢水傾向や高血圧の患者では，過剰な水分摂取に注意するとともに，塩分制限や薬物投与にて全身状態が安定するまでは運動制限が必要になる．
7. 学校生活管理指導表[4)]に準じた管理区分の目安を表1に示す．

透析期の運動管理

1. 在宅でのPD が普及しており，小児透析患者の85％以上がPD を受けて，フルタイムで通学している．
2. 透析期(特にPD 中)に身体的活動の制限を必要とするのはごく一部であり，マラソン，競泳など長時間の競争や選手を目指す運動系のクラブ活動以外は積極的に勧める．
3. PD では，腹部を強くぶつける運動(鉄棒，マット運動，ドッジボールなど)や，透析カテーテルの牽引や損傷が危惧される運動は避ける．水泳については，出口部に感染などの問題がなければ，出口部のドレッシングなどの管理により許可できる．また，HD ではシャント部を強くぶつける運動(鉄棒，バレーボールなど)は避け，シャント側で重いものを持つことも避ける．
4. 溢水傾向や高血圧の患者では，食事や透析，薬物療法でその管理ができるまでは一部運動制限を必要とする．

表1 学校生活管理指導表に準じた管理区分の目安

管理区分	慢性腎不全（腎機能が正常の半分以下あるいは透析中）
在宅	在宅医療または入院治療が必要なもの
教室内学習のみ	症状が安定していないもの（高血圧や溢水）
軽い運動のみ	
軽い運動および中程度の運動のみ（激しい運動は見学）*	症状が安定していて，腎機能が1/2以下**か透析中のもの
普通生活	症状が安定していて，腎機能が1/2以上のもの

*：マラソン，競泳，選手を目指す運動部活動のみを禁じ，その他は可とする場合も含む．　**：腎機能が1/2以下とは各年齢における正常血清クレアチニンの2倍以上を指す

5. 入院の回避，あるいは短縮を心掛け，学校行事へは積極的に参加させる．
6. 適度な運動をしている患児ほど，検査データの管理がしやすい傾向がある．
7. 骨密度が低い場合やくる病などがある場合は，骨折を起こしやすい．マット運動，鉄棒，跳び箱などは避ける．

移植後の運動管理

1. 移植後，腎機能が安定していれば，4か月の生検後から体育，1年後からはクラブ活動も参加可能である．しかし，鉄棒などの移植腎を強打する運動は禁止している．
2. 保存期から透析期に適切な身体能力の獲得ができていない場合もあるため，患児の体力に合わせて徐々に運動制限を解除する場合もある．
3. 高用量のステロイド薬を使用している場合は骨塩量に留意し，骨粗鬆症が疑われる場合は，マット運動などの脊柱に負荷のかかる運動を制限する場合もある．

【文献】
1) Honda M, Kamiyama Y, et al.：Growth, development and nutritional status in Japanese children under 2 years on continuous ambulatory peritoneal dialysis. Pediatr Nephrol 1995；9：543-8
2) 宮崎亜矢子，本田雅敬，他：学童期CAPDにおける食事療法．小児腎不全会誌 1992；12：260-3
3) 後藤美和，二宮 誠，他：小児腎疾患患者に対する運動制限についてのアンケート調査．日児腎誌 2012；25：6-17
4) 日本学校保健会：学校検尿のすべて 平成23年度改訂．日本学校保健会．2012

（東京都立小児総合医療センター　腎臓内科）

Chapter 7　生活指導・支援

2　子どもと家族のメンタルケア

- 疾患をもつ子どもとその家族は様々な不安を抱いており，そのことが親子の年齢不相応な密着関係を形成し，思春期・青年期に患児の精神的自立を阻む要因となることがある．
- 身体の治療を提供しながらも，そのときどきに患児と家族が感じる不安や心理的課題に丁寧にアプローチし，健康な心身の育ちを支える視点が重要である．

小児慢性疾患の治療にあたっては，身体面のみならず心理面の問題にも配慮が必要である．特に腎臓疾患の場合には，透析導入や腎移植といった今後の医療も見据えて，子どもが年齢に応じて主体的に自分の治療と向き合えるようになるかかわりを意識しなければならない．

慢性疾患と子どもと家族

［入院と子ども］
子どもたちは健気に，そして頑張って治療を受けている

病気でやむなく長期入院や頻回の入院を必要とする子どもは，通常の家庭生活の中で育まれる親子間の愛着形成や，「今日の生活が明日も続いていく」という安心感を失いやすい．また，行動することや感情を表現する自由，何かを選択したり拒否したりする自由，思春期以降に自立していくために重要な「仲間づくり」や，学校で受けられる「教育」など，思うままに得られないものがたくさんある．「具合が悪いのだから治療を受けて当然」ではなく，「なりたくて病気になったわけではないのに，健気に頑張って治療を受けている子ども」の姿がわれわれ治療者にきちんとみえているだろうか．

［慢性疾患の子どもと家族］
家族の言動の奥には，様々な感情の間での揺れ動きがある

慢性疾患を患う子どもの保護者は，健康な子どもに産んであげられなかったという罪悪感を多かれ少なかれ抱いているものである．また，いつまた病気が悪化するのだろうか，再発するのだろうかという不安，治療によって発病前の状態に戻れるのではないかという期待，ひょっとしたら子どもを失ってしまうかもしれないという恐怖など，実に様々な感情の間を揺れ動いている．それが子どもに対する分離不安や過保護な態度となって表れたり，逆に「普通」へのこだわりから子どもへの要求水準が高くなったりすることがある．時に，家族のもつ不安は医療スタッフへの攻撃性や過剰な要求といった形で表現されることもある．その際，表面上の行動や要求だけに対応して解決しようとするのではなく，その言動の奥にある保護者の様々な思いに気付いて援助していく視点が重要である．

また，生後間もなく腎機能の問題が見つかった場合，新生児期〜乳児期の長期入院により

親から子どもへの愛着形成が阻害されることもある．心理的発達のベースとなる親子の関係性が育まれる時期を入院で分離されなければならない場合には，より一層細やかな愛着形成を促進するためのケア（保護者が子どもに能動的にかかわることのできる場面の設定，保護者に対する子どもの反応の違いを伝えるなど）が意識して行われなければならない．

家族の問題が顕在化しやすく，精神科・心理，医療ソーシャルワーカーの役割は大きい
　「子どもが病気である」という状態が一定期間継続していく中で，経済的な問題，夫婦間の問題，親族との問題など，今まで顕在化しなかった様々な家族の問題が見えてくることもある．医療者が解決できることとできないことがあるが，様々な助成や社会資源についての知識を得ることや，医療ソーシャルワーカーのような専門職につなぐことは心掛けたい．

[慢性疾患の子どもと同胞]
兄弟姉妹のストレスは行動や身体の問題として表現されるが，治療スタッフが果たせる役割は大きい
　患児の兄弟姉妹は，我慢を強いられたり，保護者を病児にとられた気持ちになったり，急にその子が家からいなくなったことに強い不安を感じたり，子どもなりに病気のことを心配して同胞の喪失におびえたり，家族から疎外された気分になったりなど，大人が思う以上に強いストレスがかかっているものである．過剰に適応する，身体の不調を訴える，子ども返りする（退行），感情の起伏が激しくなる，言うことをきかなくなる，乱暴になる，成績が落ちる，登園や登校を渋るなど，子どもによって反応は様々であるが，子どもは内界を言語化する力が未熟であるがゆえに，ストレスは行動や身体の問題として表現されることが多い．しかし，保護者は患児への対応で精一杯であり，なかなか同胞の心のケアにまで気を配ったり時間を割いたりすることができないこともある．
　同胞にも，その年齢に応じたわかる言葉で病気や治療の説明をする，同胞も患児の治療のサポーターであり，大きな力になってくれていることを伝えるなど，われわれ治療スタッフが患児の兄弟姉妹に対して果たせる役割は大きい．

慢性腎不全と子ども

[腎疾患と子ども]
治療について叱られることが多く，多くの我慢や諦めを経験している
　腎疾患に罹患している子どもは，体調の悪さを自覚せずとも様々な場面で生活の制限を受けることになる．しかし，腎疾患をもつ子どもたちは「治療を頑張ってえらい」と褒められるよりは，「指示が守れなかった」「我慢できなかった」「頑張りが足りない」と指摘され，時に叱責される機会のほうが多いのではないかと思う．彼らはゴールのみえない治療の中で，大人が思うよりずっと多くの我慢や諦めを体験しなければならず，年齢不相応に依存的であったり，時に投げやりな態度をみせたりすることもある．

子ども自身が治療の意味を理解し，今と未来の自分を大事にすることができるよう，意識してかかわることが必要である
　「これをやらないと苦しくなる」「これを飲めば楽になる」といったわかりやすい身体感覚をもちにくい中で，いかに「今の治療の意味」を理解するか，将来を見据えて「今と未来の

自分を大事にすること」を身につけるかを，治療者が幼少の時期から意識してかかわることが必要である．

　診察の中で保護者だけと話すのではなく，子ども自身にわかるように説明をしているか，治療者の望むレベルには達していなかったとしても，その子どもなりに努力をしたところや我慢をしたところに焦点付けができているか，子どもが成長している部分を保護者と共有できているか，今一度振り返ってみてほしい．

[透析のこと，移植のこと]
移植医療は透析医療で強いる様々な制約から子どもと家族を解放する
　PDでもHDでも，時間の制約，活動の制約，移動の制約など，子どもたちが受ける生活の制限は大きい．家族の心理的，物理的負担も相当のものである．移植医療は，そういった制約から子どもと家族を解放し，心身の成長を促すことのできる治療であることは間違いない．しかし，そこに全く問題点がないわけでもない．

生体腎移植は新たな家族間の精神的な問題をつくりうる
　日本ではおもに，家族からの生体間腎移植が行われている．「保護者だから当然」と思う家族がいる一方で，「本当はいやだけれども周囲のプレッシャーで仕方なく」「自分はあげたくない．でも父（母）からはあげてほしい」「自分はあげたいけれど周囲の反対がある」など，様々な葛藤を生じる家族がいるのもまた事実である．家族がドナーとなる場合，どのような気持ちを抱いていても，それは決して非難されるべきではない．子どもの治療者には言い出せない思いも多くあるだろう．生体間移植の場合には，移植コーディネーターが不在でも治療は進んでいくが，精神科医や心理士などの第三者的な立場の人間が，コーディネーター的な役割を果たすことが求められる．

　また，身体と魂が二元的に語られるキリスト教圏と違い，日本において肉体と精神は渾然一体としたものであり，子どもに差し出す「臓器」には「心」や「願い」がこもっている．筆者自身はドナー面接の中でその「願い」が強すぎると感じた家族には，「お母さんの腎臓をあげても，子どもがお母さんの思うような人生を歩むとは限りません．思春期になって子どもが荒れたとき，『私の腎臓をあげたのになんでいうこと聞かないの！』と腹を立てたりしませんか？　大丈夫ですか？」とちょっと意地悪な質問をすることもある．

　移植をすればもちろんすべての問題が解決するわけではない．透析からは解放されるが，服薬や検査を含めた移植腎の管理，拒絶反応への怯えなど，様々な問題が新たに生じてくる．今まで大部分を保護者の手によってなされていた透析の管理がなくなることで，子どもたちは少なからず不安をおぼえたり，親が急に自分から離れていってしまった，と感じたりすることもある．今まで「透析」を通じて様々な役割を分担してきた家族の意識がそこに向かなくなることで，家族内の人間関係には必ず変化が生じる．そのことに注意を払い，移植後の新たな家族関係の再構築を援助する視点を忘れずにもっていたいものである．

移植医療は，自分の人生を大切にするための医療であり，家族も含め幸せでいられるための医療である
　透析医療にしても移植医療にしても，最も大切なことは子どもがその治療を自分の中で価値あるものとして意味付けているか，ということである．どちらもただ命を長らえるための治療ではなく「自分の人生を大切にするため」の医療行為であり，子どもがそう感じること

ができる前提として，確実な自己肯定感がなければならない．自己肯定感はある日突然できあがるものではなく，透析や移植に至るまでの治療過程の中で徐々に育まれていくものだということを，日々心得たい．

　また，最近は緩和ケアや倫理的配慮の側面から，透析や移植の適応を考えさせられるケースも多い．「施行可能だから提供する医療技術」ではなく，「子どもとその家族が5年後も10年後も幸せでいられるための医療」であるという視点は忘れずにいたいと思う．

自主性を育てるかかわり

[子どもがしたいことは何か]

子どもが主体性をもてる環境を準備し，主体性を育むことにより，自主性を育てることができる

　子どもたちは自分がボタンを押したら何かが出てきた，叩いたら音が鳴った，など，自分が能動的にかかわれる遊びを好む．子どもが望むことは，何かを与えられることでなく，主体性をもって外界にかかわることである．また，子どもが「自分の力で何かをやり遂げた」という感覚をもつということは，自主性を育むにあたって非常に重要である．

　しかし，全く枠のない中で子どもが自己をコントロールできる感覚を得ることは不可能に近い．すなわち，大人が子どもの要求に振り回される，何をしても反応しない，「○○しないと△△になるよ」といった強権的な態度のみで接する，ということになれば，子どもは自分が能動的に自分のことや外界のことにかかわる喜びを感じることはできないであろう．

　たとえば拒薬をする児と大人とのバトルの中で，最終的に子どもがしぶしぶ服薬したときに，「私だって忙しいのにこんなに時間をとられてしまって．さっさと飲んでくれればいいのに」と思うか，「それでも最後には君が自分で『ごっくん』ってしたんだよね．嫌だったのによく頑張ったね」と伝えられるか．こういった日常の小さな出来事の中にも，子どもの主体性を伸ばすチャンスはたくさんみつけられるはずである．

[自立に向けて]

子どもの自立には，保護者と子どもの関係が鍵となり，小さな課題を少しずつ越えていくことで得ることができる

　子どもの自立という課題を考えるとき，保護者と子どもの関係が鍵となることはいうまでもない．前述したように，慢性疾患をもつ子どもの保護者は大きな不安を抱えているゆえに，子どもが長じてからも目や手を離せなくなることがある．透析や服薬といった治療行為に関して，幼い子どもは care taker に徹するしかないこともまた，事実である．

　しかし，子どもが思春期・青年期を迎えたときにその関係はどうあるべきか，そのための準備をいつからどのようにすべきか，たくさんの保護者と子どもと接している医療従事者だからこそみえてくる視点もあるはずである．過保護にしすぎても，越えられない課題を突き付け続けても，子どもは自分自身と向き合う力を失ってしまう．「病気だから仕方がない」「どうせやってもできない」という気持ちは，社会の中で自己実現しようというモチベーションを失わせる．病気をもつ子どもたちは，家庭，学校のほかに「病院」という第三の社会もその生活の一部に取り込まざるをえない．その中でわれわれ医療者が彼らの社会発達のために果たせる役割は，決して小さくないはずである．

　時に小児科の医療従事者は保護者の視点に立ちすぎたり，子どもの味方になりすぎたりす

るきらいがあるように思う．子どもは失敗を繰り返しながら日々成長していくものであり，ある日突然完璧な自立を果たす子どもはいない．そのときどきにできるスモールステップの課題を上手に提供すること，その小さな課題を越えられたことを子どもや保護者と共有できること，医療者自身が適切な社会適応のロールモデルとして機能すること，それが子どもを自立へと導くプロフェッショナルとしての腕の見せどころである．

自己決定の重要さ

病気があっても自分の意志で選択ができるような場面をつくることにより，強い自己感覚を養い，社会生活を営むことができる

　以前，小児期から慢性疾患を患っていた成人の患者さんが，再発に際して「いつも病気に邪魔されてきた．修学旅行も，部活も，勉強も，恋愛も，就職も，結婚も．大事なときにはいつも具合が悪くなる．いつまでこれに振り回されればいいんだ！」と慟哭した場面に居合わせたことがある．見通しのもてない戦いは本当に苦しいものだ．

　それでも，自分の人生はかけがえのないものだと感じる強さを，今，病気と戦っている子どもたちには身につけてほしいと願う．そのためには，病気があっても自分の意志で選択できることはたくさんあるのだという場面をたくさんつくってあげてほしい．病気であることは決して「負け」などではなく，ほかの人にはもてない自分だけの大切なライフヒストリーを重ねていけるのだということ，「大変なときもあったけど，こうやって乗り越えてきたんだ」という強い自己感覚をもつこと，慢性疾患の治療に携わる治療者には，そのことを子どもたちに伝えてほしいと思う．

（東京都立小児総合医療センター　児童・思春期精神科／菊地祐子）

COLUMN 5　家族のケアと社会的・心理的発達

　小児透析および移植後の 5〜10% に学校適応の悪い子どもがみられる．学校の欠席や遅刻が多い，体育の授業や遠足や運動会などの行事に参加しないなどが不適応の内容であるが，積極的に勉強しない，運動をしない，体力がない，友だちと遊べないなどがその背景にあり，この理由として体力的な問題，心理的問題，家族や社会への甘えの問題がある．これらの子どもは思春期から青年期に家庭内暴力，引きこもり，ノンアドヒアランスなどの問題を起こすことが多い．

　患児の多くは乳幼児期に発症しており（特に巣状分節性糸球体硬化症での長期入院や，泌尿器科的手術で乳幼児期に頻回に入院している場合が多い），その母親には病気発症時の「生きてさえいてくれればよい」といった考えが強く作用する．また，子どもの将来の不安，うつ状態，子どもさえいなければという葛藤や時間的拘束感から，過保護，過干渉な養育態度が形成される．こういった偏った養育態度が乳幼児期から学童期へ引き続いた結果として，子どもの学校不適応となる．

　これらの問題への対策としては，医療者が早期に，将来健常者に近い生活が可能であり，そのためには健常児と同様な育児をする必要があることを両親に伝えることが極めて重要である．

　家族には過保護，過干渉にならない養育態度を心掛けてもらい，乳幼児期からほかの子どもと一緒に遊ぶ環境をつくる．学校に入ってからも体育や行事に積極的に参加させ不要な生活制限はしない，などが大切であることを伝える．医療者側も，可能な限り乳幼児期での長期入院や不要な手術を避け，母親の心理状況に対しては医療ソーシャルワーカー，心理士，看護師などが連携して配慮し，母親以外の care giver（特に父親）が治療に参加できるようにすることも重要である．また，幼稚園や保育所，学校側にはほかの児と同様な生活を送ることができるように考えてもらい，運動や行事なども不要な制限は好ましくないことを理解してもらう必要がある．

　以上の働きかけが，将来的に子どもの健全な社会的・心理的発達につながることを留意すべきである．

図：腎不全における学校不適応の原因
（本田雅敬：小児保健的見地からみた慢性腎不全，日常生活の援助について　年少児の場合．日小児腎不全会誌 1998；18：21-3 より改変）

乳幼児期発症
↓
・長期あるいは頻回の入院，体調の不安定
・母親の考え「生きていてくれればよい」
→
・本人の精神面（甘え，あきらめ，未熟）
・母親の養育態度（過保護，認識不足，消極的）
・母親の心理的不安定（不安，拘束感，葛藤）
・学力，体力の低下
→
学校不適応

Chapter 7-3 社会支援

生活指導・支援

- 慢性透析，移植医療は社会支援を得られるため，患者さんに応じた社会支援制度を活用する．
- 社会支援制度は複雑かつ難解であるため，詳しいMSW（医療ソーシャルワーカー）に相談する．

　小児慢性腎疾患は疾患の特性から療養が長期に及ぶことが予想される．特に乳幼児期からの療養は，患児のみならず家庭で医療的なケアを担う保護者にも計り知れない負担がのしかかり，しかも長期に継続しなければならないため，様々な問題が生じてくる．

　長期療養生活から派生する諸問題として，経済的，教育的，心理社会的，あるいは家族的な問題などがあげられよう．顕在化してくる問題はどれも深刻で，場合によっては治療の優先順位が後退しかねない現実に直面することがある．臨床経過の中で，医療者はこうした問題にも目を向けていくことを忘れてはならない．本項では，この中でも多くの療養者が必ず直面する「経済的問題」に焦点を絞り考察していくこととする．

　一般に，慢性腎不全治療に要する医療費は月50〜100万円と莫大である．小児の場合，健康保険をはじめ各種医療費助成制度によりカバーされているが，その仕組みは複雑かつ難解であり，医療者はそのシステムについて把握していないことが多い．また，経済的負担軽減のための各種福祉制度の存在すら知らず，活用しないまま大きな負担を抱えている療養者に遭遇することも珍しくない．小児慢性腎疾患にまつわる代表的な諸制度について紹介し，その概略を列挙していく．なお，諸制度の利用に際しては，MSWを是非ご活用いただきたい．

健康保険

［健康保険高額療養費制度］
1. 医療費自己負担額（2割または3割）のうち，自己負担限度額を超えた場合に負担が軽減される．
2. 高額療養費限度額認定証が保険者から交付されている場合は，医療機関での窓口払いは自己負担限度額（表1）までとなる．

［健康保険特定疾病療養受療証］
1. 人工透析（HD・PDともに）を実施している慢性腎不全患者が対象である．
2. 健康保険特定疾病療養受療証が交付され，自己負担限度額は1万円（高額所得者は2万円）である．
3. 申請（医師が記載する書類が必要）により保険者が交付する．

表1　医療費自己負担限度額(外来・入院)

上位所得者 (標準報酬月額53万円以上)	150,000円+(総医療費-500,000円)×1% (多数該当*の場合；83,400円)
一般	80,100円+(総医療費-267,000円)×1% (多数該当*の場合；44,400円)
低所得者(住民税非課税世帯)	35,400円(多数該当*の場合；24,600円)

＊：同一世帯で1年間(直近12か月)に3回以上高額療養費の支給を受けている場合，4回目から自己負担限度額がさらに軽減される．ただし，保険外併用療養費の差額部分や入院時食事療養費，入院時生活療養費の自己負担は対象外

■ 医療費助成制度

[小児慢性特定疾患治療研究事業(小児慢性)]
1. 治療の確立・普及および患者家族の医療費の負担軽減を目的とする．
2. 認定された疾患の治療に要する費用で，各種医療保険自己負担分および食事療養費自己負担分が助成される(表2)．

表2　小児慢性特定疾患治療研究事業

対象疾患	腎炎・ネフローゼ区分(11疾患)，腎または尿路の異常区分(23疾患)のうち，内科的な治療を助成する．ただし，疾患ごとに一定の対象基準が設けられている．以下に代表的な疾患を記載するが，対象基準の詳細については確認をしていただきたい	
	11疾患	・遺伝性腎炎，慢性糸球体腎炎などの腎炎では治療を行っている場合 ・紫斑病性腎炎では発症から半年以上持続している場合 ・ネフローゼ症候群では半年に3回以上の再発か，ステロイド抵抗性である場合などの条件を満たしている場合
	23疾患	・腎奇形，尿路奇形，水腎症，慢性腎盂腎炎，巨大水尿管症では両側性で腎機能低下があるか泌尿器科的手術が必要な場合 ・尿細管性アシドーシス，多発性嚢胞腎，家族性若年性ネフロン癆，腎血管性高血圧では薬物療法を行っている場合
対象者	満18歳未満，引き続き治療が必要と認められる場合は，満20歳未満まで延長可能．ただし，満18歳を過ぎてからの新規申請はできない	
月額自己負担限度額	生計中心者の課税状況により，月額自己負担限度額が決定される．最大入院11,500円，外来5,750円．人工透析(HD・PD)を実施している患者は重症患者に認定され，自己負担は免除される	

[育成医療]
1. 更生医療，精神通院の制度とともに自立支援医療の中に位置づけられている．
2. 小児慢性が内科的治療を対象とするのに対し，育成医療は外科的な治療を対象とする(表3)．

表 3 育成医療

対象疾患	現在または将来において機能障害を残すおそれがあり，入院手術（一部例外あり）により機能の回復が見込まれるもの
対象者	18 歳未満
月額自己負担額	医療費の原則定率 10% 負担．ただし，所得（生計中心者の課税状況）に応じて月額負担限度額がある．たとえば中間所得層のうち，所得区分「中間 1」では自己負担上限額が 5,000 円．「中間 2」では自己負担上限額が 10,000 円となる．また，経過措置として「一定以上」の所得者で重症かつ継続の場合，自己負担上限額が 20,000 円となる．入院時の食事療養費は対象外

腎移植についてはドナーの医療費も育成医療の対象となる．ただし，ドナーにならなかった者の術前検査費用は認められない

[更生医療]
1. 育成医療，精神通院の制度とともに自立支援医療の中に位置づけられている．
2. 身体障害者が手術などによって障害の程度を軽くしたり，取り除いたり，障害の進行を防ぐことが可能な場合に，その医療費の一部が給付される（表 4）．

表 4 更生医療

対象疾患	内臓の機能障害によるものについて，手術により障害が補われ，または障害の程度が軽減することが見込まれるものに限られる．腎臓，腎移植に関する医療．上記医療に係る調剤・訪問看護．人工透析療法，腎移植後の抗免疫療法も対象となる
対象者	身体障害者手帳所持者で 18 歳以上
月額自己負担額	医療費の定率 10% 負担．ただし，所得に応じて月額負担上限額あり

身体障害者手帳

1. 身体障害者手帳は本人（または保護者）の申請によって交付される．手帳を所持することによって，医療的，経済的，社会的な様々なサービスが受けられる．その要件を満たす状態であっても，手帳を所持していないと受けられないサービスが多いことから，手帳の取得をお勧めしたい．
2. じん臓機能障害の認定基準は，身体障害者福祉法施行規則に定められており，障害が永続されるものに交付される（表 5，6）．

表 5 身体障害者手帳の取得

申請窓口	区市町村役所，障害者の窓口
診断書	所定の様式に身体障害者手帳 15 条指定医のみ記載可能
手帳によるメリット（等級により異なる）	医療費助成，各種手当，税（所得税，住民税，自動車税など）の減免，交通機関の優遇（JR，私鉄，バス，タクシー，船舶，航空機などの運賃，有料道路などの割引），公共施設入場料・駐車料などの優遇など
その他	腎移植後に腎機能が正常化しても手帳の等級は 1 級で維持される

表6 じん臓機能障害の認定基準

	じん臓機能障害	内因性 C_{Cr}
1級	じん臓の機能の障害により自己の身辺の日常生活活動が極度に制限されるもの	10 mL/min 未満
3級	じん臓の機能の障害により家庭内での日常生活活動が著しくに制限されるもの	10 mL/min 以上，20 mL/min 未満
4級	じん臓の機能の障害により社会での日常生活活動が著しく制限されるもの	20 mL/min 以上，30 mL/min 未満

各種手当

1. 特別児童扶養手当，障害児福祉手当，児童育成手当，重度心身障害者手当の各種手当は所得制限があり，それぞれをあわせて支給を受けることが可能である(表7).

表7 各種手当(2012年4月現在)

特別児童扶養手当 (国制度)	対象者	身体に重度，中度の障害や長期にわたる安静を必要とする病状があり，日常生活に著しい制限を受けるとき
	支給額	重度：50,400円(月額)，中度：33,570円(月額)
障害児福祉手当 (国制度)	対象者	身体に重度の障害があるため，日常生活において常時介護を必要とする状態，おおむね身体障害者手帳1級および2級の一部
	支給額	14,280円(月額)
児童育成手当(障害手当) (東京都制度)	対象者	おおむね身体障害者手帳1・2級程度
	支給額	15,500円(月額)
重度心身障害者手当 (東京都制度)	対象者	在宅で心身に重度の障害を有するため，常時複雑な介護を必要とする方
	支給額	60,000円(月額)

(東京都立小児総合医療センター 医療ソーシャルワーカー／園部正恒)

関連する文献，URL

Chapter 1

- Honda M, Shishido S：Recent developments in the management of infants with end-stage renal disease. Clin Exp Nephrol 1998；2：1-11
- Honda M, Warady BA, et al.：Long-term peritoneal dialysis and encapsulating peritoneal sclerosis in children. Pediatr Nephrol 2010；25：75-81
- National Kidney Foundation：K/DOQI clinical practice guidelines for chronic kidney disease：evaluation, classification, and stratification. Am J Kidney Dis 2002；39：S1-266
- Quirino IG, Diniz JS, et al.：Clinical course of 822 children with prenatally detected nephrouropathies. Clin J Am Soc Nephrol 2012；7：444-51
- 坂井智行，池宮城雅子，他：肺疾患を併発する PD 導入患児の予後．日小児 PDHD 研会誌 2011；23：21-2
- 佐々木尚美，本田雅敬：小児期に末期腎不全に至った先天性異・低形成腎の発見契機と臨床症状．日小児会誌 2007；111：1045-51
- 宍戸清一郎，相川 厚，他：本邦における小児腎移植の現況と長期成績．移植 2007；42：347-53
- 服部新三郎：腎・尿路疾患 ABC と新たな展開 Ⅵ. 腎不全の病態と治療　わが国における慢性腎不全の疫学．小児診療 2008；71：281-5
- 成育医療委託研究「重症障害新生児医療のガイドライン及びハイリスク新生児の診断システムに関する総合的研究」班：重篤な疾患を持つ新生児の家族と医療スタッフの話し合いのガイドライン．2003（http://plaza.umin.ac.jp/~jspn/guideline.pdf）

3：治療選択と透析導入基準，COLUMN 1

- 日本小児科学会倫理委員会小児終末期医療ガイドラインワーキンググループ：重篤な疾患を持つ子どもの医療をめぐる話し合いのガイドライン．日小児会誌 2012；116：1-16
- 厚生労働省：終末期医療の決定プロセスに関するガイドライン．2007（http://www.mhlw.go.jp/shingi/2007/05/dl/s0521-11a.pdf）

Chapter 2

- Figueiredo A, Goh BL, et al.：Clinical practice guidelines for peritoneal access. Perit Dial Int 2010；30：424-9
- Flanigan M, Gokal R：Peritoneal catheters and exit-site practices toward optimum peritoneal access：a review of current developments. Perit Dial Int 2005；25：132-9
- Honda M：Peritoneal dialysis prescription suitable for children with anuria. Perit Dial Int 2008；28：S153-8
- Honda M, Warady BA：Long-term peritoneal dialysis and encapsulating peritoneal sclerosis in children. Pediatr Nephrol. 2010；25：75-81
- Khanna R, Krediet RT（eds）：Nolph and Gokal's Textbook of Peritoneal Dialysis. 3rd ed. Springer. 2009
- Li PK, Szeto CC, et al.：Peritoneal dialysis-related infections recommendations. Perit Dial Int 2010；30：393-423
- Piraino B, Bernardini J, et al.：ISPD position statement on reducing the risks of peritoneal dialysis-related infections. Perit Dial Int 2011；31：614-30
- Warady B, Schaefer F, et al.（eds）：Pediatric Dialysis. 2nd ed. Springer. 2011
- 野本保夫，川口良人，他：硬化性被嚢性腹膜炎（sclerosing encapsulating peritonitis, SEP）診断・治療指針（案）1996 年における改訂．透析会誌 1997；30：1013-22
- 腹膜透析 up to date．ファルマメディカ 2005；23 増刊号
- 日本小児 PD・HD 研究会（http://www.linkclub.or.jp/~pedpdjpn/ri_ben_xiao_erPD_yan_jiu_hui/Home.html）

Chapter 3

- 池田昌弘：小児期急性腎不全の治療 3 透析方法の選択 PD, HD, CHF, CHDF．小児科 2002；43：1006-13
- 信楽園病院腎センター編：透析療法マニュアル（改訂第 7 版）．日本メディカルセンター．2010

- 透析療法合同専門委員会編：血液浄化療法ハンドブック（改訂第6版）．協同図書出版社．2011
- 日本透析医学会：慢性血液透析用バスキュラーアクセスの作製および修復に関するガイドライン．透析会誌 2011；44：855-937
- 幡谷浩史：スタンダード透析療法 小児への透析治療 4.アクセスの実際と要点．腎と透析 2011；70：200-2
- 松本真輔，濱崎祐子，他：小児の血液透析における長期留置用透析カテーテルの合併症と管理．日小児会誌 2011；115：943-7

Chapter 4

- Akcan-Arikan A, Zappitelli M, et al．：Modified RIFLE criteria in critically ill children with acute kidney injury. Kidney Int 2007；71：1028-35
- Bunchman TE, Barletta GM：Dialysis in Children. In：Brenner & Rector's, The Kidney, 9th ed. Elsevie. 2010
- Jorres A, Ronco C, et al.（eds）：Management of Acute Kidney Problems. Springer. 2009
- Kiessling SG, Goebel J, et al.（eds）：Pediatric Nephrology in the ICU. Springer. 2008
- Schwartz GJ, Muñoz A, et al．：New equations to estimate GFR in children with CKD. J Am Soc Nephrol 2009；20：629-37
- Strazdins V, Watson AR, et al．：Renal replacement therapy for acute renal failure in children：European guidelines. Pediatr Nephrol 2004；19：199-207
- Warady BA, Schaefer F, et al.（eds）：Pediatric Dialysis. 2nd ed. Springer. 2012
- 伊藤克己（監），服部元史，金子岩和（編）：小児急性血液浄化療法マニュアル．医学図書出版．2002
- 濱田　陸，石倉健司：12．腎・尿路 急性腎不全．小児診療 2010；73 増刊号：652-5
- 北山浩嗣，和田尚弘：CRRT 小児での（C）RRT．Intensivist 2010；2：399-410
- KDIGO Clinical Practice Guidelines（http://www.kdigo.org/clinical_practice_guidelines/AKI.php）

Chapter 5

1：成長・発達

- Honda M, Kamiyama Y, et al．：Growth, development and nutritional status in Japanese children under 2 years on continuous ambulatory peritoneal dialysis. Pediatr Nephrol 1995；9：543-8
- 田中敏章：成長障害の臨床（改訂版）．メディカルレビュー．2004

2：栄養

- KDOQI Work Group：KDOQI Clinical Practice Guideline for Nutrition in Children with CKD：2008 update. Executive summary. Am J Kidney Dis 2009；53：S1-124
- 市川和子，加藤明彦：CKD 患者の輸液と経腸栄養の指針．臨牀透析 2009；25
- 厚生労働省「日本人の食事摂取基準」策定検討会報告書：日本人の食事摂取基準 2010 年版（第2版）．第一出版．2010

3：高血圧・循環器管理

- Hadtstein C, Schaefer F：Hypertension in children with chronic kidney disease：pathophysiology and management. Pediatr Nephrol 2008；23：363-71
- National High Blood Pressure Education Program Working Group on High Blood Pressure in Children and Adolescents：Comment in The fourth report on the diagnosis, evaluation, and treatment of high blood pressure in children and adolescents. Pediatrics 2004；114：555-76

4：CKD-MBD

- K/DOQI Clinical Practice Guidelines for Bone Metabolism and Disease in Children With Chronic Kidney Disease. Am J Kidney Dis 2005；46：S1-123
- 日本透析医学会：慢性腎臓病に伴う骨・ミネラル代謝異常の診療ガイドライン．透析会誌 2012；45：301-56

5：電解質（ナトリウム，カリウム）
- Batlle DC, Arruda JA, et al：Hyperkalemic distal renal tubular acidosis associated with obstructive uropathy. N Engl J Med 1981；304：373-80
- 石倉健司：尿細管機能検査．小児腎臓病学．日本小児腎臓病学会（編）．診断と治療社．2012；126-32

6：アシドーシス
- Feld LG, Kaskel FJ：Fluid and Electrolytes in Pediatrics. Humana Press. 2010
- Taal MW, Chertow GM, et al：Brenner and Rector's The Kidney, 9th ed. Elsevier. 2011
- 柴垣有吾：より理解を深める！体液電解質異常と輸液（改訂3版）．中外医学社．2007

7：腎性貧血
- 日本透析医学会：慢性腎臓病患者における腎性貧血治療のガイドライン．透析会誌 2008；41：661-716

8：保存期CKD患者に対する腎保護
- Washington University School of Medicine Department of Medicine：The Washington Manual® Nephrology Subspecialty Consult. 2nd ed. Lippincott Williams & Wilkins. 2008
- 日本腎臓学会，日本医学放射線学会，他（編）：腎障害患者におけるヨード造影剤使用に関するガイドライン 2012．東京医学社．2012

9：医薬品の投与法
- Aronoff GR, Bennett WM, et al.：腎不全時の薬物使用 原書第5版 "Drug Prescribing in Renal Failure Fifth Edition"．臨牀透析 2007；23 特別増刊号
- 日本腎臓学会・日本医学放射線学会・日本循環器学会（編）：腎障害患者におけるヨード造影剤使用に関するガイドライン 2012．東京医学社．2012
- 平田純生，和泉　智，他：透析患者への投薬ガイドブック（改訂2版）慢性腎臓病（CKD）の薬物治療．じほう．2009

Chapter 6

- 日本移植学会・日本小児腎移植臨床統計小委員会：わが国における小児腎移植—原因疾患に関する検討．移植 2009；44：69-78
- 日本移植学会・日本小児腎移植臨床統計小委員会：本邦における小児腎移植の現況と長期成績．移植 2007；42：347-353

Chapter 7

- Fukunishi I, Honda M, et al.：Influence of mothers on school adjustment of continuous ambulatory peritoneal dialysis children. Perit Dial Int 1993；13：232-5
- Honda M, Kamiyama Y, et al.：Growth, development and nutritional status in Japanese children under 2 years on continuous ambulatory peritoneal dialysis. Pediatr Nephrol 1995；9：543-8
- Honda M, Shishido S：Recent developments in the management of infants with end-stage renal disease. Clin Exp Nephrol 1998；2：1-11
- 五十嵐　隆，伊藤秀一（編）：小児のネフローゼと腎炎（小児科臨床ピクシス）．中山書店．2010
- 後藤美和，二宮　誠，他：小児腎疾患患者に対する運動制限についてのアンケート調査．日児腎誌 2012；25：6-17
- 社会資源研究会：新福祉制度要覧—理解と活用のための必携書．川島書店．2008
- 東京都：社会福祉の手引 2012．東京都福祉保健局．2012
- 本田雅敬：小児保健的見地からみた慢性腎不全 2. 日常生活の援助について(1)年少児の場合．日児腎誌 1998；18：21-3
- 宮崎亜矢子，他：学童期CAPDにおける食事療法．小児腎不全研究会誌 1992；12：260-3

付図・付表

付表1　血清クレアチニン値

年齢		n	2.50%	50.0%	97.5%
0〜1か月			0.16	0.22	0.32
1〜2か月			0.15	0.21	0.31
2〜3か月			0.14	0.21	0.30
3〜5か月		18	0.14	0.20	0.26
6〜8か月		19	0.14	0.22	0.31
9〜11か月		31	0.14	0.22	0.34
1歳		70	0.16	0.23	0.32
2歳		73	0.17	0.24	0.37
3歳		88	0.21	0.27	0.37
4歳		81	0.20	0.30	0.40
5歳		96	0.25	0.34	0.45
6歳		102	0.25	0.34	0.48
7歳		85	0.28	0.37	0.49
8歳		56	0.29	0.40	0.53
9歳		36	0.34	0.41	0.51
10歳		44	0.30	0.41	0.57
11歳		58	0.35	0.45	0.58
男子	12歳	15	0.40	0.53	0.61
男子	13歳	30	0.42	0.59	0.80
男子	14歳	17	0.54	0.65	0.96
男子	15歳	15	0.48	0.68	0.93
男子	16歳	30	0.62	0.73	0.96
女子	12歳	54	0.40	0.52	0.66
女子	13歳	38	0.41	0.53	0.69
女子	14歳	40	0.46	0.58	0.71
女子	15歳	22	0.47	0.56	0.72
女子	16歳	27	0.51	0.59	0.74

（Uemura O, Honda M, et al.：Age, gender, and body length effects on reference serum creatinine levels determined by an enzymatic method in Japanese children：a multicenter study. Clin Exp Nephrol 2011；15：694-9／田中敏章，山下　敦，他：潜在基準値抽出法による小児臨床検査基準範囲の設定．日小児会誌 2008；112：1117-32 より改変）

付表2　米国小児高血圧ガイドラインにおける50パーセンタイル身長小児の性別・年齢別血圧基準値

年齢	男児			女児		
	90パーセンタイル	95パーセンタイル	99パーセンタイル	90パーセンタイル	95パーセンタイル	99パーセンタイル
1歳	99/52	103/56	110/64	100/54	104/58	111/65
2歳	102/57	106/61	113/69	101/59	105/63	112/70
3歳	105/61	109/65	116/73	103/63	107/67	114/74
4歳	107/65	111/69	118/77	104/66	108/70	115/77
5歳	108/68	112/72	120/80	106/68	110/72	117/79
6歳	110/70	114/74	121/82	108/70	111/74	119/81
7歳	111/72	115/76	122/84	109/71	113/75	120/82
8歳	112/73	116/78	123/86	111/72	115/76	122/83
9歳	114/75	118/79	125/87	113/73	117/77	124/84
10歳	115/75	119/80	127/88	115/74	119/78	126/86
11歳	117/76	121/80	129/88	117/75	121/79	128/87
12歳	120/76	123/81	131/89	119/76	123/80	130/88
13歳	122/77	126/81	133/89	121/77	124/81	132/89
14歳	125/78	128/82	136/90	122/78	126/82	133/90
15歳	127/79	131/83	138/91	123/79	127/83	134/91
16歳	130/80	134/84	141/92	124/80	128/84	135/91
17歳	132/82	136/87	143/94	125/80	129/84	136/91

収縮期/拡張期血圧（mmHg）

（National High Blood Pressure Education Program Working Group on High Blood Pressure in Children and Adolescents：The fourth report on the diagnosis, evaluation, and treatment of high blood pressure in children and adolescents. Pediatrics 2004；114：555-76 より）

付表3　各種血液浄化器の詳細

〈透析濾過器〉

商品名	型式	膜面積(m²)	PV*(mL)	適応	材質
トリアセテートホローファイバーダイアライザー	FB-30U	0.3	20	間欠	CTA
	FB-50U	0.5	35	間欠	
	FB-90U	0.9	55	間欠	
旭ホローファイバー人工腎臓 APS	APS-11MD	1.1	66	間欠	PS
	APS-15MD	1.5	90	間欠	
UT フィルター	UT-300	0.3	20	持続	CTA
	UT-500	0.5	35	持続	
	UT-1100	1.1	65	持続	
ヘモフィール CH	CH-0.3N	0.3	22	持続	PMMA
	CH-0.6N	0.6	38	持続	
	CH-1.0N	1.0	58	持続	
ダイアフィルターヘモフィルター	HF ジュニア	0.09	9	持続	PS
エクセルフロー	AEF-03	0.3	26	持続	PS
	AEF-07	0.7	52	持続	

〈血漿分離器〉

商品名	型式	膜面積(m²)	PV*(mL)[血液側]	適応	材質
プラズマフロー OP	OP-02W	0.2	60[25]	血漿交換血漿分離	ポリエチレン
	OP-05W	0.5	130[55]		
	OP-08W	0.8	185[80]		

〈プラズマフェレーシス用二次膜〉

商品名	型式	膜面積(m²)	PV*(mL)	適応	材質
リポソーバ	LA-40S	—	400	LDL 吸着	デキストラン硫酸
メディソーバ	BL-300	—	110	ビリルビン吸着	多孔性陰イオン交換樹脂

〈血液吸着器〉

商品名	型式	膜面積(m²)	PV*(mL)	適応	材質
セルソーバ	EI	—	90	LCAP	ポリエチレンテレフタレート
	EX	—	170		
アダカラム	—	—	130	GCAP	酢酸セルロースビーズ
トレミキシン	PMX-01R	—	8	エンドトキシン吸着	ポリミキシン B
	PMX-05R	—	40		
	PMX-20R	—	135		

＊：PV＝プライミングボリューム

付表 4　血液浄化用回路の詳細

回路名	型式	対応装置	総プライミングボリューム(mL)	滅菌方法	備考
血液回路(日機装)	NV-Y977PG	DBG-03®	73	AC	
プラソート用血液回路(旭化成メディカル)	CHDF-21	プラソートiQ21®	75.5	EOG	成人用
	CHDF-P21K		54.9	EOG	小児用
血漿交換用血液回路(旭化成メディカル)	PE-21		153.7(血液側：75.5)	EOG	成人用
	PE-P21		115.4(血液側：37.2)	EOG	小児用
セルソーバ用血液回路(旭化成メディカル)	LCAP-21		79.1	EOG	LCAP
LDL吸着用血液回路(旭化成メディカル)	PP-21		146.5(血液側：75.5)	EOG	LDL
二重濾過用血液回路(旭化成メディカル)	DFPP-21		168.1(血液側：75.5)	EOG	DFPP
TR525用血液回路(東レ・メディカル)	U-520SY	TR-525®	70		成人用
	U-525MC		39		小児用

付表5 ミルク，各種経腸栄養剤の成分相違（100 mL 当たりの成分）

製品名	(仮称)改訂 8806 ミルク	8806 ミルク	801 ミルク	8110 ミルク	明治 ほほえみ	母乳	ラコール	エンシュア リキッド	レナウェル A	レナウェル 3	リーナレン LP(1.0)	リーナレン MP(3.5)
100 mL 当たり	15%	15%	15%	15%	13.5%							
たんぱく(g)	1.6	1.9	1	1.9	1.6	1.1	4.38	3.5	0.6	2.4	1.6	5.6
脂質(g)	2.6	2.6	4.5	2.6	3.4	3.5	2.23	3.5	7.1	7.1	4.5	4.5
糖質(g)	10.1	9.8	9	9.8	7.9	7.2	15.62	13.7	25.9	24	27.8	18.1
灰分(g)	0.38	0.38	0.17	0.38	0.3	0.2						
エネルギー(kcal)	70	70	80	70	68	65	100	100	160	160	160	160
ナトリウム(mg)		63	8	63	19	19	736	80	48	48	483	96
(ナトリウム mEq/L)	2.7	27	3	27	8.0	8	32	35.0	20	20	21	42
カリウム(mg)		33	32	33	66	47	138	148.0	16	16	48	48
(カリウム mEq/L)	0.8	8	8	8	17	12	35	37	4	4	12	12
カルシウム(mg)	57	57	53	57	51	29	44	52	8	8	48	48
リン(mg)	24	24	16	15.75	28	14	44	52	16	16	32	56
鉄(mg)	1.35	1.4	0.9	1.35	0.8	0.0	0.6	0.9	2.1	2.1	1.4	1.4
ビタミン A (μgRE)	53.0	76.5	90.0	76.5	52.7	46.0	113.9	137.6	24.0	24.0	96.0	96.0
ビタミン B_1 (mg)	0.15	0.15	0.09	0.15	0.05	0.01	0.38	0.15	0.40	0.40	0.20	0.16
ビタミン B_2 (mg)	0.15	0.15	0.14	0.15	0.08	0.03	0.25	0.17	0.54	0.54	0.24	0.20
ビタミン B_6 (mg)	0.06	0.06	0.05	0.06	0.04	0.02	0.38	0.20	0.80	0.80	0.67	1.00
ビタミン B_{12} (μg)	0.9	0.90	0.60	0.9	0.30	0.04	0.32	0.60	2.08	2.08	0.40	0.32
ビタミン C (mg)	22.5	22.5	7.5	22.5	9.5	5.0	28.1	15.2	24.0	24.0	8.0	8.0
ビタミン D (μg)	0.9	1.4	1.9	1.4	0.9	0.9	0.3	0.5	0.1	0.1	0.2	0.2
ビタミン E (mg)	0.8	1.5	0.9	1.5	0.8	0.4	0.7	3.0	4.8	4.8	2.0	1.6
浸透圧(mOsm/L)	385	385	296	374		300	400	360	390	340	720	730

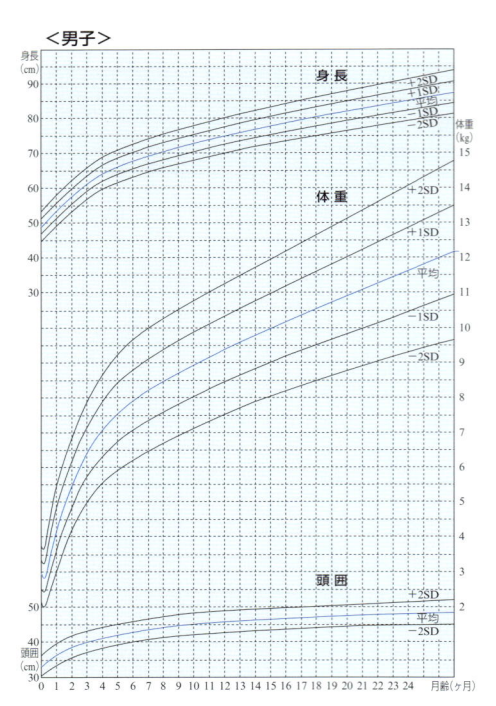

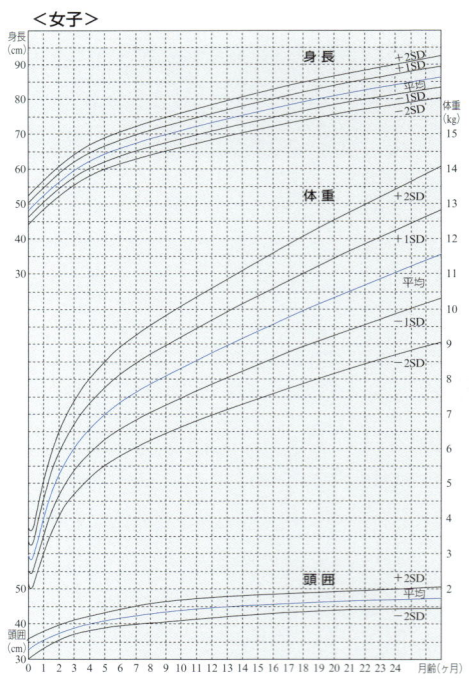

付図1 横断的標準身長・体重曲線 男子・女子(0～24か月)2000年度版
平成12年乳幼児身体発育調査報告書(厚生労働省)および平成12年度学校保健統計調査報告書(文部科学省)のデータをもとに作成

監修：藤枝憲二　　著者：加藤則子，伊藤善也，立花克彦　　発行日：2005年3月31日　　発行所：㈱ヴイリンク
東京都北区王子4-23-3　（禁無断転載，複製）

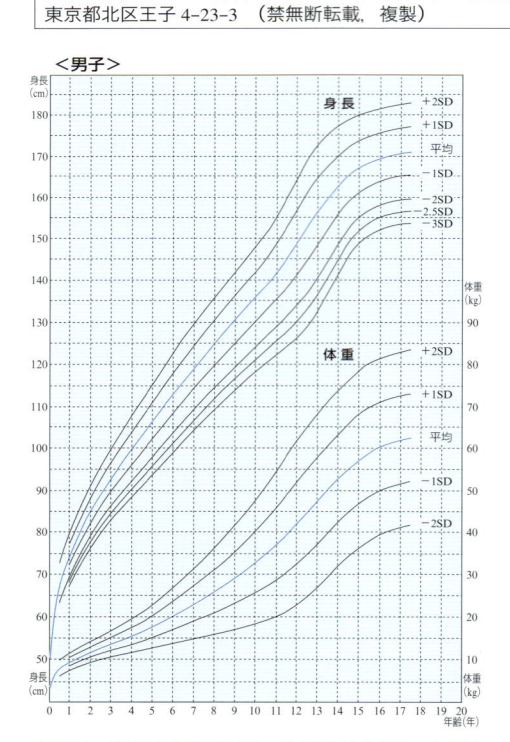

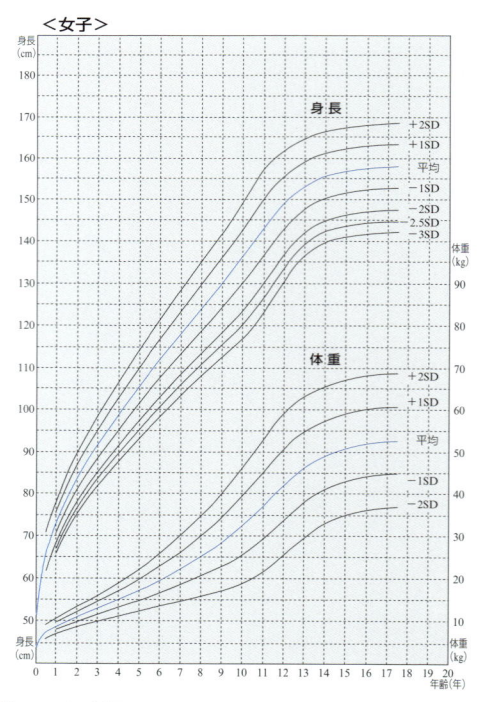

付図2 横断的標準身長・体重曲線 男子・女子(0～18歳)2000年度版
平成12年乳幼児身体発育調査報告書(厚生労働省)および平成12年度学校保健統計調査報告書(文部科学省)のデータをもとに作成

監修：藤枝憲二　　著者：加藤則子，伊藤善也，立花克彦　　発行日：2005年3月31日　　発行所：㈱ヴイリンク
東京都北区王子4-23-3　（禁無断転載，複製）

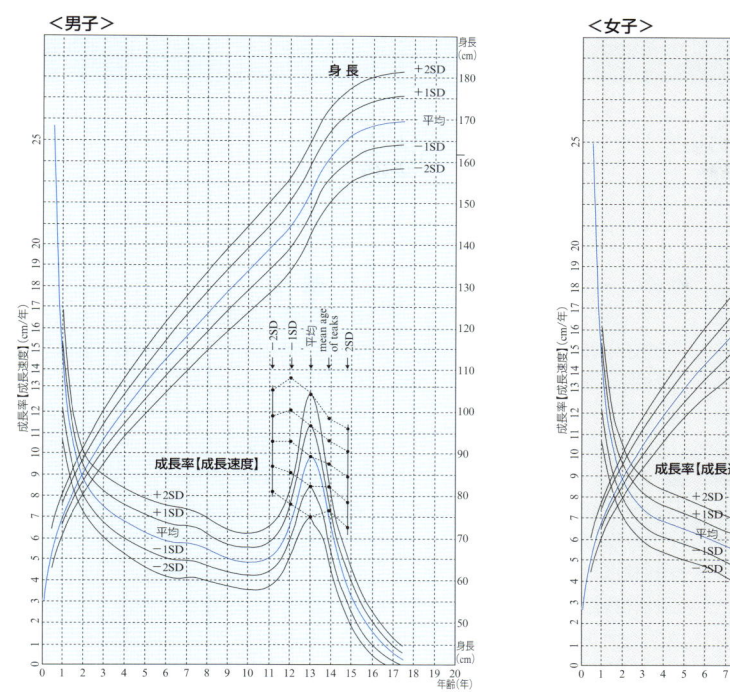

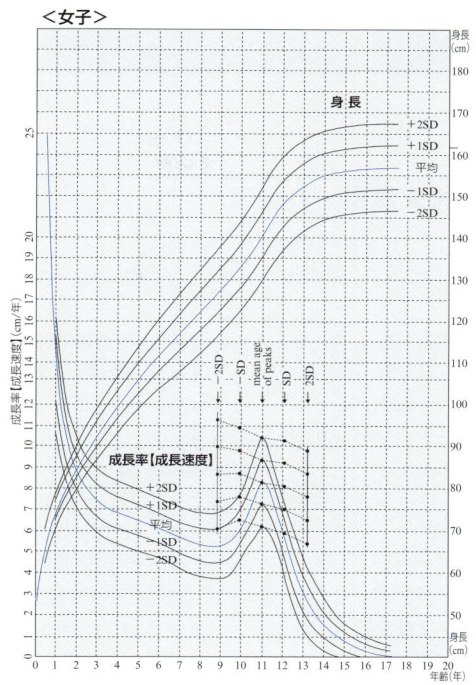

付図 3　縦断的標準身長・成長率(成長速度)曲線 男子・女子(0〜18 歳)

Suwa S, et al. Clin Pediatr Endocrinol(1)；5-13, 1992 のデータを用いて作図
監修：藤枝憲二　　著者：諏訪珹三，立花克彦　　発行日：2006 年 9 月 1 日　　発行所：㈱ヴイリンク　東京都北区王子 4-23-3　（禁無断転載，複製）

索引

和文索引

あ
アシドーシス ･･････････････････ 142
アニオンギャップ（AG）･････････ 142
アミノ酸分析 ･･････････････････ 124
アルファカルシドール ･･････････ 136
アンジオテンシンⅡ受容体拮抗薬
　（ARB）････････････････ 130, 149
アンジオテンシン変換酵素阻害薬
　（ACEI）･･･････････････ 130, 148

い・う
イオン交換樹脂 ････････････････ 141
育成医療 ･･････････････････････ 185
異形成腎 ･･･････････････････････ 8
イコデキストリン ･･････････ 29, 40
移植後管理 ････････････････････ 164
移植後リンパ増殖性疾患（PTLD）
　･･･････････････････････････ 169
遺伝子組換えヒトエリスロポエチン
　（rHuEPO）･･･････････････ 145
イレウス症状 ･･････････････････ 71
インスリン検査（IRI）･･････････ 160
インフォームドコンセント（IC）
　･････････････････････････････ 12
ウロキナーゼ ･･････････････ 68, 86

え・お
栄養 ･････････････････････････ 120
　──管理 ････････････････････ 101
　──状態 ････････････････････ 124
　──所要量（体重当たりの1日量）
　･････････････････････････････ 34
液選択のスケール ･･････････････ 42
エネルギー ･･･････････････････ 120
エプスタイン・バールウイルス感染
　･･･････････････････････････ 169
塩化カリウム ･････････････････ 141
エンシュア® ･･････････････････ 141
エンドトキシン吸着療法（PMX-
　DHP）････････････････････ 113

塩分 ･････････････････････････ 122
　──喪失 ････････････････････ 118
塩類喪失型腎疾患 ･････････････ 132
横隔膜交通症 ･･････････････ 66, 69
オープン入浴 ･･････････････････ 53

か
核医学検査 ･････････････････････ 6
下大静脈（IVC）･･･････････････ 95
学校検尿システム ･･････････････ 5
活性化凝固時間（ACT）･････････ 74
カテーテル ････････････････････ 20
　──位置異常 ･･････････ 24, 66, 67
　──感染 ････････････････････ 52
　──管理 ････････････････････ 24
　──挿入 ････････････････････ 83
　──トラブル ･･･････････････ 66
　──内感染 ･･････････････････ 84
　──抜去 ････････････････････ 59
　──閉塞 ････････････････ 66, 67
カフ感染 ･･････････････････････ 52
カフ出し術 ････････････････････ 55
カプトプリル ･････････････････ 148
カプトリル® ･････････････････ 148
カリウム排泄分画〔排泄率〕（FE$_K$）
　･･･････････････････････････ 139
カリメート® ･････････････････ 141
カルシウム拮抗薬 ･････････････ 131
カルタン® ･･･････････････････ 135
カルニチン ･･････････････ 123, 127
簡易血糖測定装置 ･･････････････ 69
間欠投与 ･･････････････････････ 64
感染症 ･･･････････････････････ 168
完全静脈栄養（TPN）･･････････ 125

き・く
球形吸着炭 ･･･････････････････ 149
胸膜癒着術 ････････････････････ 69
拒絶反応 ･････････････････････ 168
巨大膀胱 ･･････････････････････ 67
クレメジン® ･････････････････ 149

け
経腸栄養剤 ･･･････････････････ 141
経尿細管カリウム勾配（TTKG）･･ 139
けいれん ･････････････････････ 161
血圧計 ････････････････････････ 47
血圧測定 ･･････････････････････ 47
血液透析（HD）････････････････ 15
　──への変更 ････････････････ 46
血液濾過（HF）･･･････････････ 111
　──透析（HDF）････････････ 111
血漿交換〔療法〕（PE）･･･ 112, 159
血清β$_2$-ミクログロブリン ･･ 46
血清クレアチニン値 ･････････････ 2
血性排液 ･･････････････････････ 56
結節性硬化症 ･･････････････････ 10
健康保険高額療養費制度 ･･････ 184
健康保険特定疾病療養受療証 ･･ 184

こ
高回転骨病変 ･････････････････ 134
高額療養費限度額認定証 ･･････ 184
硬化性腹膜炎 ･･････････････････ 71
高カリウム血症 ･･････････ 100, 138
抗凝固 ･･･････････････････････ 111
高血圧 ･･･････････････････ 32, 128
　──緊急症 ･････････････････ 100
好酸球性腹膜炎 ････････････････ 56
　──の診断基準 ･･････････････ 56
更生医療 ･････････････････････ 186
高ナトリウム血症 ･････････ 33, 40
後部尿道弁（PUV）････････････ 149
抗利尿ホルモン（ADH）･･････ 139
骨年齢 ･･･････････････････････ 116
骨ミネラル代謝異常（MBD）･･ 133
コンソール ･･･････････････････ 108
コンパートメント形成 ･････････ 38

さ
最大注液量の目安 ･･････････････ 43
サイトメガロウイルス感染 ････ 169
再燃性腹膜炎 ･･････････････････ 57

再発性腹膜炎 …… 57
左室流入血流速波形（E） …… 130
殺菌性石けん …… 52
酸性透析液 …… 40

■ し
試験注排液 …… 67
自己決定 …… 182
脂質代謝異常 …… 167
思春期 …… 116
シスタチンC …… 2
持続携行式腹膜透析（CAPD） …… 28
持続性周期的腹膜透析（CCPD）
　…… 28，40
持続的腎代替療法（CRRT） …… 112
持続投与 …… 64
下向き出口部 …… 20
児童育成手当 …… 187
自動腹膜透析（APD） …… 28，40
　　──装置の特徴 …… 40
シナカルセト塩酸塩 …… 136
充填量 …… 74
重度心身障害者手当 …… 187
術後安静度 …… 25
術後管理 …… 24
術後早期合併症 …… 23
術後包交 …… 25
術前評価 …… 24
循環血液量 …… 98
　　──の評価 …… 34
障害児福祉手当 …… 187
硝酸銀による焼灼 …… 52
常染色体優性多発性囊胞腎
　（ADPKD） …… 10
常染色体劣性多発性囊胞腎
　（ARPKD） …… 10
小児慢性特定疾患治療研究事業
　…… 185
静脈高血圧症 …… 90
食事制限 …… 120
除水不全 …… 66，69
除水量 …… 32
自立 …… 181
腎移植 …… 14
　　──希望者（レシピエント）
　…… 158
　　──術合併症 …… 167
腎盂尿管移行部狭窄（PUJS） …… 7
心拡張能の低下 …… 28

心機能低下 …… 28
腎機能の評価 …… 2
神経因性膀胱患児 …… 161
心血管系合併症 …… 28
人工血管（AVG） …… 87，89
心収縮能の低下 …… 28
腎静脈血栓症 …… 104
腎性高血圧 …… 159
腎臓提供者（ドナー） …… 158
身体障害者手帳 …… 186
腎毒性 …… 166
　　──薬物 …… 98
腎保護 …… 148
心理 …… 179

■ す
水分摂取量（体重当たりの1日量）
　…… 34
スコアリング …… 53
スチール症候群 …… 91
ストレート型 …… 20
ストレス …… 179
スローケー® …… 141
スワンネック型 …… 20

■ せ
精神医学的問題 …… 163
生存率 …… 164
生着率 …… 164
成長 …… 116
　　──ホルモン（GH） …… 117
赤血球造血刺激因子製剤（ESA）
　…… 145
セベラマー塩酸塩 …… 135
線維性骨炎 …… 134
先行的腎移植（PEKT） …… 158
先天性腎尿路異常（CAKUT）
　…… 2，138，148
先天性閉塞性巨大尿管症 …… 7

■ そ
早期の腎移植 …… 46
相互作用 …… 167
早朝空腹時血圧 …… 45
組織ドプラ・イメージング（DTI）
　…… 130

■ た
ダイアライザー …… 75

体液量（TBW） …… 36
体外限外濾過法（ECUM） …… 77
代謝性アシドーシス …… 101，142
体重計 …… 47
体重測定 …… 47
タイダル腹膜透析（TPD） …… 46
大網巻絡 …… 66
脱返血不良 …… 86
多尿系腎不全 …… 41，44
多嚢胞性異形成腎（MCDK） …… 9
ダブルカフ …… 20
ダルベポエチンアルファ（DA）
　…… 146
炭酸カルシウム …… 135
炭酸ランタン …… 136
たんぱく …… 121
　　──摂取制限 …… 121，149
蛋白結合率 …… 152

■ ち
知能指数（IQ） …… 116
注液困難 …… 67
注排液不良 …… 66
チューブ閉塞 …… 57，68
超音波検査 …… 5
長時間貯留 …… 32，46
治療抵抗性 …… 53

■ て
低形成腎 …… 8
定時排尿の励行 …… 67
低ナトリウム血症 …… 138
テープかぶれ …… 27，52
適正透析 …… 28
　　──の指標 …… 31
出口部感染 …… 52，84
出口部管理 …… 52
出口部固定法 …… 26
出口部消毒 …… 26
　　──薬 …… 53
出口部洗浄 …… 26，52
出口部の完成 …… 24
テンコフカテーテル …… 20
　　──抜去 …… 59

■ と
動静脈瘻（AVF） …… 87
透析液の種類 …… 40
透析液リーク …… 53，66，68

■ と

透析適応 ･･････････････････････ 15
透析用カテーテル ････････････ 81
経口ブドウ糖負荷試験（OGTT）
　････････････････････････････････ 160
同胞 ････････････････････････････ 179
動脈のれん縮 ････････････････ 88
特別児童扶養手当 ･･････････ 187
ドナー ････････････････････････ 158
ドライウエイト（DW）
　･･････････････････････ 34，40，76
トランスフェリン飽和度（TSAT）
　････････････････････････････････ 145
トンネル感染 ････････････････ 52

■ な

内シャント ･･････････････ 81，87
　──血流量過剰 ････････････ 91
ナトリウム除去 ･･････････････ 40
ナトリウム排泄分画（FE_{Na}） ･･ 104
ナファモスタット ･･････････････ 74
難治性の肉芽 ････････････････ 52
難治性腹膜炎 ････････････････ 57

■ に

二次性副甲状腺機能亢進症 ･･････ 134
尿細管性アシドーシス（RTA）
　････････････････････････････････ 138
尿素のクリアランス（Kt/V_{urea}） ･･ 35
尿中活性体排泄率 ･･････････ 152

■ ね・の

ネスプ® ･････････････････････ 146
熱量 ････････････････････････････ 120
膿性分泌物 ･･････････････････ 53
ノモグラム ･･････････････････ 143
ノンアドヒアランス ･････････ 163

■ は

排液困難 ･･･････････････････････ 67
バイオフィルム形成 ･････････ 53
排尿時膀胱尿道造影（VCUG）
　･･････････････････････････ 6，150
排尿習慣 ････････････････････ 150
バスキュラーカテーテル ･･････ 82
発達 ････････････････････････････ 116
　──指数（DQ） ･････････････ 116
反復性腹膜炎 ････････････････ 57

■ ひ

皮下リーク ･････････････ 43，66
ヒト白血球抗原(HLA)タイピング
　････････････････････････････････ 160
被囊性腹膜硬化症（EPS）
　･･････････････････････ 35，66，71
表在化動脈 ･･････････････････ 87
標準化透析量（Kt/V） ･････ 31
微量元素 ･････････････････････ 123

■ ふ

フィブリン析出 ･･････････････ 57
フェリチン ･･････････････････ 145
不均衡症候群 ････････････････ 80
腹腔内圧（IPP） ･･ 31，35，38
腹腔内洗浄 ･･････････････････ 57
腹腔内投与（IP） ･･･････････ 64
副甲状腺ホルモンインタクト
　（iPTH） ･･････････････････ 133
副作用 ･･･････････････････････ 166
腹膜炎の診断 ････････････････ 56
腹膜機能 ････････････････････ 31
腹膜硬化症 ･･････････････････ 72
腹膜鞘状突起 ････････････････ 68
腹膜生検 ･････････････････････ 72
腹膜線維症 ･･････････････････ 72
腹膜透過性の亢進に伴う除水不全
　････････････････････････････････ 56
腹膜透析（PD） ･･･････････ 14
　──関連感染症 ･･･････････ 52
　──処方 ･･････････････････ 30
　──導入管理 ･････････････ 26
　──の種類と方法 ････････ 28
　──排液混濁 ････････････ 56
腹膜肥厚 ･････････････････････ 71
腹膜平衡試験（PET） ･･ 35，66
腹膜癒着 ･････････････････････ 66
　──剝離術 ･･･････････････ 72
腹膜劣化 ･････････････････････ 66
プライミング ･･･････････････ 110
　──ボリューム ･･････････ 74
分布容積 ･････････････････････ 152

■ へ

平均赤血球容積（MCV） ･･ 145
閉塞性疾患 ･････････････････ 149
ヘパリン中止基準 ･････････ 69
ヘパリン注入 ･･････････ 68，69

■ ほ

膀胱尿管逆流（VUR）･･ 5，150，159
ホスレノール® ･････････････ 136
ポリスチレンスルホン酸カルシウム
　････････････････････････････････ 141

■ ま・み

慢性腎臓病に伴う骨ミネラル代謝異
　常（CKD-MBD） ･･････････ 133
未変化体排泄率 ････････････ 152

■ む・め

無菌接続装置 ････････････････ 40
無尿の腎不全 ････････････････ 41
明治8806ミルク® ･･ 134，139
免疫抑制薬 ･････････････････ 165

■ や・ゆ

夜間腹膜透析（NPD） ･･ 28，40，69
薬物血中濃度モニタリング（TDM）
　････････････････････････････････ 152
有効腹膜面積 ････････････････ 66

■ ら・り

ラコール® ･･････････････････ 141
リシノプリル ･･･････････････ 149
利尿薬 ･･･････････････････････ 131
留置時期 ･････････････････････ 24
留置部位 ･････････････････････ 22
リン酸二水素ナトリウム一水和物
　････････････････････････････････ 134
リン除去 ･････････････････････ 32
リンパ球クロスマッチテスト ･･ 160

■ れ・ろ・わ

レグパラ® ･･････････････････ 136
レシピエント ･･･････････････ 158
レナジェル® ･･･････････････ 135
レニン-アンジオテンシン（RA）系阻
　害薬 ･･･････････････ 130，148
レニン性高血圧 ････････････ 129
連続携行式腹膜透析（CAPD） ･･ 28
連続性周期的腹膜透析（CCPD）
　･･････････････････････････ 28，40
ロンゲス® ･･････････････････ 149
ワクチン接種 ･･･････････････ 161

欧文索引

A・B
ABO 血液型不適合移植 …… 159
ACEI …… 130, 148
ACT …… 74
ADH …… 139
ADPKD …… 10
AG …… 142
APD …… 28, 40
　——装置の特徴 …… 40
ARB …… 130, 149
ARPKD …… 10
AVF …… 87
AVG …… 87
BK ウイルス感染 …… 170

C
CAKUT …… 2, 138, 148
CAPD …… 28
Caroli 病 …… 11
CCPD …… 28, 40
CKD-MBD …… 133
CKD の概念 …… 2
CKD のステージ分類 …… 2
CKD の対策 …… 3
CMV 感染 …… 169
Crit-Line® …… 79, 106
CRRT …… 112

D
$D/D_{0\,glu}$ …… 35
D/P_{Cr} …… 35
DA …… 146
DQ …… 116
DTI …… 130
DW …… 34, 40, 76

E・F
E …… 130
E/E' …… 130
EBV 感染 …… 169
echogenic streak …… 104
ECUM …… 77
EPS …… 35, 66, 70
ESA …… 145
FE_K …… 139
FE_{Na} …… 104

G・H
GH …… 117
Giusti-Hayton 法 …… 154
HD …… 15
HDF …… 111
HF …… 111
High-High Average …… 31
HLA タイピング …… 160

I
IC …… 12
IP …… 64
IPP …… 31, 35, 38
iPTH …… 133
IQ …… 116
IRI …… 160
IVC …… 95

K・L
Kt/V …… 31
Kt/V_{urea} …… 35
Low-Low Average …… 31

M・N
MBD …… 133
MCDK …… 9
MCV …… 145
NHBPEP（The National High Blood Pressure Educational Program Working Group） …… 129
NPD …… 28, 40, 69

O・P
OGTT …… 160
on going loss …… 43
PD …… 14
　——Adequest 2.0® …… 30
　——関連感染症 …… 52
　——処方（無尿時） …… 30
　——導入期管理 …… 26
　——の種類と方法 …… 28
　——排液混濁 …… 56
PE …… 112
PEKT …… 158
PET …… 35, 66
PMX-DHP …… 113
Potter 症候群 …… 10
PTLD …… 169
PUJS …… 7
PUV …… 149

R
RA 系阻害薬 …… 130, 148
rHuEPO …… 145
RTA …… 138

T
TBW …… 36
TDM …… 152
top-down approach …… 8
TPD …… 46
TPN …… 125
TSAT …… 145
TTKG …… 139
type Ⅳ RTA …… 138

V・W
VCUG …… 6, 150
VUR …… 5, 150
weekly C_{Cr} …… 32

ギリシャ文字・数字索引

α リプレイサー …… 20, 67
β_2-ミクログロブリン …… 6
β 遮断薬 …… 132
3 歳児検尿 …… 5
Ⅳ型尿細管性アシドーシス（type Ⅳ RTA） …… 138

- 本書の複製権・翻訳権・上映権・譲渡権・公衆送信権（送信可能化権を含む）は株式会社診断と治療社が保有します.
- JCOPY <（社）出版者著作権管理機構　委託出版物>
本書の無断複写は著作権法上での例外を除き禁じられています.
複写される場合は，そのつど事前に，（社）出版者著作権管理機構
（TEL：03-3513-6969, FAX：03-3513-6979, E-mail：info@jcopy.or.jp）の許諾を得てください.

小児のCKD/AKI実践マニュアル ― 透析・移植まで ―　　ISBN 978-4-7878-1988-8

2013年3月21日　初版第1刷発行

編　　集	東京都立小児総合医療センター　腎臓内科
	（編集主幹／本田雅敬，幡谷浩史，石倉健司）
発 行 者	藤実彰一
発 行 所	株式会社 診断と治療社
	〒 100-0014　東京都千代田区永田町 2-14-2　山王グランドビル 4 階
	TEL：03-3580-2750（編集）　　03-3580-2770（営業）
	FAX：03-3580-2776
	E-mail：hen@shindan.co.jp（編集）
	eigyobu@shindan.co.jp（営業）
	URL：http://www.shindan.co.jp/
	振替：00170-9-30203
表紙デザイン	保田　薫（Hillbilly graphic）
印刷・製本	三報社印刷株式会社

© Masataka Honda, Hiroshi Hataya, Kenji Ishikura, 2013. Printed in Japan.　　　［検印省略］
乱丁・落丁の場合はお取り替え致します．